声 明

　　为了能向读者展示可摘局部义齿修复技术的完整过程，笔者只选取了一例涉及知识点较多的病例。因病种单一，知识涵盖面难免会有遗漏与不足。为了能在这个病例上展示病种与设计的多样性，笔者主动放弃了一些最优方案，例如上颌基板的面积与形态，基牙34上的T形杆卡，16与17之间的联合支托等均存在不尽如人意的地方，因此该设计不能作为范例来效仿，恳请读者谅解。

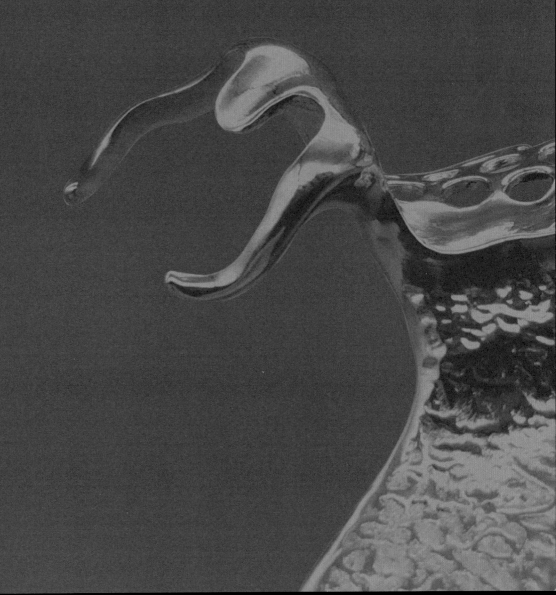

可摘局部义齿
设计与应用技术图解

Removable Partial Denture Design and Fabrication Techniques

主　编｜王少海

副主编｜马军萍　何　帅　周　勇

编　者（以姓氏笔画为序）

马军萍　美国西雅图 Bergin 修复专科诊所

王少海　同济大学附属东方医院

王宁涛　上海交通大学医学院附属第九人民医院

王林虎　中国科学院大学武汉存济口腔医院

宁　涛　上海祥舒齿科技术有限公司

朱　莉　温州医科大学附属口腔医院

朱　强　海军军医大学第一附属医院

朱庆丰　海军军医大学第一附属医院

李笑梅　海军军医大学第一附属医院

肖　宜　海军军医大学第一附属医院

吴玉禄　空军军医大学口腔医学院

汪大林　海军军医大学第一附属医院

邱小倩　海军军医大学第一附属医院

何　帅　温州医科大学第二附属医院

陈　彤　海军军医大学第一附属医院

周　勇　上海祥舒齿科技术有限公司

荆　红　江苏永年激光成形技术有限公司

祖丽皮也·阿布力克木　海军军医大学第一附属医院

胥　春　上海交通大学医学院附属第九人民医院

唐卫忠　海军军医大学第一附属医院

徐征丽　海军军医大学第一附属医院

高建勇　海军军医大学第一附属医院

黄争美　上海交通大学医学院附属仁济医院

蔡　齐　海军军医大学第一附属医院

编写秘书　陈　彤　海军军医大学第一附属医院

人民卫生出版社

·北京·

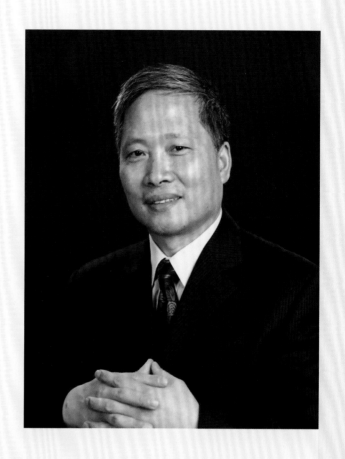

种植义齿修复牙列缺损目前已被业界认同为较理想的治疗方式,而采用可摘局部义齿修复牙列缺损虽然是最常用的方法之一,却不被年轻医生所重视,从而忽略了它在牙列缺损修复中所具有的独特优势。当得知王少海医生想编写出版可摘局部义齿修复专著时,我深感欣慰!

王少海医生在口腔修复临床诊治上有着丰富的临床经验,曾经撰写出版的《口腔种植手术学图解》《口腔种植应用解剖实物图谱》等专著,深受口腔界的认可,已成为临床开展口腔种植修复技术的参考书。同时他始终坚持对牙列缺损可摘局部义齿修复技术进行探讨,积累了丰富的临床经验,也深知目前口腔医生对种植义齿的重视,而忽略了可摘局部义齿的发展与应用。因此执笔撰写了这本《可摘局部义齿设计与应用技术图解》,以唤起年轻口腔医生对该技术的重视与掌握。

该书具有较强的实用性,它将临床操作技能与基础理论知识紧密结合,提示读者从初诊开始,了解临床治疗的每个步骤、目的、作用和具体操作方法,直至最终完成义齿修复。同时,还运用了大量示意图加以说明,尤其在义齿设计与绘制章节,通过分步讲解的形式,清晰展示义齿支架的设计思路,内容独具特色,容易被读者接受。书中体现了主编丰富的临床经验和清晰的教学思路,所有的临床照片和插图均由主编亲自拍摄与绘制完成,实为难得。

该书的出版将有助于提高年轻口腔医生对可摘局部义齿修复技术的充分认知与实际操作水平,同时也推动了该修复技术的发展,是一本优秀的口腔修复学教材的辅助参考书,也是一本实用性较强的工具书。

上海交通大学口腔医学院终身教授

上海口腔医学会理事长

张富强

2020 年 7 月 5 日

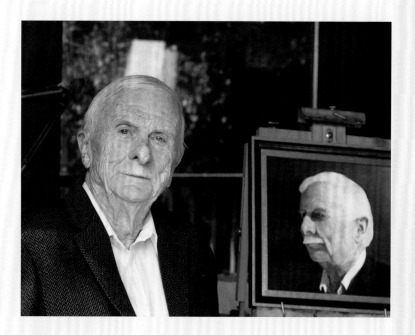

Dr. Wang's book is most impressive in a number of ways. I was very pleased to see the outstanding level of his illustrations! I have always believed that a drawing of this quality of clinical situations and solutions is more effective as a teaching tool than a photograph. The quality of Dr. Wang's "dental art work" certainly demonstrates his skills!

I also appreciated his design concepts in the utilization of the dental implant to create ideal vertical and lateral support when required. When these contours are associated with parallel guide plane restorations a great deal of retention can be established without the use of visible clasp retention for our modern and sophisticated restorations.

I congratulate him and his efforts in the development of the modern removable partial denture.

Professor Emeritus of Prosthodontics

University of Washington School of Dentistry

James S. Brudvik
DDS, FACP
Sept 2020

王医生的这本书令人印象深刻,首当其冲的是卓越的绘图水平。我一直相信,在对临床问题的诊断与寻求治疗方案中,高质量的绘图比照片图更有解释意义。王医生的"口腔艺术绘图水平"证明了他的临床技能及智慧。我也很欣赏他在书中提到使用种植体来解决游离端义齿垂直方向及水平方向的支持问题。此外,他在书中也强调了导平面与平行就位道的重要性,这是现代可摘局部义齿增加固位力,减少卡环使用,提高美观性的重要措施之一。我祝贺他为现代可摘局部义齿发展所付出的努力!

华盛顿大学牙科学院

口腔修复名誉教授

Dr,James S. Brudvik　FACP

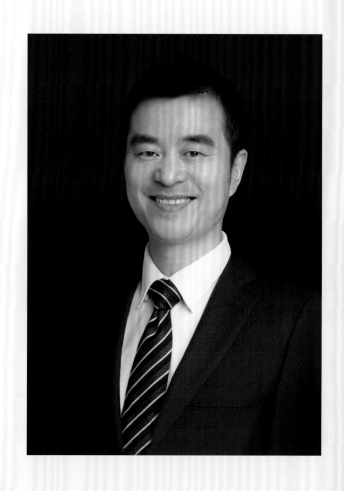

　　我毕业于原第四军医大学(现空军军医大学),曾就职于海军军医大学长海医院口腔科,任主任医师、教授、博士研究生导师。担任中华口腔医学会口腔修复学专委会常委、口腔颌面修复专委会委员,中国整形美容协会口腔整形美容专委会委员,上海市口腔医学会口腔修复学专委会副主任委员,国际口腔修复医师学会(ICP)会员。主编出版过《口腔种植应用解剖实物图谱》《口腔种植手术学图解》《种植牙小百科》。主译《Sobotta 解剖图谱》头颈分册,以及参编各类口腔专著及教材共 5 部。

　　我主要从事口腔修复临床、教学与科研工作,每年带教不同类型的学生。他们大多认为可摘局部义齿修复技术较难理解,尤其是遇见患者不知如何设计,修复后效果不佳且易损伤基牙,是一种古老的即将被种植义齿所取代的技术,因此不向患者推荐。对此我百感交集,决定创作此书,帮助学生提高对可摘局部义齿修复技术的认识。本书属于教材辅助读物,全书共分三个篇章,包括修复前准备、义齿设计与临床,以及义齿工艺与临床。每个篇章都包含详细的操作过程与理论。从接诊开始,循序渐进,由浅入深,图文并茂的进行描述。可摘局部义齿修复是一门实践性很强的技术,义齿设计理论又较为抽象,为了便于初学者掌握和理解，我按照义齿的设计与制作步骤，亲手绘制了大量的示意图，并拍摄了大量的临床照片，一步一步详细分解了设计与制作时所要思考的每一个问题，化繁为简，由抽象到具象的分层进行描述，希望能对初学者们有所帮助。

王少海

2019 年 11 月 14 日于中国航母

致 谢

　　《可摘局部义齿设计与应用技术图解》得以顺利完成，首先要感谢两个人，一位是我的父亲王忠义教授，1960年他在第四军医大学从事口腔工作，见证了中国军队口腔医学事业的蓬勃发展。他拥有丰富的理论知识和临床经验，是他引领我迈入口腔医学的金色殿堂，为我打下了扎实的口腔医学基础，他也为本书的创作提供了大量的宝贵建议。他常教导我，若想成为一名优秀的口腔修复医生必须先成为一名优秀的口腔修复工艺技师。另一位是我的妻子，是她鼓励我写作，并支持我前往永暑岛和航母上执行任务，还主动承担了家庭及教育孩子的全部责任，我的专著才能得以顺利完成。

　　我还要感谢恩师姚月玲教授和赵铱民教授，是他们手把手教我做人做事，使我受益终身。感谢张富强教授和James S. Brudvik教授为本书作序，前辈的学术观点与写作思路给予我极大的启发。感谢戴伟德先生，他是本书的唯一患者，本书的顺利完成离不开他的理解与支持。感谢Timothy Bergin先生对本书创作给予无私的帮助。至此，我代表全体编者，感谢人民卫生出版社对本书出版给予的大力支持，以及所有帮助过、鼓励过我的人，我愿为中国口腔教学事业添砖加瓦，共筑美好未来。

前　言

可摘局部义齿修复技术是修复牙列缺损最常用的方法之一，具有适用范围广、磨除牙体组织少、易修理、费用低，患者能自行摘戴等优点。

从技术层面讲，种植义齿虽然能修复大部分牙列缺损或缺失，但当患者得知需要口腔外科手术时，仍有部分患者不愿接受，而非经济问题，这部分患者中多为年长者。他们主要因生理、心理等诸多条件限制，不愿接受手术方案，而年长者才是迫切需要接受修复治疗的主要群体。他们需要知道每一种修复技术的优缺点，以便口腔医生根据个体差异为其提供最佳的修复方案。

可摘局部义齿适应范围较广，它不仅能修复缺失的牙体组织，还能修复缺损的颌骨组织，例如软、硬组织赝复技术，并可用作牙周夹板来固定松动牙。当牙齿拔除至最终修复前，可作为过渡义齿暂时修复。对于重度磨耗伴颞下颌关节症状的患者，也可用其进行咬合治疗或重建。也可因影视作品需要改变容貌，而作为化妆性义齿。这些都是其他义齿所无法涉及的。因此，只有掌握可摘局部义齿作用与原理，才能灵活运用。而随着口腔材料学的发展，义齿设计的理论与原则也发生着改变，因此，可摘局部义齿仍是牙列缺损修复中最常用的方法之一。

但是，目前可摘局部义齿仍存在诸多不足，例如体积大、初戴时会有异物感，影响美观、发音，引起恶心等问题，其稳定性和咀嚼效能均不如固定义齿等。若义齿设计不合理或患者口腔卫生习惯差，均可能导致龋齿、牙周病以及颞下颌关节疾病等不良后果，从而加速余留牙的再次缺失与牙槽骨的吸收。因此，合理设计是可摘局部义齿修复的关键核心，本书的创作重点就在于此。

为了更好地表达创作理念，本书中所有插图和照片均由笔者亲自绘制与拍摄完成，因此画质略显粗糙，表达不清之处恳请读者多批评。创作之时，愧感学识有限，书中内容仍有诸多不足与缺陷，深感歉意。望广大读者多提宝贵意见，则有助我今后将其继续完善。

王少海

2019 年 11 月 14 日

目 录

第一篇　可摘局部义齿修复前准备

第二篇　义齿设计与临床

第十一章　基牙预备　　　222

第十二章　工作模型　　　228

第三篇　义齿工艺与临床

第十三章　失蜡铸造技术　　　242

视频目录

扫二维码看视频

1. 手机扫描书后带有涂层的二维码,按界面提示注册新用户。

2. 刮开涂层,输入激活码"激活"后,按界面提示下载"人卫图书增值"APP。

3. 点击 APP 进入登录界面。用 APP 中"扫码"功能扫描书中二维码,即可观看视频。

   注:已下载 APP 的用户,可直接用 APP 中"扫码"功能扫描书中二维码,输入激活码后即可观看视频。

1

第一篇
可摘局部义齿
修复前准备

完成一副舒适、精美、耐用的义齿,修复前必须作精心策划与充足准备,并收集一切有利于设计的信息,为义齿的合理设计提供依据。因此,修复前不仅限于常规检查和备牙器械的准备,还涉及患者咬合情况分析与修复后效果评估。

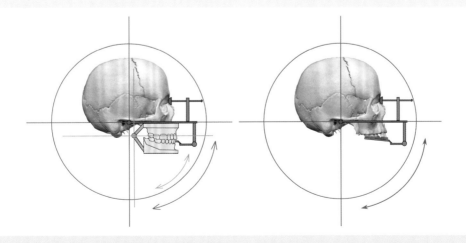

第一章 口腔检查

在开始修复之前,首先要对牙列缺损的患者进行病情评估,其中包括病史采集和临床一般检查。病史采集时需要了解患者的主诉、精神状况、依从性、耐受度、心理预期、年龄、教育程度、职业以及全身健康情况等,以上这些因素均能影响修复后的效果。

临床一般检查包括口腔外部检查和口腔局部检查。最后根据检查内容记录患者病情,并作出具体诊断,再结合患者的口腔条件,制订出修复前治疗计划,并告知患者,征得同意。

第一节 病史采集

病史采集是医师通过问诊了解患者就诊的原因、目的及要求,获得患者的全身系统病史、口腔专科病史、家族史等。完整和准确的病史资料对疾病的诊断和处理有极其重要的意义,它不仅提示医师临床检查时的查检重点,而且也为进一步辅助检查提供线索。医师应主动创造一种体贴入微的宽松氛围,让患者感受到医师的亲切和可信,这样才能做好配合,成功完成问诊。

一、主诉

主诉(chief complaint)是患者就诊的主要原因和迫切要求解决的主要问题。咀嚼功能的丧失和不满意的外观以及修复后的心理预期,常是部分缺牙患者的主诉内容。

二、现病史

现病史(present history)一般记录主诉疾病的开始时间、原因、发展进程,曾接受过的检查和修复治疗,以及修复后的使用效果。

三、既往史

既往史(past history)是询问患者与本疾病有关的部分,从全身系统病史和口腔专科病史入手,其中包括全身健康情况、营养与饮食情况、精神与心理状态等。

四、全身系统病史

主要了解与修复有关的全身系统病史,包括以下方面:

1. **了解与修复治疗计划有关的内容** 如患者有无药物过敏或牙用材料过敏史,以往就医时是否需抗生素预防感染,是否需使用激素或抗凝剂与放射治疗等。应认识到某些系统性疾病可导致支持组织对修复体的支持能力降低。

2. **系统疾病在口腔内的表现** 如牙周炎可受糖尿病、绝经期、妊娠或抗惊厥药的影响。另外,有些药物的副作用可产生类似颞下颌关节病症状或唾液腺分泌的减少。

3. **传染性疾病史** 如乙肝、艾滋病或梅毒等传染病的患者或携带者,可成为交叉感染源,对医务人员或其他患者构成威胁,应采取适当的防护措施。

4. **全身健康状况对义齿修复的影响** 如年老体弱或有全身疾病者,疼痛耐受性差,对义齿的适应能力也差;或因痴呆、癫痫、精神疾病致生活不能自理者,不利于义齿摘戴、保管与清洁,甚至有误吞义齿的危险。

五、口腔专科病史

主要包括以下方面:

1. **应先了解缺牙时间及原因** 一般拔牙3个月后,拔牙创面愈合良好,牙槽嵴吸收趋于稳定,可以开始进行修复治疗。牙周病所造成的牙缺失的修复预后较龋坏或外伤所致的牙缺失差,这是因为前者的骨组织对义齿的支持能力较弱且吸收较快。

2. **旧义齿修复治疗情况** 询问患者是否曾作过牙体或牙列缺损、牙列缺失的修复,采用哪种修复方式,使用时间及其效果如何,如果对旧义齿不满意,必须要查找和了解不满意的原因,例如始终存在无法克服的义齿异物感等。这些问题都有助于治疗方案的确定与修复后的效果。以避免出现同样的问题。

3. **牙周病史** 询问患者是否有牙周病,有无糖尿病,牙周炎可受糖尿病的影响。曾作过哪种牙周治疗,是否治愈,预后效果如何,有无复发等。

4. **牙体牙髓治疗情况** 对无完整病历记录的患者,应详细询问牙体牙髓的治疗情况,必要时拍X线片予以确定。

5. **口腔正畸治疗情况** 有些患者在正畸治疗后留有间隙需要通过修复治疗来完成的,有些牙根吸收是由于曾经进行过正畸治疗所致,临床上应注意分析其原因,按照修复的原则和要求调整咬合。

6. **口腔外科治疗情况** 口腔颌面部肿瘤术后可考虑赝复体修复,对欲先作正颌外科后完成修复的患者,应了解外科治疗的有关资料,将外科治疗与修复治疗计划全面整体考虑。

7. **X线图像资料** 患者以前的X线片资料同样具有重要的参考价值,必要时辅以X线片,了解患者当前情况。

8. **颞下颌关节病史** 询问患者是否有颞下颌关节疼痛和/或弹响、神经肌肉紧张、疼痛等症状,并了解发病与治疗情况如何,该病史的采集将对咬合关系的建立提供指导意义。

六、家族史

对于某些与遗传因素有关的口腔疾病,如先天缺牙、错𬌗畸形、牙周病等,需对患者家庭成员有关类似疾病做进一步了解,为诊断和治疗提供参考。

七、心理预期

由于患者个体差异,例如,年龄、职业、耐受度、依从性、受教育程度的不同。对修复后咀嚼效率和美学期望值也不同,了解患者对义齿的功能要求和美学期望,对后期患者使用义齿的满意程度起着重要作用。避免患者心理预期高于实际修复效果。

第二节 │ 临床一般检查

临床一般检查(comprehensive physical examination)包括两部分,一是口腔外部检查:了解颌面部、参考平面及颞下颌关节的情况;二是口腔内部检查:了解口腔卫生、笑线、缺牙区、余留牙、咬合空间、颌骨、牙槽嵴、口腔黏膜和旧修复体等情况,必要时需要拍摄X线片及进行全身健康状况的检查。

一、口腔外部检查

(一)口腔颌面部检查

1. **面部外形** 面部外形是否对称,有无缺损畸形,比例是否协调等。

2. **面型** 有无颌骨前突或后缩等异常情况,侧面轮廓是直面形、凸面形还是凹面形。颅、面、颌、牙各部分的前后位置和大小比例是否协调。

3. **口唇外形** 唇部松弛程度,鼻唇沟的深度,笑线的高低,上下颌前牙位置与口唇的关系,例如鼻唇沟深可初步判断垂直距离低。笑线位置过高,美学修复风险因素将会加大。

(二)面部参考线与临床意义

面部参考线与临床意义见图1-2-1。

1. **面中线**(图1-2-1a) 面中线是将眉间点、鼻尖、人中及颏点相连形成的一条假想垂直线,它将面部分为左右对称的两部分,互为镜像。中线通常与瞳孔连线、𬌗平面相垂直,是前牙位置排列的重要依据。

2. **瞳孔连线**(图1-2-1b) 瞳孔连线是指通过两眼球瞳孔中点的假想直线。理想状态下,这条线垂直于中线,并与𬌗平面平行。

3. **口角连线**(图1-2-1c) 口角连线是指连接两侧口角的直线。理想状态下,这条线与瞳孔连线、𬌗平面平行,与中线垂直。

(三)面部参考平面与临床意义

面部参考平面与临床意义见图1-2-2。

1. **眶耳平面**(Frankfort horizontal plane,简称FH) 眶耳平面是由眶下缘最低点到外耳道上缘连成的假想平面,可用作牙列、咬合及下颌运动相对照的基准平面。

2. **鼻翼耳屏线**(Camper's line,CL) 临床常参考该线来确定𬌗平面,是从一侧鼻翼的中点至同侧耳屏中点的假想连线,与𬌗平面平行,与眶耳平面的交角为15°。

3. **𬌗平面**(occlusal plane,OP) 上颌中切牙的近中邻接点到双侧第一磨牙近中颊尖顶构成的假想平面,该平面与鼻翼耳屏线和瞳孔连线平行(图1-2-2),面中线垂直于该平面。𬌗平面基本上平分颌间距离,并与上唇有相关性。𬌗平面与眶耳平面的交角为𬌗平面角,此角代表𬌗平面的斜度。此角越大代表𬌗平面越陡,为安氏Ⅱ类面型倾向,反之此角越小,代表𬌗平面越平,为安氏Ⅲ类面型倾向,𬌗平面角的平均值为15°,标准差±4.4。𬌗平面与眶耳平面的关系取决于面部骨骼的形状,短方形脸的平面近于平行,而窄长脸者平面间的交角比较大。倾斜的𬌗平面与眶耳平面交角的平均值为9.3°(范围在1.5°~14°)。

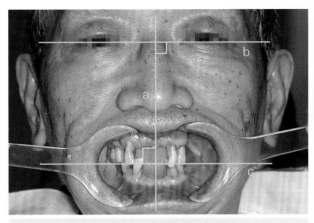

图 1-2-1 面部参考线
a. 面中线　b. 瞳孔连线　c. 口角连线
检查𬌗平面与瞳孔连线是否平行,面中线是否垂直于该平面上

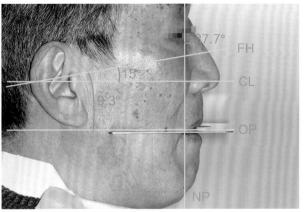

图 1-2-2 面部参考平面
FH. 眶耳平面　CL. 鼻翼耳屏线　OP. 𬌗平面　NP. 面平面

4. **面平面**(N-Po facial plane,简称 NP)　面平面是由鼻根点(即鼻额缝的最前点,nasion,N)与颏前点(即颏部的最突点,pogonion,Po)之间连线组成,可用来参考比较切牙和牙槽突的前后向位置关系。NP 与 FH 相交后所成的角度称为面角,反映下颌的突缩程度。面角平均值为 87.7°(正常范围在 82°~95°),值越大表示下颌越前突,反之则表示下颌后缩。

(四)颞下颌关节区检查

通过视诊、触诊和听诊,检查患者开闭口、侧方、前伸等运动来诊断患者有无颞下颌关节疾病,为义齿咬合设计提供临床依据,从而避免因咬合问题导致颞下颌关节疼痛。

1. **颞下颌关节的活动度**　以双手示指或中指分别置于两侧耳屏前方,嘱患者做开闭口运动,检查双侧髁突的大小、动度及对称性。触诊时注意患者有无疼痛反应、疼痛的部位、疼痛的性质和触发区等。

2. **颞下颌关节弹响**　关节活动时有无弹响,弹响的性质,出现在哪一阶段,是否伴有疼痛等。

3. **外耳道前壁**　将小指伸入双侧外耳道内,贴外耳道前壁,嘱患者做开闭口正中咬合,检查上下牙列紧咬时双侧髁突对外耳道前壁的冲击强度是否一致。

4. **开口度及开口型**　开口度是指患者大张口时,上下颌中切牙切缘之间的距离。可用双脚规或游标尺测量。正常人的开口度为 37~45mm,低于该值表明有张口受限,过低的开口度导致无法制取精准印模(图 1-2-3)。开口型是指下颌自闭口到张大的整个过程中,下颌运动的轨迹。正常的开口型为下颌向下后方,正面观直向下,左右无偏斜。若发现张口受限或开口型异常,可进一步用下颌运动轨迹图检查。

5. **下颌侧方运动**　正常情况下下颌最大侧方运动范围约为 12mm,向两侧的运动范围基本相等。

(五)咀嚼肌群检查

对于缺牙而造成垂直距离改变,出现下颌运动异常者,如关节弹响、张口受限、肌肉疼痛、头晕、耳鸣等,需做进

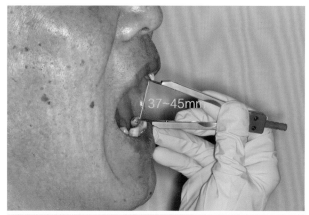

图 1-2-3　开口度检查
正常值为 37~45mm

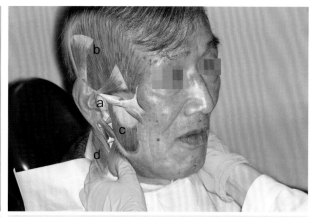

图 1-2-4　颞下颌关节区与咀嚼肌群检查
a. 关节囊　b. 颞肌　c. 咬肌　d. 胸锁乳突肌

一步的专科检查。根据需要也可在修复治疗时先采用临时修复体或𬌗垫治疗,待症状解除后再做永久修复体。

检查时通常是对咬肌和颞肌区进行扪诊,检查有无压痛及压痛点。同时嘱患者紧咬,检查颞肌、咬肌、胸锁乳突肌收缩时的强度及左右的对称性(图 1-2-4),判断有无因𬌗干扰而引起的咀嚼肌功能紊乱,如发现问题则须对颌面部及颈部诸肌扪诊,必要时做进一步检查。

二、口腔内部检查

一般拔牙 3 个月后,牙槽嵴吸收趋于稳定,方可进行可摘局部义齿修复。但临床上也可根据患者需求缩短无牙期,对于个别牙缺失的非游离端患者也可在拔牙后 5~6 周进行可摘局部义齿修复治疗。过渡性可摘局部义齿修复可提前至拔牙后 1~2 周,待牙槽嵴吸收稳定后再行义齿衬垫或重新制作。

(一) 口腔卫生状况评估

修复前必须要检查患者口腔卫生状况与口腔卫生习惯,修复体必须拥有良好的口腔卫生环境,不良的口腔卫生习惯易加速义齿修复造成的龋病与牙周疾病的发生(图 1-2-5)。

(二) 旧义齿检查

先要询问患者有无旧义齿,使用时间与效果如何,为什么需要重制作。旧义齿能够对治疗方案和推断新义齿的预后具有一定的帮助,旧义齿还能有效地反映原咬合关系与功能是否健康正常,为新义齿的咬合关系提供重要的参考依据。避免新义齿出现同样的问题(图 1-2-6,图 1-2-7)。

无论旧义齿能否继续配戴或有损坏,都应让患者尽量戴入口内,主要用以分析咬合关系是否稳定。如果咬合关系与咀嚼功能正常,在制作新义齿时颌位关系容易确定。如果旧义齿咬合关系不正确,并且在不正确的位置上使用多年或无法正常咀嚼,将对新义齿的颌位关系确定带来一定的难度。其次检查旧义齿固位力与稳定性如何。义齿形态、功能和适应性是否良好,结构是否合理。有无折裂破损,对邻近软、硬组织有无不良刺激和损伤,基牙有无龋坏、松动或缺失等。

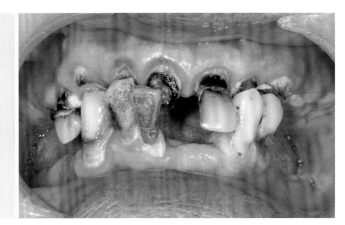

图 1-2-5　患者口腔健康卫生状况差

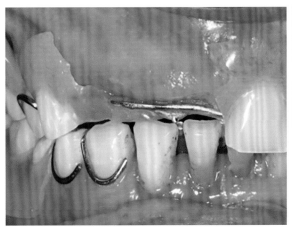

图 1-2-6　患者𬌗间隙较小,应力线位于金属支架与树脂结合部,导致旧义齿的折裂

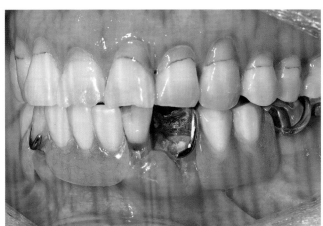

图 1-2-7　因基牙缺失,导致旧义齿固位不良,但咬合关系稳定,可利用旧义齿转移颌位关系

（三）缺牙区的检查

1. 了解缺牙的部位和数目,缺牙间隙的大小和高度,诊断牙列缺损的类型。

2. 观察缺牙区创口与牙槽骨愈合情况,有无炎症、残根、游离骨片。检查剩余牙槽嵴高低、形态和丰满度,用手指触摸牙槽嵴有无骨尖、骨嵴、倒凹等。覆盖在骨尖、骨嵴表面的黏膜通常较薄且易破,戴用义齿会压迫刺激该区黏膜并引起溃疡。

（四）余留牙和残根的检查

对牙列缺损的患者来说,余留牙的检查是口腔局部检查的重点。可由邻近缺牙区的余留牙开始检查,检查内容包括:

1. **残根的检查**　位于龈上且没有牙周疾病的残根也应通过完善的牙体治疗予以保留,在不影响咬合的前提下可采用覆盖义齿、磁性附着体、套筒冠等修复形式为义齿获得较大的支持力、固位力与牙槽骨高度(图 1-2-8)。

2. **检查余留牙的数目、位置、形态、颜色**　健康的基牙应给予保留,即使在义齿设计中有困难也应调整设计方法以保留基牙(图 1-2-8)。

3. **余留牙有无牙体缺损和牙髓病变**　如果余留牙有牙体缺损或牙髓病变,应进行牙体牙髓治疗,治疗完善后可行全冠修复。

4. **余留牙的牙周状态**　余留牙有无松动、有无炎症、增生、萎缩、牙周袋等,一般基牙松动Ⅱ度、牙槽骨吸收Ⅱ度不易单独选作可摘局部义齿基牙(图 1-2-9)。如有牙周炎且牙周袋较深,应尽早行完善的牙周基础治疗,必要时行牙周手术治疗,在修复治疗开始前有一个稳定健康的牙周环境(图 1-2-10)。

5. **余留牙中有无牙畸形或位置异常等情况**　这些非正常牙若对修复有利者,应尽量保留。

6. **余留牙邻面接触点的检查**　余留牙有无食物嵌塞等情况,如邻面接触点缺失或食物嵌塞严重的患者,可以在可摘局部义齿设计中通过增加间接固位体加以改善。

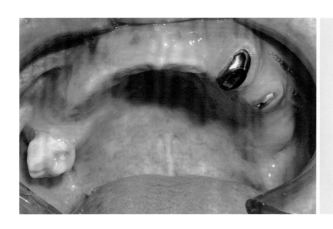

图 1-2-8　保留并利用健康的牙根,可作为覆盖基牙

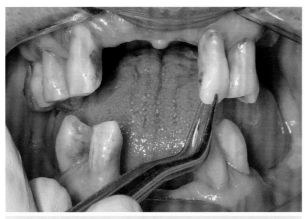

图 1-2-9　检查余留牙的松动度

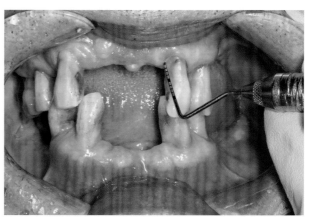

图 1-2-10　检查余留牙的牙周袋深度

7. 对拟作基牙的牙,要特别注意其牙冠形态、磨耗程度、充填物、牙稳固程度、牙周及支持组织的健康状况。必要时需做进一步检查,如牙髓活力测试、X线片检查,根据尽量保留天然牙的原则,有利于义齿固位与稳定的天然牙,若有病变而不能保留全牙者,应尽量部分保留,如采用截冠术、截根术或半切术之后,加以利用。

(五)殆关系检查

检查过程中必须充分考虑上下颌余留牙咬合关系。如患者存在咬合关系丧失或紊乱等疾病,可通过可摘局部义齿重建咬合,达到治疗殆关系的效果。

1. 正常殆平面应与鼻翼耳屏线和瞳孔连线平行且平分颌间距离,面中线垂直于该平面上(图1-2-11)。

2. 检查有无开殆、深覆殆、深覆盖、反殆、对刃殆、锁殆存在;对于深覆殆且重度磨耗患者,在义齿设计中考虑是否可行咬合抬高设计。对于深覆盖、反殆、对刃殆等异常殆关系的患者,考虑是维持原有咬合状态抑或是做稍许改善。

3. 余留牙是否有早接触和殆创伤,如有,应调殆减少殆干扰。

4. 余留牙排列是否正常,是否存在长时间牙体缺失所带来的对颌牙伸长及咬合空间的减少,或存在余留牙倾斜、稀疏、错位严重等现象。如余留牙伸长、倾斜程度较轻的可以通过调磨获得满意的就位道或义齿空间;如果程度较重,可以考虑根管治疗后冠修复从而获得满意的就位道或义齿空间;如对义齿的固位和稳定作用不大的余留牙考虑拔除。

5. 注意颌位关系情况,检查有无不能维持正常垂直距离和正中关系的现象。

(六)颌骨和牙槽嵴的情况

虽然牙槽骨是在持续变化的,但牙缺失后牙槽骨的变化更加明显,检查时必须用手指感觉骨尖(图1-2-12)和骨隆突区(图1-2-13),覆盖在骨隆突区的黏膜通常较薄,义齿戴用后容易引起压痛或溃疡,甚至成为支点,影响义齿的稳定性,例如腭隆突(图1-2-14)。义齿制作时必须对该区域进行缓冲。虽然可以通过改变义齿设计来适应骨隆突区,但这样会使其余支持组织产生额外的压力而影响义齿的功能。必要时可在义齿涉及的骨隆突区域行手术去除。

但对于双侧上颌结节倒凹较大的患者,在不影响戴牙的前提下应注意选择性保留,因为该处能为游离端义齿提供较大的支持力与固位力。如果影响义齿就位,可进行一侧牙槽骨修整,或将基托边缘置于上颌结节的导线上。

(七)口腔黏膜及系带的检查

1. 检查软组织的弹性、厚度等 由于部位不同黏膜组织厚度也不同,例如上颌硬腭区,腭隆突区黏膜较薄,牙槽嵴顶黏膜较厚。黏膜薄的区域易形成支点,厚的区域义齿易下沉。这些差异也会影响义齿的稳定性,因此需要通过触诊详细记录,为义齿基托设计提供临床指导(图1-2-15)。

2. 唇、颊、舌系带位置检查(图1-2-16) 因为牙缺失后牙槽骨高度降低,肌肉附着会逐渐接近牙槽嵴顶,致使前庭沟变浅,导致颊舌系带靠近甚至位于牙槽嵴顶上,变浅的前庭沟底会影响基托的封闭与固位,还会导致压痛,可行系带修整后再行义齿修复。

3. 对于上颌后牙缺失的患者应检查上颌后堤区,检查患者的腭小凹和颤动线,明确后堤区范围。

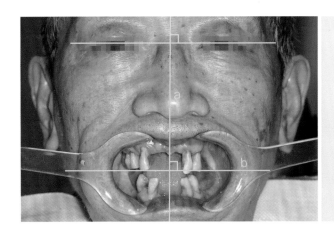

图 1-2-11　面中线垂直于殆平面上
a. 面中线　b. 殆平面

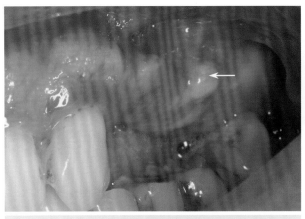

图 1-2-12　上颌颊侧骨尖

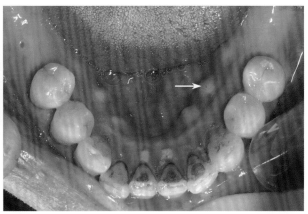

图 1-2-13　下颌舌侧骨隆突

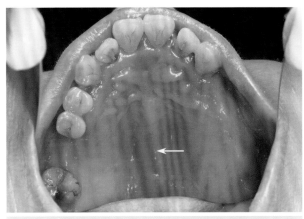

图 1-2-14　腭隆突检查

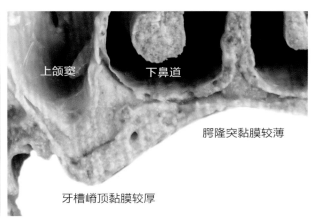

图 1-2-15　经磨牙区头部冠状切面（实体标本）

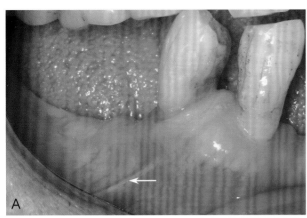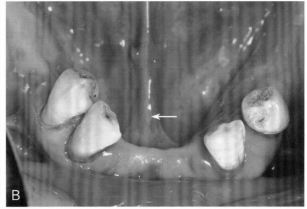

图 1-2-16　系带位置检查
A. 颊系带　B. 舌系带

（八）影像学检查

影像学检查是通过根尖片、曲面体层片、锥形束 CT（CBCT）等手段对患者口腔情况进行检查。根据患者不同临床症状和主诉，检查组织内的病变及其部位，检查缺牙区是否有残根或异物的存留，余留牙有否有根折、龋坏及龋坏部位与牙髓关系。还可检查冠修复后有无继发龋和悬突，根管充填是否完善到位，根尖有无炎症，余留牙牙周健康情况以及牙槽骨吸收程度和基牙冠根比等。影像学检查不但能发现隐藏疾病，规避潜在风险，还能作为病历资料加以保存，供修复治疗后对比与随访。

以图 1-2-17 中的曲面体层片为例，该片显示该患者无牙体、牙髓、牙周疾病，无不良修复体，骨内也无残根、炎症、肿瘤等疾病。但余留牙牙槽骨多呈Ⅱ度水平吸收，均吸收至根中 1/2，冠根比不良。尤其是左上颌侧切牙牙槽骨呈Ⅲ度垂直吸收，但牙周膜未增宽，根尖无阴影。提示在义齿设计时，需要考虑不良杠杆力所产生较大扭力对基牙及牙周组织造成的损伤。

（九）美学风险评估

1. **人工牙颜色的评估**　前牙修复体的形态和颜色与美学风险因素相关。由于可摘局部义齿采用成品人工牙，因其颜色、形态的种类有限，不能涵盖所有人类牙的颜色外观。如修复后的人工牙与天然牙颜色与形态差异明显，患者无法接受，将直接导致修复失败。因此修复前必须要进行成品人工牙的选择，得到患者认可后并记录下来，供后期修复参考，从而减低修复后的失败率（图 1-2-18）。

一般情况下所选成品牙都在厂商所提供的型号范围内。人工牙的选择多以邻牙或对颌牙为参考。如果患者前牙全部缺失，可参考患者皮肤颜色、性别、年龄及患者本人的意见进行选色。

2. **牙龈颜色评估**　由于人种与肤色的不同，牙龈颜色也有所不同。有研究表明，我国汉族人群牙龈颜色的分布范围为 L* 值 31.69~56.77，a* 值 3.58~15.66，b* 值 1.02~7.83，颜色种类较为单一，可不用选择。但也可根据患者需求，利用牙龈比色板，选择不同颜色与透明度的牙龈材料，以提高义齿仿真度（图 1-2-19）。

3. **面中线、笑线、口角线位置评估**　面中线决定了患者牙列左右对称的美学效果。但临床上如前牙因缺失时间较长，导致余留牙近中倾斜或移位，致使缺牙间隙与牙位不调，人工牙无法按原有牙数进行排列，减数

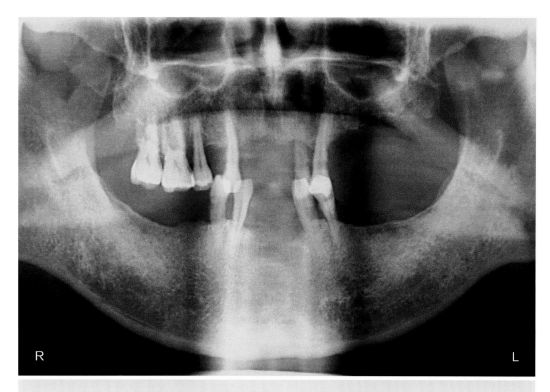

图 1-2-17 曲面体层片示余留牙牙槽骨 Ⅱ 度吸收

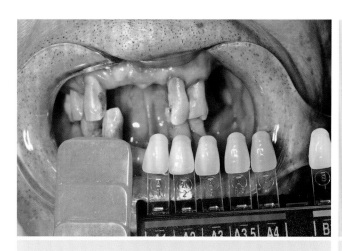

图 1-2-18 利用比色板进行天然牙和牙龈的比色

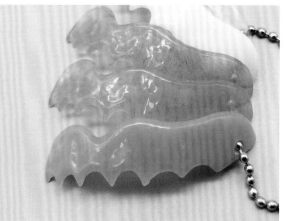

图 1-2-19 牙龈比色板

后将导致中线偏移,破坏面部对称的美学效果,因此修复前必须告知患者,以减小修复后的美学失败风险。

　　笑线高低决定了修复后的美学风险,主要体现在大笑时牙齿、牙龈暴露量与口裂/口角的位置关系。低位笑线:上颌切牙面积显露小于 75%;中位笑线:上颌切牙面积显露在 75%~100%,能看见龈乳头;高位笑线:显露 100% 上颌切牙及与之相连的牙龈。高位笑线患者的美学风险远高于低位笑线患者。

　　在正常语言交流时,口角多位于尖牙区,大笑时多位于第一磨牙近中(图 1-2-20)。因此,对于中、高位笑线

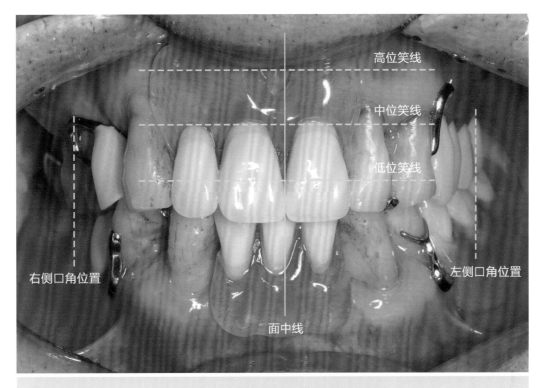

图 1-2-20　面中线、笑线与口角线的位置

和口角位置偏向远中的患者,可根据患者对美观的需求,采用隐形卡环或精密附着体固位,人工牙形态颜色与龈缘位置的选择也要慎重,要和患者沟通并争取达到一致的意见。

（十）患者依从性与耐受度评估

由于患者个体差异不同,依从性与耐受度完全不同。同样的口腔条件与修复体,戴在不同患者口中效果也不一样。如果患者依从性好、耐受度高则有利于义齿修复后的使用效果。临床上可通过患者对旧义齿的使用态度上加以评估。还可以评估患者对待可摘局部义齿缺点的态度,如果极度排斥或者不能容忍义齿初戴时的异物感、压痛和美观等客观因素,那么该患者的依从性较差、耐受度较低,将会直接影响修复后的成功率。

第三节 | 修复前治疗计划

可摘局部义齿必须安置在健康的口腔环境中。为了提高修复效果,在修复前还应进行必要的口腔处理,为可摘局部义齿设计和制作创造有利条件。先了解患者具体口腔健康情况,根据患者的主诉和要求,再按照以下顺序来制订详细的治疗计划,并逐一实施。

一、不良修复体与口腔卫生情况的处理

如患者口内有设计不当、制作粗糙、质量低劣、影响健康的不良修复体首先要及时拆除。牙面有牙石和软垢者应予以洁治。

二、牙周疾病的处理

一般情况下,对于基牙松动Ⅱ度以上、牙槽骨吸收Ⅱ度或者基牙不松动但有牙周疾病的患者,不易单独选作基牙,必须进行系统的牙周治疗。可视具体情况对其进行咬合调整,去除创伤因素,采用调整冠根比例或用夹板固定松动牙等措施加以保护利用。

三、牙体牙髓疾病的处理

1. 对已确定保留的余留牙若有牙体牙髓疾病,应先行牙体牙髓治疗。不宜做充填者,可做嵌体或人造全冠,然后再行可摘局部义齿修复。

2. 尽量保留有价值的残冠、残根以及形态异常的牙,应先行牙髓治疗后,视情况做桩冠、附着体或覆盖基牙修复等,以利于义齿支持、固位和稳定。

四、无保留价值余留牙的处理

1. 对于缺牙区无保留价值的残根、骨尖、游离骨片等应尽早手术去除。

2. 余留牙中额外牙、严重错位牙、畸形牙、Ⅲ度松动牙、牙体严重损坏无法恢复者,以及其他对修复不利的牙均应拔除。

五、形态位置异常余留牙的处理

1. 对于倾斜与错位牙,在不影响清洁和咬合的前提下,也应尽量保留,义齿设计得当仍可作为基牙使用,例如近中倾斜的第三磨牙。

2. 对轻度伸长的牙亦应进行调磨,以改善𬌗平面,消除𬌗干扰,避免早接触。

3. 对过度伸长的牙可以先行去髓术,再行冠部半切术。形态不好的牙还可行人造冠修复,使其恢复正常牙冠高度。

4. 若因缺失牙久未修复而发生牙齿倾斜移位、邻间隙增大、对颌牙伸长等造成咬合异常,可在修复前采用正畸方法关闭牙间隙,矫正倾斜牙,以保证修复后牙弓的稳定性,使咬合力更接近牙体长轴方向。

六、调𬌗及选磨

1. 依据𬌗曲线关系,对伸长牙进行调磨。

2. 不均匀磨耗产生的尖锐牙尖,多出现在上颌后牙的颊尖和下颌后牙的舌尖。

3. 对牙尖交错𬌗或非正中咬合过程中的早接触点或𬌗干扰部分进行调磨。

七、牙槽骨的处理

1. 牙槽嵴有明显骨尖、骨突且指压有明显疼痛者均应做牙槽嵴修整术。

2. 上颌硬腭正中区的腭隆突、双侧上颌结节倒凹较大者,前牙区牙槽嵴过于丰满不利排牙者均可酌情行骨修整。

3. 如牙槽嵴呈刀刃状或牙槽嵴严重吸收低平者,可根据情况修整刀刃嵴顶或行唇颊沟加深术。

八、软组织处理

1. 唇、颊、舌系带附着接近牙槽嵴顶,影响基托伸展和排牙者应手术修整。

2. 口腔内有影响义齿固位和稳定的瘢痕,或松软可移动的软组织者,同样需要手术修整。

3. 口腔有炎症、溃疡、增生物、肿瘤及其他黏膜病变者,应治疗康复后再行义齿修复。

九、患者的心理建设

患者对修复后的期望值越高,对义齿使用效果会越不满意。如果期望值过低,则有可能放弃治疗。因此,评估好患者的心理预期,做好心理建设尤为重要。例如患者期望值过高,我们可以预先告知患者可摘局部义齿存在的各种客观问题,以降低患者的期望值。如患者对修复后的效果没有信心,我们需要多鼓励患者树立信心,克服困难。

对患者提出的合理要求应认真听取,并在修复原则范围内尽量满足。但要引导患者认清自身口腔健康条件,并告知可摘局部义齿修复的局限性,切勿一味附和。如不能达成一致结果,必须暂停修复。只有获得患者认可后才能继续实施治疗方案。

第四节 | 病历记录

可摘局部义齿病历除了文字记录外,还包括影像记录和模型记录。影像记录除了 X 线片外,还包括照片拍摄和三维数码扫描记录。模型记录包括石膏材质的诊断模型和计算机辅助制造的树脂模型记录。这些信息的采集不但对疾病的检查、诊断、治疗,以及未来的随访均起着重要作用,而且在医疗纠纷及医疗鉴定时将作为重要的证据,同时也利于医师对患者的情况进行多角度的观察与分析。

一、文字记录

初诊病历记录包括以下内容:

1. **一般项目** 一般项目需要记录患者的姓名、性别、年龄、民族、籍贯、职业、婚否、住址、门诊号及初诊日。

2. **主诉** 主诉多为患者某时因某种原因导致牙齿缺失,要求修复。

3. **现病史** 现病史主要描述缺牙后的情况,曾接受过何种修复治疗,包括治疗经过及疗效等。

4. **既往史** 既往史包括过去健康状况与曾患疾病,还要记录与本疾病有关的治疗情况及生活习惯等。

5. **家族史** 家族史记录与患者疾病有关的家族情况,在必要时进行描述。

6. **检查** 根据国际牙科联合会系统(FDI)提出的两位数字系统来记录牙位。首先记录缺牙位,残根状态,余留牙有无龋坏、缺损,有无治疗或固定修复,效果如何,重点需要记录基牙的松动度与牙周健康情况。再描述缺牙区的软硬组织情况,其中包括缺牙区𬌗间隙距离与牙槽嵴丰满程度。还要记录患者口腔黏膜厚度、系带位置等,最后对患者口腔健康状况进行评价。对于咬合关系紊乱的患者还需详细记录颞下颌关节区的检查结果。

7. **辅助检查** 对于余留牙根与牙槽骨的健康状态,可进行 X 线影像学检查。

8. **诊断** 根据检查所得的结果,经过综合分析和判断,对疾病作出合乎客观实际的结论。

9. **治疗计划与建议** 根据诊断结果,按照病程与时间,制订出详细的治疗计划。建议患者首先进行全口洁治,拆除不良修复体,拔除松动Ⅲ度无法保留的患牙或残根,保存并修复健康残根,治疗余留牙的龋病与牙周病,最后进行牙槽骨或系带修整术,再行可摘局部义齿修复。以上计划需征得患者同意,并在知情同意书上签字后方可实施。

10. 记录治疗过程 患者在治疗过程中每次处理都要详细记录。记录治疗时的日期、采用的方法、手段、步骤、疗效以及患者的反应等,最后记录复诊所要进行的工作。每次治疗经过医师必须签名。

二、影像记录

除了 X 线影像资料外,照片记录在可摘局部义齿修复中同样重要。修复前需要对患者进行拍摄,除了常规的面部照、口内牙列照、牙弓𬌗面照、后牙咬合照外,还要拍摄左右侧方咬合记录照,如图 1-4-1 所示。

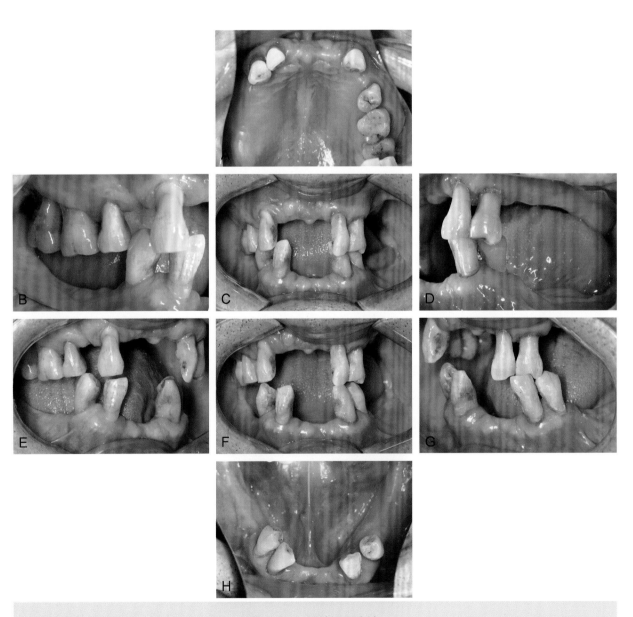

图 1-4-1 照片记录方法
A. 上颌牙列 B. 右侧牙尖交错位 C. 正面牙尖交错位 D. 左侧牙尖交错位 E. 右侧𬌗运动 F. 正面前伸𬌗 G. 左侧𬌗运动 H. 下颌牙列

三、模型记录

为了制订详细、周密的修复计划而复制出的口腔解剖形态模型,称为诊断模型或研究模型。模型记录除了复制口腔形态,还能克服口腔检查的局限性,例如从舌侧进行观察。模型记录有利于医师多角度了解患者口腔的真实形态,查看口内无法观测的解剖结构,还可以用于制作个别托盘。诊断模型上𬌗架后还能进行咬合分析,设计修复体位置,也可以进行诊断性排牙。因此,模型记录是制订修复计划的重要手段。模型记录将通过印模技术来实现。

(一)印模技术

1. **印模材料** 可摘局部义齿最常用的印模材料是藻酸盐,多为粉剂,内含胶凝剂,只需加水调和即可使用。藻酸盐印模材料的优点是操作简便,富有弹性,从倒凹中取出时不易变形,但其缺点是印模形态稳定性和准确性只能维持较短一段时间,如果暴露于空气中的时间过长,它会快速失去水分而导致收缩,如果浸泡在水中,会过多吸收水分发生膨胀而使印模变形。因此印模从口中取出后,应及时灌注模型。如果要将印模存放一小段时间,最好将它们保持在有一定湿度的环境中。最简单的方法是将印模包在湿毛巾中或者塑料袋中。

2. **印模的种类** 根据模型作用不同,临床上可将印模分为两种,第一种称为初印模(perliminary or primary impression)和初模型(preliminary cast);第二种称为终印模(final impression)和终模型(master casts)。

(1)初印模和初模型:初印模和初模型多采用通用型托盘制取,方法简便,但精度较差。可用于诊断模型或个别托盘的制作。对于个别牙缺失也可用作工作模型。

(2)终印模和终模型:终印模必须建立在初模型的基础上,需要在初模型上制作个别托盘才能实现,因此又称二次印模法(combined impression)。由于个别托盘符合患者口腔形态,因此终印模精度大于初印模,可摘局部义齿必须在终模型上制作,用于制作可摘局部义齿的模型又称"工作模型"。

3. **印模方式** 目前临床常用印模方式分为解剖式印模和选择性压力印模两种。

(1)解剖式印模:此种印模是在承托义齿的软硬组织处于非功能状态下取得的印模,为无压力印模,通常用流动性较好的印模材料制取。它可以准确地印记牙和牙槽嵴的解剖形态,据此所做的义齿对牙和所接触的其他组织皆不产生压力,牙支持式和黏膜支持式义齿均可以采取这种印模。牙支持式义齿的𬌗力主要由基牙承担,基托可减小,故印模边缘可以短些。黏膜支持式义齿的𬌗力主要由黏膜和牙槽骨承担,故基托伸展较多,但以不妨碍附近组织正常的生理活动为原则。因此在制作黏膜支持式义齿取印模时,必须作肌功能修整。肌功能修整即是在取印模过程中,印模材料尚未硬固前,模仿周围软组织的正常生理活动,对印模进行整塑,使印模既能伸展到黏膜皱襞区,又不致延伸过长而有碍肌功能活动。

(2)选择性压力印模:此种印模是在一定压力状态下取得的印模,又称功能性印模或动态印模,适用于基牙和黏膜混合支持式义齿。这种义齿在功能状态时,游离端黏膜下沉的程度较基牙端多,这种不同程度的黏膜下沉也使基牙受到向远中牵拉的扭力。但目前还没有一种材料在压力印模时,能够一次同时取得两种功能作用下的外形。因此,对于游离端缺失的病例,最好能采用选择性压力印模的技术,以弥补远中游离端黏膜下沉过多的问题。具体将在第十六章"第二节 选择性压力印模技术"中重点介绍。

（二）初印模制取方法

印模的过程又称取模，是可摘局部义齿设计与制作最重要的一步。合格的印模边缘应位于黏膜翻折处，并且清晰完整无压迫、无气泡、印模材料厚薄均匀，印模与托盘无分离、撕裂等现象。

托盘是承载印模材料的一种重要工具。要制取一个高质量的印模，选取一副适合患者口腔的托盘非常重要。取印模前要按患者牙弓大小、形状，选择相应的托盘。

1. 通用型托盘易出现的问题 由于人体形态存在个体差异，通用型托盘不能满足所有人的口腔形态，取印模时易出现各类影响精度的问题，因此我们必须了解并加以应对。通用型托盘易出现的问题如下：①牙弓形态与托盘不一致；②系带位置无避让；③易产生气泡；④印模厚薄不均匀；⑤易刺激软腭引发患者恶心（图 1-4-2）；⑥下颌舌骨嵴倒凹较大时（图 1-4-3），易导致舌侧翼缘区印模不足（图 1-4-4）。

2. 通用型托盘选择与调整 为了应对通用型成品托盘在制取模型时出现的问题，我们要选择与牙弓协调一致并具有一定可塑性和强度的托盘，再根据口腔个体情况进行调改，直至合适为止。

无论选择哪种托盘，可先用分规测量患者牙弓最后缘的宽度（图 1-4-5），再根据所测宽度选择合适的托盘（图 1-4-6）。上颌托盘后缘应盖过上颌结节和颤动线，下颌托盘后缘应盖过最后一个磨牙或磨牙后垫区。将选择的托盘放入口内试戴，观察有无压迫软硬组织。托盘要略宽于牙弓 2~3mm 以容纳印模材料，托盘边缘止于距黏膜反折处 2mm，不妨碍唇、颊、舌、口底软组织与系带的功能活动。还需观察托盘是否有过短或延伸不足的情况，托盘边缘不足易出现在前庭沟黏膜反折处、下颌舌侧翼缘区、上颌结节、颊侧翼缘区等位置（图 1-4-7）。当托盘延伸不足时可用蜡、印模膏或者托盘边缘修整膏延长，并在口内试戴并确认托盘与口内组织保留 2~3mm 间隙（图 1-4-8）。如托盘压迫唇颊舌系带等解剖部位时，可进行修剪磨改，调改处的边缘形态不可过于锋利，以免损伤黏膜（图 1-4-9）。

3. 解剖式双印模法 诊断模型多采用解剖式印模法。为了防止气泡与倒凹区印模不全的问题，可以采用两种凝固时间不同的材料进行双印模法，但两种印模料调拌间隔时间要短。如果倒凹浅、牙冠短，也可采用由一种印模料完成的单印模法。

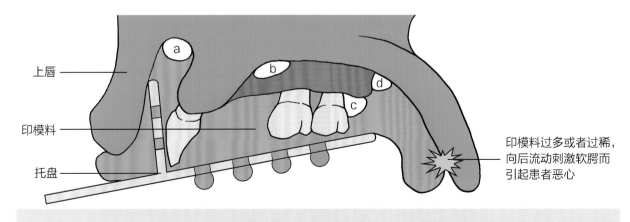

图 1-4-2 上颌印模易产生气泡和异物感的区域（上颌矢状面）
a. 唇颊侧前庭沟底 b. 腭隆突顶 c. 远中基牙牙颈部 d. 上颌结节颊侧和远中

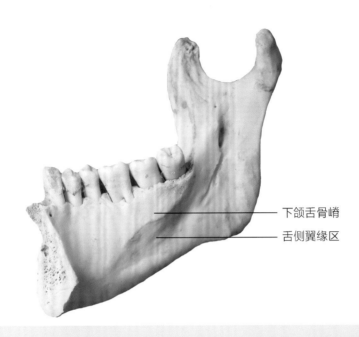

下颌舌骨嵴

舌侧翼缘区

图 1-4-3　取下颌印模前,根据舌侧翼缘区倒凹大小与深度选择或定制合适的托盘

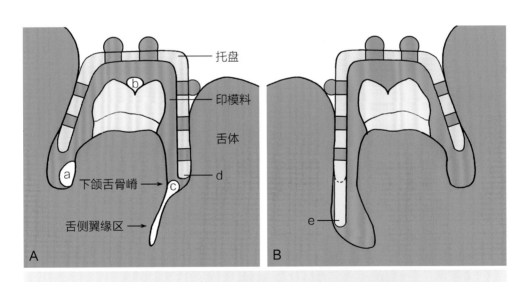

托盘

印模料

舌体

下颌舌骨嵴 →

舌侧翼缘区 →

图 1-4-4　下颌印模易产生气泡与舌侧印模不足的区域

A. 舌侧托盘边缘过短　B. 可适当延长舌侧托盘边缘至舌侧翼缘区

a. 颊侧前庭沟底倒凹处气泡　b. 骀面沟窝点隙处气泡(可发生在上下牙骀面)　c. 舌侧翼缘区气泡　d. 舌侧托盘边缘过短,位于下颌舌骨嵴之上,易导致舌侧翼缘区印模不足　e. 可适当延长舌侧托盘边缘至下颌舌骨嵴之下,以解决舌侧翼缘区印模不足的问题

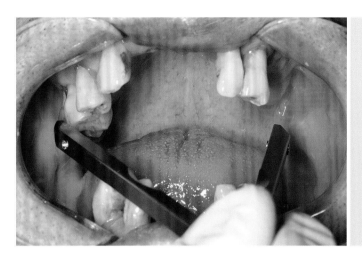

图 1-4-5 测量患者牙弓最后缘的宽度
上颌牙弓测量的位点应位于双侧上颌结节外侧方的最突点，下颌牙弓测量的位点应位于下颌磨牙后垫外侧方

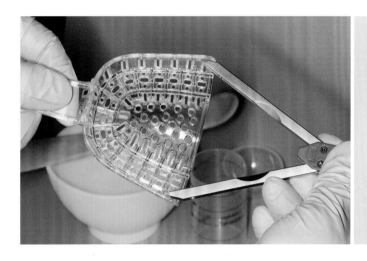

图 1-4-6 利用测量所得的结果选择大小合适的托盘，所测口内位置必须与托盘位置一致。托盘边缘应大于测量结果 2~3mm

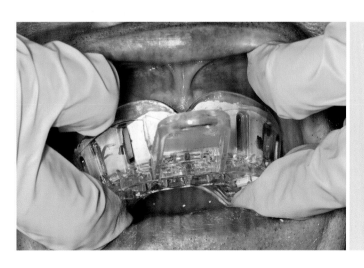

图 1-4-7 医师站在患者右后方，用中指扶住托盘，示指和大拇指提起上唇，检查托盘边缘有无妨碍唇侧软组织的功能活动，唇系带切迹有无避让。如边缘位置不足，前庭沟区易产生气泡，此时需要延长该处托盘边缘，使托盘边缘距黏膜反折处约 2mm

A. 如果托盘边缘不足，可用蜡、树脂或者热塑材料延长。热塑材料溶解前为白色小颗粒状，预热溶解后成为可塑的透明膏状，冷却后为坚硬的半透明固体

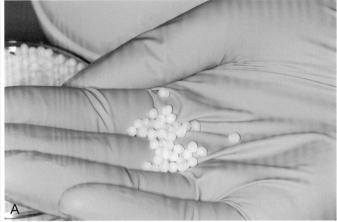

B. 首先将具有可塑性的膏状热塑材料迅速安置在托盘边缘上，初步塑形后戴入患者口内

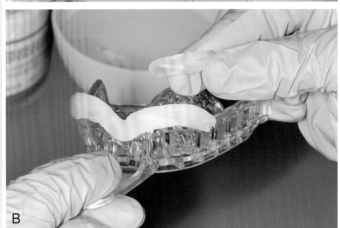

C. 待热塑材料凝固前将上唇向前下牵拉，行唇系带与肌功能修整，直至材料冷却凝固。保证制取印模时边缘距前庭沟底2~3mm 间隙即可

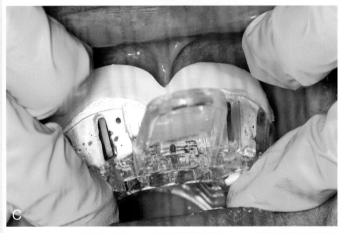

D. 舌侧翼缘区位于下颌第一磨牙远中，下颌舌骨嵴下方。如果通用型托盘舌侧边缘不能伸至口底，而下颌舌骨嵴下方呈倒凹状，加之舌体阻挡，致使印模料无法进入该区，造成舌骨嵴下方印模不足，同样可用热塑材料延长下颌舌托盘边缘

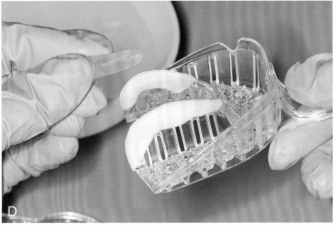

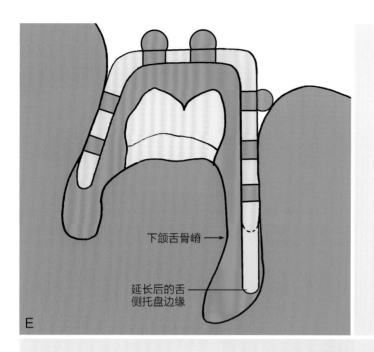

E. 延长后的下颌舌侧托盘边缘(冠状面)

下颌舌骨嵴 →

延长后的舌
侧托盘边缘

图 1-4-8 延伸成品托盘边缘

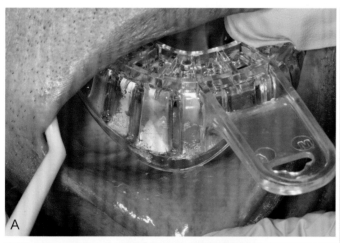

A. 如果托盘边缘未避让下颌唇、颊、舌系带切迹,首先要检查托盘边缘位于系带区的准确位置

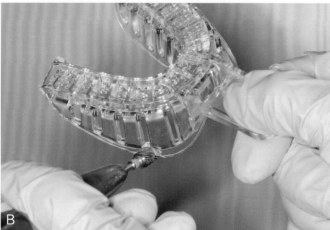

B. 再用笔做标记,然后在标记处按照系带的厚度与长度进行磨改调整,最后戴入口内做系带运动,并检查避让情况

图 1-4-9 修改成品托盘边缘

步骤如下：

首先调拌凝固时间较长的紫色藻酸盐印模料，注射在易产生气泡或倒凹较深的区域。按照规定的水粉比例调配，可以手动调配，也可以用调拌机自动调配。混合水粉剂后充分调和挤压，保证调和印模膏为细腻光滑的平面，无颗粒感及气泡(图1-4-10)。然后将充分调和的膏状藻酸盐印模料导入5mL去除针头的注射器内(图1-4-11)，加压注射在口内易出现气泡的部位或倒凹较大的区域，可避免气泡的产生(图1-4-12)。对于骀面中央沟较深的牙，也可以用手加压涂抹印模料来排气泡(图1-4-13)。随后再迅速调拌凝固时间较短的蓝色常用藻酸盐印模料，同样严格遵守水粉比例、充分调和后置于成品托盘内(图1-4-14)，待紫色印模料未凝固前立刻放入蓝色印模料。

取上颌印模时，医师应站立于患者后方12点钟位置。患者上颌与医师肘部相平或稍高，张口时上颌骀平面与地面平行，以防止印模料流入后方刺激软腭，产生恶心感(图1-4-15)。医师左手持口镜或手指牵拉患者左侧口角，右手持托盘迅速从患者右侧口角斜向旋转放入口内，然后再拉开上唇，使托盘由后向前就位，以便过多印模材料由后向前部排出，起到排气泡的同时还防止多余印模料向后溢出的作用，注意托盘柄要对准面部中线。应特别注意避免印模料过多或者过稀，以免向后流动刺激软腭而引起患者恶心(图1-4-16)。

放置印模料后压力不宜过大，以保持天然牙与托盘底部之间具有约2mm间隙。在印模材料尚未凝固前，应在保持上颌托盘固定不动的情况下，将双侧上唇向前下牵拉进行肌功能修整，1~2次即可(图1-4-17)。肌功能修整完毕，保持托盘在患者口内静置不动数分钟，直至印模材料完全凝固(图1-4-18)。印模料凝固后，可拉开松解口唇和颊黏膜，观察口内印模材料是否到位，有无气泡后再取出托盘(图1-4-19)。上颌托盘取出方法与戴入方向相反。托盘后方先脱位，再前方脱位，脱位后沿患者右侧口角旋转取出。如遇托盘吸附紧密，难以取下，可用气枪吹少许空气入托盘边缘，手指扶住印模料边缘和托盘柄，以防印模材料与托盘分离，托盘即容易取下(图1-4-20)。

取下颌印模与取上颌印模步骤相同，但医师应位于患者右前方7点钟位置。患者下颌与医师上臂中份大致相平，张口时下颌牙弓平面与地平面平行。托盘戴入口内后行肌功能修整，将双侧下唇向前上牵拉，1~2次即可(图1-4-21)。嘱患者将舌后卷或伸出，做舌系带修整。注意主动修整时勿过分用力抬高舌尖甚至伸出口外，防止托盘移位。印模凝固后取出(图1-4-22)，检查印模边缘是否完整，有无气泡，解剖结构是否清晰，有无脱模与印模料撕裂现象(图1-4-23)。

4. 灌注石膏模型 首先用流水冲去印模内的唾液、血液(图1-4-24)，之后将印模放入紫外线消毒箱进行消毒(图1-4-25)，然后用石膏或人造石等模型材料灌注模型(图1-4-26)。

灌注石膏前要保证藻酸盐印模料表面湿润。灌注模型时按一定水粉比例将石膏调拌均匀，在模型振荡器的作用下，将少量石膏从印模一侧远端沿牙弓逐渐流入每个牙冠，以利于气泡逸出。将所有牙冠完全灌注后继续不断添加石膏直至灌满整个印模，不要加压。模型基底最薄处厚约10mm，石膏完全凝固后即可脱模，由于印模材料尚存在弹性，故容易脱模，且印模与托盘分离也较方便。对孤立牙，可先将托盘与印模料分离，再有刀片分段切割印模料，逐一分离以避免脱模时将石膏牙折断。

对于游离端缺失的病例，灌注时应保证模型后缘或磨牙后垫区的完整性。

5. 修整模型 用石膏修整机去除多余石膏。修整时，应保留黏膜反折线外约2mm的边缘，还要避免破坏模型后缘或磨牙后垫区的石膏，以保证解剖结构的完整性(图1-4-27)。仔细检查模型与牙列骀面，用雕刻刀小心去除石膏模型上因气泡所致的石膏小瘤(图1-4-28)，仔细检查后方可进行下一步制作(图1-4-29)。

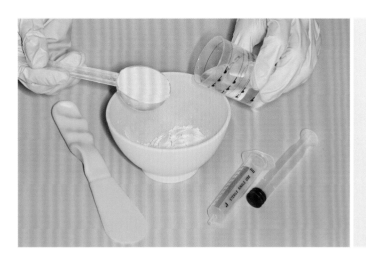

图 1-4-10 调拌凝固时间较长的粉红色藻酸盐印模料，按照规定的水粉比例调配。混合水粉剂后充分调和挤压，保证调和后的印模材料细腻光滑，无颗粒感及气泡

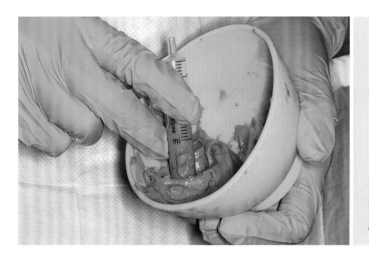

图 1-4-11 迅速将印模料从 5mL 的注射器尾部导入（针头已去除）

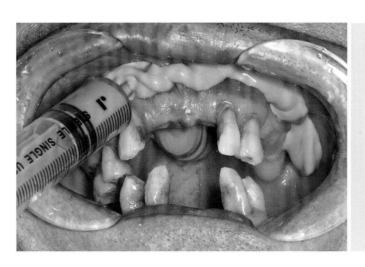

图 1-4-12 加压注射在口内易出现气泡的部位或倒凹较大的区域，例如，唇颊侧前庭沟底、腭隆突顶、远中基牙牙颈部、上颌结节颊侧和远中等处

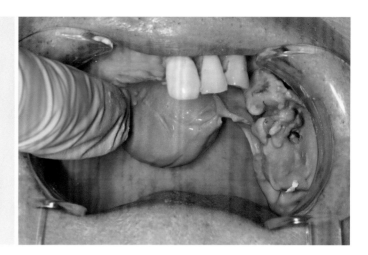

图 1-4-13　还可以用手指将印模料预先涂抹在倒凹和易产生气泡的区域,以防气泡产生和印模不全。此方法在临床较为常用

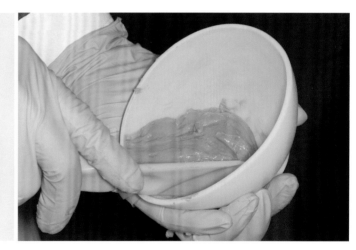

图 1-4-14　在加压注射倒凹较大区域印模材料的同时,由护士迅速调拌凝固时间较短的常用藻酸盐印模料,放置于成品托盘内

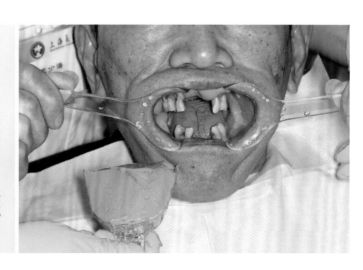

图 1-4-15　待紫色印模料未凝固前立刻放入蓝色印模料。取上颌印模时应防止印模料流入后方产生恶心感

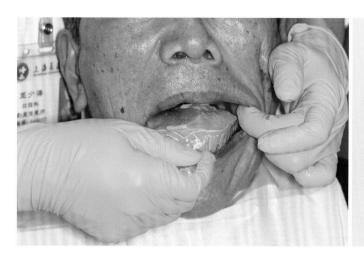

图 1-4-16　医师左手持口镜或手指牵拉患者左侧口角，右手持托盘迅速从患者右侧口角斜向旋转放入口内，然后再拉开上唇，使托盘由后向前就位，以便过多印模材料由后向前部排出，起到排气泡的同时还防止多余印模料向后溢出。也可由左侧向右侧逐区拉起一侧上唇，在直视下观察印模料从托盘边缘溢出，以避免气泡产生

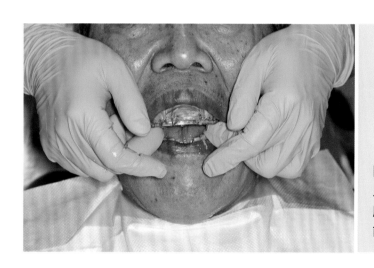

图 1-4-17　在印模材料尚未凝固前，应保持上颌托盘固定不动，以颧骨支点，双手大鱼际肌固定在支点上，双手中指固定托盘于双侧前磨牙位置，保持手势不变，以防止托盘移位

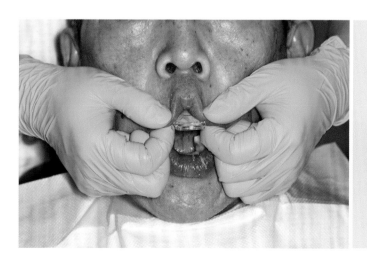

图 1-4-18　将双侧上唇向前下牵拉行肌功能修整，1~2 次即可，切勿过度牵拉，尤其是黏膜支持式患者，过度运动导致基托边缘过短，最终影响义齿的固位。肌功能修整完毕，保持托盘在患者口内静置不动数分钟，直至印模料完全凝固

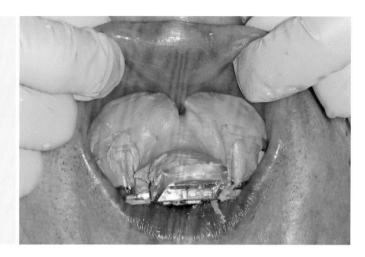

图 1-4-19　拉开松解口唇和颊黏膜，观察口内印模材料是否到位，有无气泡

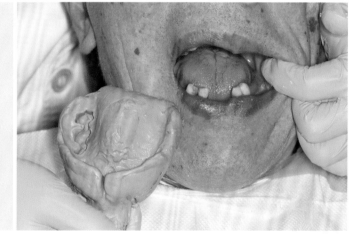

图 1-4-20　上颌托盘取出方法与戴入方向相反，脱位后沿患者右侧口角旋转取出，注意防止印模材料与托盘分离。检查印模边缘是否完整，有无气泡

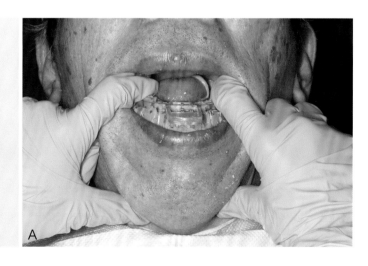

A. 双手扶托盘法：托盘戴入口内后，用双手示指固定托盘于前磨牙区，双手大拇指托住下颌骨下缘，从而稳固住托盘，以免移位

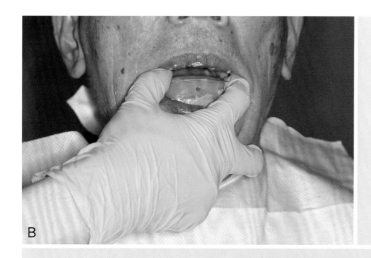

B. 单手扶托盘法:用右手示指和拇指固定托盘于前磨牙区,用中指托住左下颌骨下缘,无名指托住右下颌骨下缘

图 1-4-21　取下颌印模与取上颌印模步骤相同,医师应位于患者右前方 7 点钟位置,可分为双手扶托盘法和单手扶托盘法

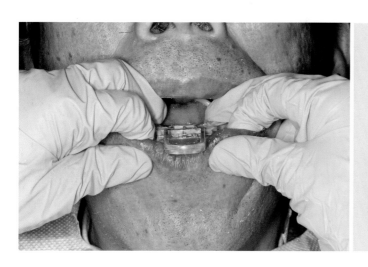

图 1-4-22　行下颌肌功能修整,将双侧下唇向前上牵拉,1~2 次即可。再嘱患者将舌后卷或伸出,做舌系带修整。注意防止托盘移位,同样注意防止过度牵拉与运动

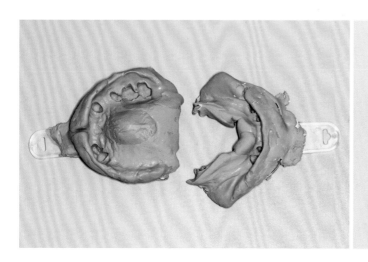

图 1-4-23　完成后的上下颌解剖式印模,检查印模边缘是否完整清晰,有无气泡

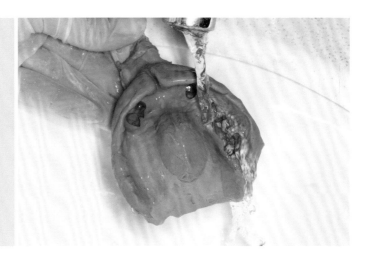

图 1-4-24　用流动的水冲洗印模料上的唾液或血液,再沥干残留在牙列中的积水

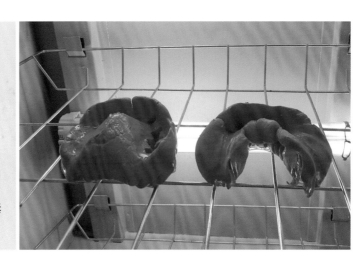

图 1-4-25　将制取好的印模放入紫外线消毒箱中进行消毒

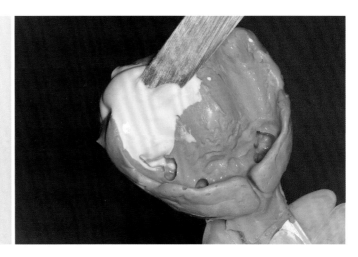

图 1-4-26　消毒完成后,尽快用石膏或人造石等材料灌注模型,避免藻酸盐印模材料过于干燥导致石膏模型表面粗糙。可先用小份、薄层石膏在震荡器的作用下逐层追加,从印模的一侧牙列灌入另一侧,上颌可由腭穹窿最高处流入最低处牙列中,从而避免气泡的产生。不可将石膏直接盖在牙列上

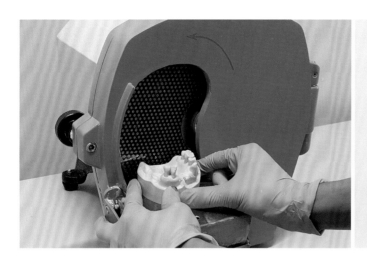

图 1-4-27 石膏模型修整,注意避免破坏重要的解剖结构,保证模型的完整性

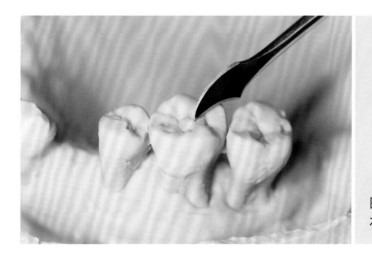

图 1-4-28 用雕刻刀小心去除石膏模型上的石膏小瘤

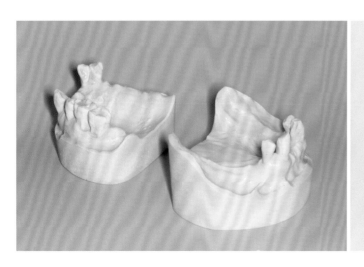

图 1-4-29 完成后的上下颌诊断模型,底座厚度最薄处约 10mm

6. 标记解剖结构 标记与修复有关的解剖结构是义齿设计前的重要一步。当获得诊断模型后,应先仔细辨析模型上的牙槽嵴顶、中线和系带等解剖结构,并用铅笔画线标记(图1-4-30)。同时还要标记主承托区、副承托区、边缘封闭区和缓冲区等,为后期支架位置设计提供依据。

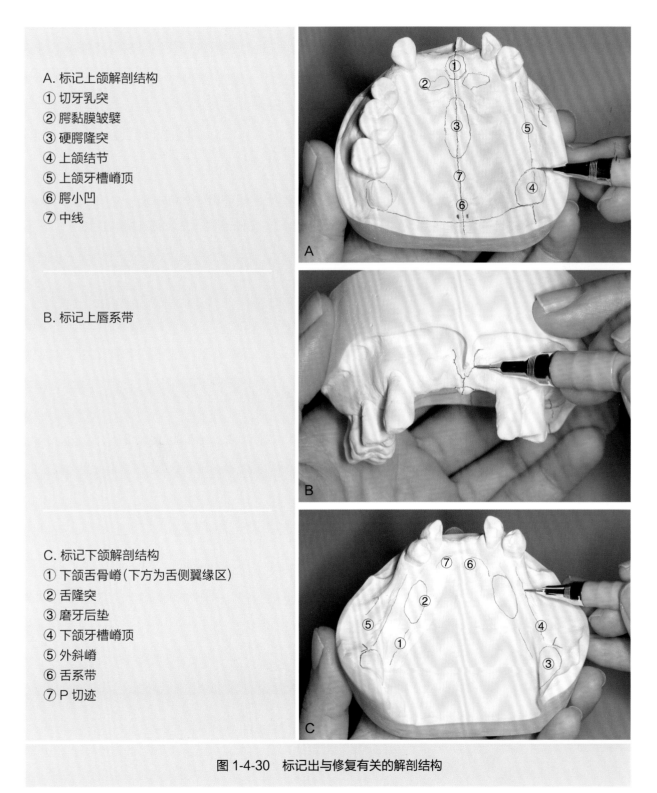

A. 标记上颌解剖结构
① 切牙乳突
② 腭黏膜皱襞
③ 硬腭隆突
④ 上颌结节
⑤ 上颌牙槽嵴顶
⑥ 腭小凹
⑦ 中线

B. 标记上唇系带

C. 标记下颌解剖结构
① 下颌舌骨嵴(下方为舌侧翼缘区)
② 舌隆突
③ 磨牙后垫
④ 下颌牙槽嵴顶
⑤ 外斜嵴
⑥ 舌系带
⑦ P 切迹

图 1-4-30　标记出与修复有关的解剖结构

(1) 标记缓冲区（relief area）：颌骨的骨性隆突部位，如上颌隆突、颧突、上颌结节颊侧、下颌隆突、下颌舌骨嵴，以及牙槽嵴上的骨尖、骨棱等部位，表面被覆黏膜较薄，切牙乳头内有神经和血管。这些部位均不能承受咀嚼压力，可摘局部义齿基托组织面在上述的相应部位应做缓冲处理，以免因压迫导致疼痛，或形成支点而影响义齿的稳定。

(2) 标记边缘封闭区（border seal area）：边缘封闭区包括上下颌口腔前庭沟底、唇颊舌系带附着部、下颌舌侧口底黏膜反折处、上颌后堤区和下颌磨牙后垫。边缘封闭区外围分别为唇颊、口底和软腭等活动组织，该区域黏膜下有大量疏松结缔组织，软组织活动度大，不能承受咀嚼压力，义齿基托边缘在此区域不能过度伸展，以免影响周围组织的功能活动或压迫黏膜。但义齿基托也不能过短，唇颊舌侧基托边缘应由黏膜包裹，上颌义齿后缘应形成后堤，借助黏膜的让性（resilience）使义齿后缘与黏膜密合，形成完整的边缘封闭，使空气不能进入义齿基托与承托区黏膜之间，利用大气压力保证义齿的固位。

(3) 标记主承托区（primary stress-bearing area）：主承托区包括上下颌牙槽嵴顶以及除上颌硬区之外的硬腭水平部分。该区域表面通常为附着黏膜，有高度角化的复层鳞状上皮，黏膜下层致密，有一定的弹性，移动度小，能够抵抗义齿基托的压力，是承担义齿咀嚼压力的主要区域。义齿基托应与主承托区黏膜密合。

当下颌牙槽嵴低平时，下颌后部牙槽嵴颊侧的颊棚区趋于水平，由于其表面骨质致密，能承受较大的垂直向压力，可作为下颌义齿的主承托区。

(4) 标记副承托区（secondary stress-bearing area）：副承托区包括上下颌牙槽嵴的唇颊侧和舌腭侧斜面。该区域黏膜为附着黏膜向非附着黏膜过渡，上皮角化程度降低，黏膜下层疏松，黏膜下可含有脂肪、腺体，甚至有肌纤维附着。副承托区不能承受较大的咀嚼压力，可抵抗义齿受到的水平向作用力，有利于义齿的稳定。义齿基托也应与副承托区黏膜密合。

第二章 咬合分析与调整

可摘局部义齿除了修复缺损牙列外,还要建立协调的殆关系,健康协调的殆关系是维持口腔周围组织结构的重要因素。因此,修复前必须做好咬合分析,主要包括颌位关系的确定和转移,其目的是在口内外重现上下颌位置与相对运动关系,以便进行咬合关系的检查、分析、重建与调改。

第一节 | 咬合分析的重要性

殆关系与义齿修复密不可分。如果患者殆接触关系丧失,无咬合关系,前牙深覆殆、浅覆盖或者殆平面与鼻翼耳屏线、瞳孔连线不平行,都会影响人工牙排列与咬合平衡(图2-1-1),因此,必须在义齿设计前分析患者现存殆关系。可摘局部义齿必须建立在正确的咬合关系上。例如,重度磨耗导致垂直距离降低的患者,修复前可通过关节检查和咬合分析来判断是否需要重新确定垂直距离与正中关系位(图2-1-2)。

咬合分析还有利于支架设计,当卡环体部位于基牙轴面角的非倒凹处时,该处却与对颌牙紧密接触无间隙,如果不做咬合分析,将卡环体安置此处,易造成早接触或殆干扰(图2-1-3A)。而图2-1-3B示修复前进行了咬合分析,支架设计有效的避开了咬合干扰。因此,义齿修复前对患者进行咬合分析尤为重要。

可摘局部义齿殆建立的步骤与作用包括以下几点:①对现存咬合关系进行分析;②纠正现存不协调的咬合关系;③记录正中关系或调整后的牙尖交错殆;④确定颌位关系;⑤调整支架与人工牙排列过程中产生的咬合偏差;⑥检验义齿完成后的咬合偏差。

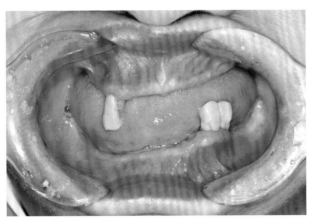

图2-1-1 无稳定咬合关系,殆平面、殆曲线、殆接触关系及垂直距离丧失

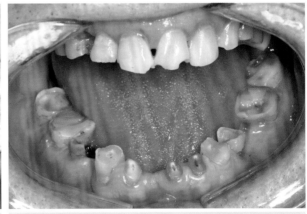

图2-1-2 因牙体等疾病导致牙列重度磨耗至垂直距离降低

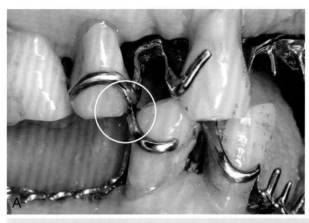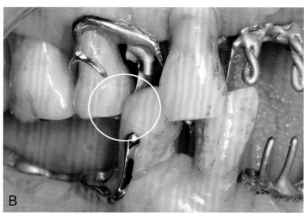

图 2-1-3 咬合关系对支架设计的影响

A. 未做咬合分析,15,45 支架位置设计不当,出现早接触　B. 咬合分析后,支架设计避开咬合早接触点,恢复正确咬合关系

第二节 | 记录牙尖交错位

牙尖交错位是上下颌余留牙尖窝交错接触至最广泛最稳定状态时的下颌位置。牙尖交错位的记录,在可摘局部义齿修复中非常重要,该步骤不但可以用于分析患者修复前咬合关系,还可以为义齿支架与人工牙排列提供设计依据。

当牙列有部分缺损时,大多数人已习惯现有牙尖交错位,包括旧义齿的存留都不会出现咬合关系的丧失或紊乱。这对于患者来说是正常的生理性位置,并且多数下颌运动均以牙尖交错位为起点,因此可以直接通过上下颌余留牙或旧义齿的尖窝锁结作用对上下颌位置进行准确定位,且该方法稳定性高、易重复。临床上有咬合关系的可摘局部义齿大多建立在牙尖交错位上,如果根据正中关系位上𬌗架并进行修复,则可能会有𬌗干扰。

一、暂基托与蜡𬌗堤的制作方法

暂基托与蜡𬌗堤是颌位关系确定和转移的载体,用蜡或树脂替代缺失的口腔组织,并占据原有的口腔空间,记录原有的咬合关系。暂基托与蜡𬌗堤整合为一体时称为𬌗托。因其制作简易,所以目前是临床最常用的方法之一。下面将介绍如何在诊断模型上制作暂基托与蜡𬌗堤,以及后期的咬合分析。

(一)暂基托制作方法

1. **蜡暂基托制作方法** 该方法用蜡来制作基托,通称暂基托。但蜡暂基托易变形,需要金属丝额外加强,以防咬合时因形变带来误差(图 2-2-1~图 2-2-4)。

2. **树脂暂基托制作方法** 树脂暂基托与蜡暂基托作用一样,不同之处在于强度较大,基托材料可选用光固化或自凝固化树脂,咬合时稳定且不易变形(图 2-2-5~图 2-2-8)。

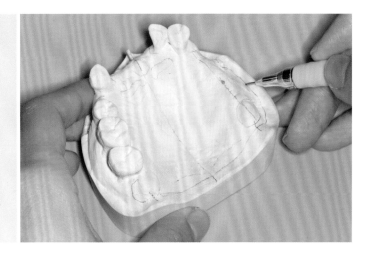

图 2-2-1　首先在模型上绘制基托的边缘线，标出需要缓冲与避让的解剖结构

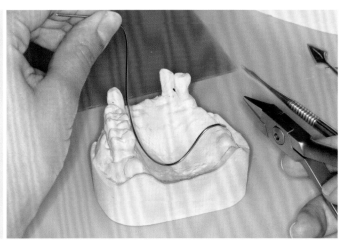

图 2-2-2　按解剖形态弯制金属加强丝，待蜡基托制作完毕后，将其预热后融入蜡基托中。上颌金属加强丝位于第一磨牙区，横跨腭中线，下颌金属加强丝位于前牙区口底舌面，注意避开舌系带

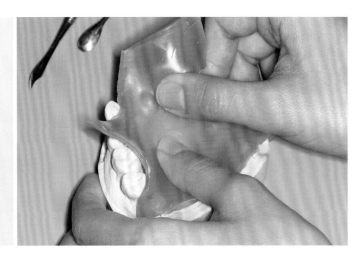

图 2-2-3　铺厚度约为 2mm 的蜡片，烤软的蜡片可适当压入牙体组织倒凹区，以便在患者口中获得额外的暂时固位力

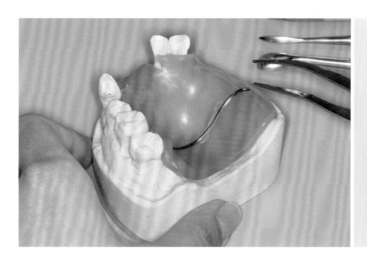

图 2-2-4　按照所画的基托边缘线进行修整,要求基托边缘线位于导线上,并烫圆钝,以免戴入口中刺激黏膜,最后安放预热后的加强钢丝,避免咬合时造成基托变形。图为完成后的蜡暂基托

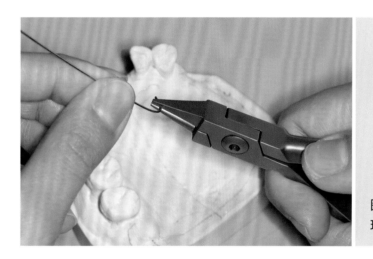

图 2-2-5　首先在基牙上弯制辅助固位的卡环,用于固定树脂基托

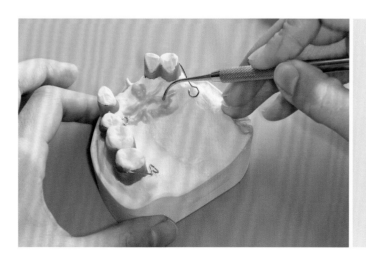

图 2-2-6　再用蜡填补模型上软硬组织倒凹,以免基托无法取戴或压痛,同时在上颌腭皱襞、腭隆突等处做适当缓冲

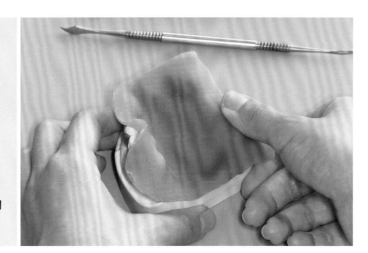

图 2-2-7　铺光固化基托树脂材料,使其均匀贴合在石膏模型上

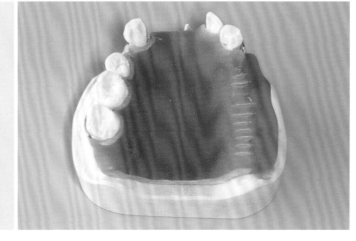

图 2-2-8　修整基托边缘,去除多余的材料,并形成一定固位形,便于蜡殆堤附着,最后进行光照固化

（二）蜡殆堤制作方法

蜡殆堤制作方法见图 2-2-9 和图 2-2-10。

二、牙尖交错位的记录方法

（一）蜡殆堤咬合记录法

蜡殆堤咬合记录法见图 2-2-11~ 图 2-2-15。

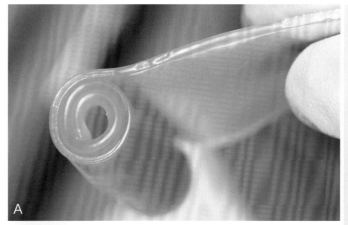

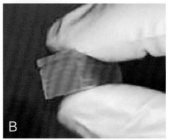
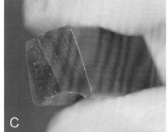

A. 可将蜡片烤软后，根据口内牙列实际高度卷成空心柱状，固定在蜡基托上，也可用手塑成矩形。空心软化的蜡堤便于咬合成形

B. 根据𬌗间隙高度，用宽度约 8~10mm 的蜡片进行叠加，叠加后的蜡堤高度在咬合时便于增减
C. 也可用预成的蜡堤制作

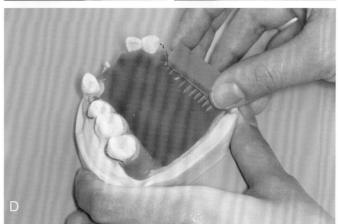

D. 将蜡𬌗堤迅速融固于暂基托嵴顶位置，用于替代缺失牙位，尤其是游离端缺失者。个别牙缺失可依据牙列方向与对颌牙功能尖位置放置。宽度约 7~10mm，前牙宽度约 3~5mm。在其未凝固前迅速戴入口内，进行咬合记录

图 2-2-9　制作蜡𬌗堤

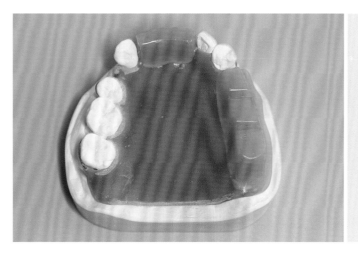

图 2-2-10　完成后的蜡𬌗堤，应在蜡堤冷却变硬前迅速戴入患者口内

A. 将试好的蜡基托与烤软的蜡堤迅速戴入患者口中,以免蜡堤冷却变硬,妨碍𬌗平面获取或咬合记录

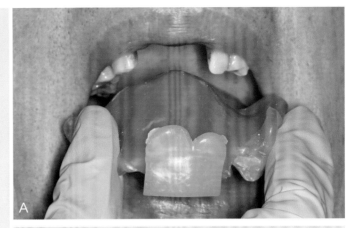

B. 𬌗平面导板使用可获得上颌𬌗平面的大致位置,同时也确定了上颌蜡𬌗堤的高度。𬌗平面导板适用于上颌牙列缺失,或上颌游离端缺失致𬌗平面丧失的病例

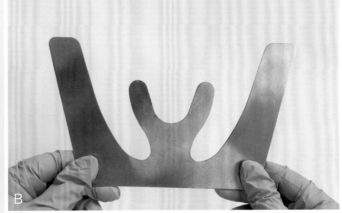

C. 将𬌗平面导板戴入口内,按压上颌蜡𬌗堤至上唇下2mm,观察两侧𬌗平面导板外框与鼻翼耳屏线和瞳孔连线平齐即可,从而获取𬌗平面的大致位置

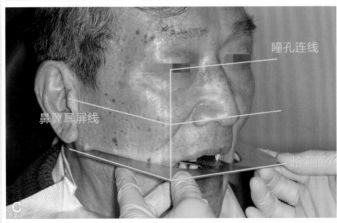

D. 完成后可见𬌗平面的位置与上颌蜡𬌗堤的高度

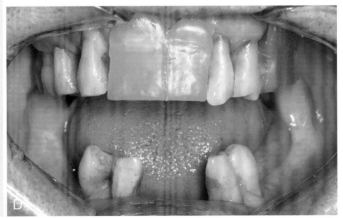

图 2-2-11 上颌蜡堤高度确定方法

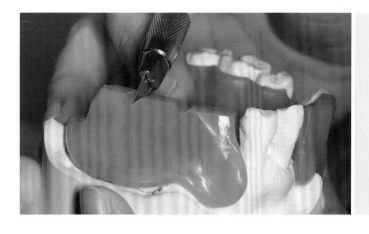

图 2-2-12　取出蜡殆托,用刻刀在咬合面刻两个 V 形定位槽(便于上下殆堤定位),再戴入患者口中,用于确定下颌的位置关系

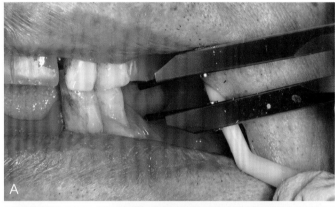

A. 下颌蜡殆堤制作,首先将上颌的蜡殆堤与下颌基托同时戴入患者口内,测量牙尖交错位时殆间隙高度,作为下颌蜡殆堤的高度

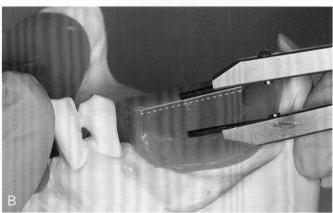

B. 取出下颌蜡基托,在下颌模型上制作与安放蜡殆堤,方法同上颌。要求实际高度大于所测殆间隙高度约 1mm,实线为实际高度,虚线为所测高度

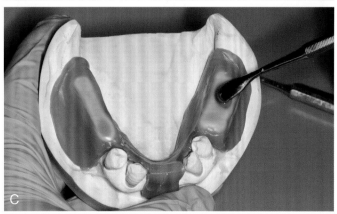

C. 再次将下颌蜡殆堤咬合面烫软,以便于患者在无殆干扰的情况下获得精确的牙尖交错位

图 2-2-13　下颌蜡堤高度确定方法

A. 牙尖交错位记录时,需要迅速将未冷却的蜡戴入口内。嘱患者下颌后退行自然咬合动作,观察上下颌牙是否达到尖窝交错最广泛最紧密的状态,该状态必须与未戴入蜡殆堤前的天然牙或旧义齿颌位关系一致。避免操作者用力推患者下颌后退。如果力量过大,可能导致下颌过度后退,而不是退回到髁突的生理后位,还可能因肌肉的牵拉反射导致下颌前伸

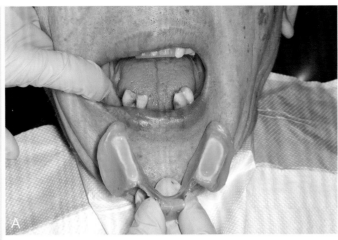

B. 在确定咬合关系时,应避免基托与殆堤松动或变形。如上下颌蜡殆堤呈斜面接触、咬合记录材料过硬、咬合接触不均匀等现象均会导致基托翘动、移位或偏斜。最后标记面中线、笑线等标志线

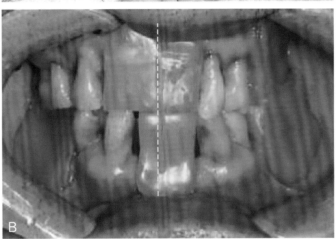

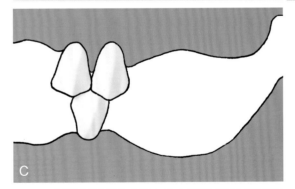

C. 咬合记录前,首先要观察上下颌余留牙咬合接触位置关系,是否呈稳定且可重复的牙尖交错位

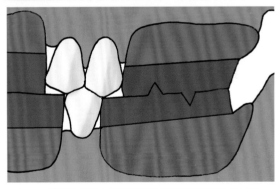

咬合记录后,可见余留牙恢复至正确的牙尖交错位

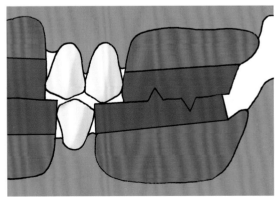

咬合记录后,可见余留牙未恢复至正确的牙尖交错位,则为错误的咬合记录

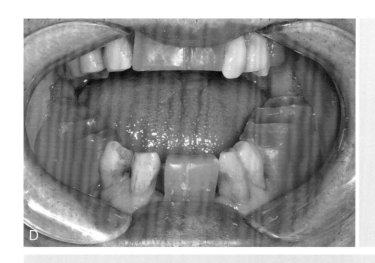

D. 完成后可见蜡殆堤上有明显的咬合印记或者与上颌Ⅴ形定位槽相匹配的三角形凸起。也可重复咬合动作,以确保殆位的准确性与可重复性

图 2-2-14 蜡殆堤直接在口内进行咬合记录,确定牙尖交错位

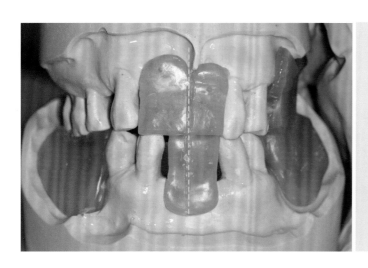

图 2-2-15 将上下颌基托从患者口内取出,冲洗消毒后复位在模型上,并确保其稳固无移位,最后检查上下颌标记线(中线等)是否与口内一致

(二)咬合硅胶材料记录法

蜡堤作为咬合记录材料因其结固收缩问题会对精度造成影响。为了提高咬合精度,也可采用咬合硅胶进行记录,方法如图 2-2-16~ 图 2-2-18 所示。

三、咬合记录的调整方法

咬合记录调整方法见图 2-2-19~ 图 2-2-22。

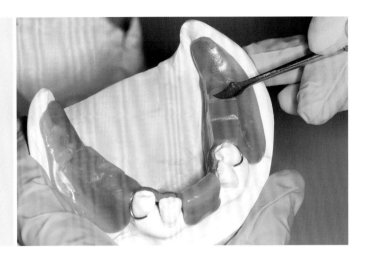

图 2-2-16 在咬合记录前应先确定上下颌蜡殆堤的高度,并预先完成制作,方法同蜡堤咬合记录法。在口内试戴后,观察蜡殆堤不要影响上下颌天然牙的接触,上下颌殆蜡堤甚至呈点接触,以免造成殆干扰。再用蜡刀分别在上下颌蜡殆堤咬合面上雕刻出两个 V 形切迹,以利于硅胶咬合记录材料的固位与定位

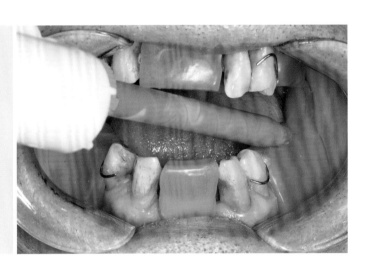

图 2-2-17 咬合记录前在蜡殆堤的殆面注射咬合硅胶材料,嘱患者下颌后退行自然咬合至牙尖交错位。可记录缺牙部位的咬合关系,也可记录整个牙列咬合关系

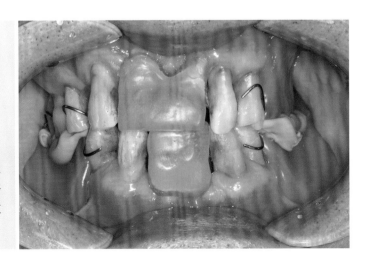

图 2-2-18 仔细检查该咬合关系是否与未戴入蜡殆堤前的咬合关系一致,待硅胶凝固后取出并准确复位在石膏模型上。需要注意牙尖交错位时余留天然牙咬合面上应有咬穿的点

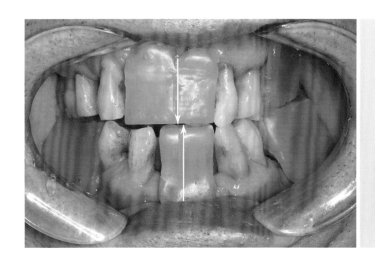

图 2-2-19　如果患者咬合移位,未达到正确的牙尖交错位,可出现偏𬌗或咬合抬高、标记线不一致等现象,此时必须重新确定咬合关系或进行调整修改

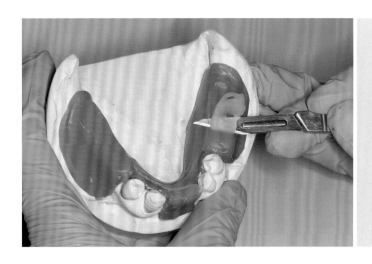

图 2-2-20　先将下颌蜡𬌗堤在下颌姿势位的高度下逐层切除约 2~3mm,使其在下颌姿势位时无接触

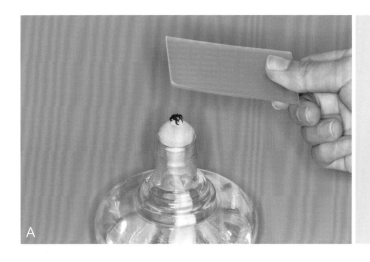

A. 制备厚度 2~3mm 的咬合蜡片,将蜡片烤软并逐层叠加即可

B. 将烤软的蜡片放置在下颌蜡𬬭堤咬合面上,重新戴入患者口中,重复前面的自然咬合动作,直至上下颌牙达到尖窝交错最广泛最紧密的状态

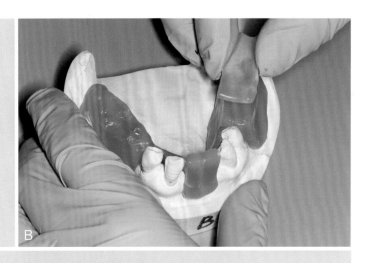

图 2-2-21　修改或重新确定咬合关系

图 2-2-22　再次检查标记线及余留牙的咬合接触关系,确定该咬合关系与未戴入蜡𬬭堤前的咬合关系是否一致。如果不一致还需重复上述操作

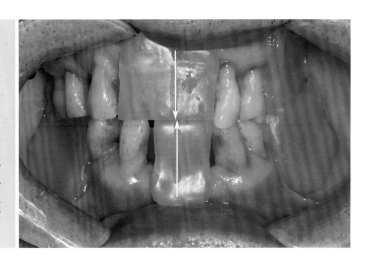

第三节 | 颌位关系确定

当牙列缺损或缺失导致余留天然牙无接触或咬合关系紊乱,丧失稳定的牙尖交错位,也就无法用牙尖交错位来记录颌位关系时,必须通过记录下颌髁突处于铰链轴的位置,也就是下颌相对于上颌位置三维关系的方法来记录颌位关系,这种方法与全口义齿颌位关系确定方法相同。主要包括垂直距离确定和牙尖交错位关系的确定。

以下我们将通过一个典型的病例来介绍颌位关系确定的基本方法(图 2-3-1),只有记录与分析患者现有咬合状态,才能决定是否需要通过义齿来调整或重建咬合关系等。该步骤同样用于分析患者余留牙咬合情况,为义齿支架与人工牙的排列提供设计依据。

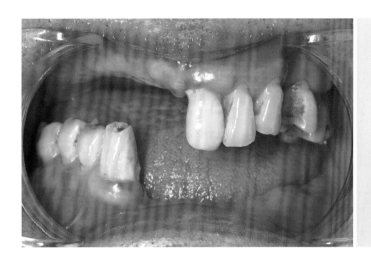

图 2-3-1　患者 11—17、37—42 缺失,余留天然牙无咬合接触关系,需进行颌位关系确定

一、确定𬌗垂直距离

上下颌牙在最大牙尖交错位咬合接触时,上下颌之间的垂直关系称为𬌗垂直距离(vertical dimension of occlusion,VDO)。但是牙列缺损或缺失后,导致上下颌牙无咬合接触,致使𬌗垂直距离丧失。在颌位关系确定前需要先确定患者的𬌗垂直距离。临床上多采用面部等比例法、下颌姿势位法与旧义齿确定法。

确定𬌗垂直距离的方法

1. **面部等比例法**　面部等比例法是根据人面部的解剖比例来确定𬌗垂直距离的一种方法。测量发现,𬌗垂直距离与鼻底至颏底、瞳孔至口裂、眼外眦至口角距离大致相等。但要注意,人面部的比例关系并非绝对值,仅供参考。

2. **下颌姿势位法**　下颌姿势位法又称息止颌位法,是临床上最常用确定𬌗垂直距离的方法。下颌姿势位是指人处在清醒且放松的端坐或直立姿态时,两眼平视,不咀嚼、不吞咽、不说话时,上下颌牙列之间有 2~3mm 的间隙,称为息止𬌗间隙(freeway space),并且升颌肌群处于轻微收缩的状态,以承受和对抗下颌骨的重力。此时下颌所处的位置称为下颌姿势位(mandibular postural position,MPP)。

临床上可通过与患者攀谈来获得下颌姿势位,通过自然攀谈,可消除患者紧张情绪,避免肌肉紧张,攀谈数分钟后,嘱患者完成一个吞咽动作后停止说话,此时的下颌正好处于姿势位。这时让患者保持完全不动的同时迅速进行垂直距离测量。测量方法可分为鼻底至颏底测量法和皮肤标记点测量法,具体方法如下。

(1) 鼻底至颏底测量法:当患者处于下颌姿势位时,通过测量尺测量患者鼻底至颏底之间的距离,再减去息止𬌗间隙(约 2~3mm),即为𬌗垂直距离(图 2-3-2)。注意测量尺不要压迫皮肤组织,以免造成变形移位,导致测量精度下降。

(2) 皮肤标记点测量法:下颌姿势位时,用分规与水性彩笔,测量和标记出人中与颏尖区任意一点(红色 a 点)的距离,并在颏尖点下 2~3mm 处做标记(蓝色 b 点),作为𬌗垂直距离测量点,并锁定分规所测距离(图 2-3-3A),所有标记点必须在面中线上。

当确定牙尖交错位时,在分规距离保持不变的前提下,嘱患者轻咬合至 b 点即可。此时人中点至 b 点即为𬌗垂直距离(图 2-3-3B)。该方法比鼻底至颏底测量法精准,测量工具能精确定位,不易引起皮肤组织变形,但有胡须的患者不宜采用该方法。

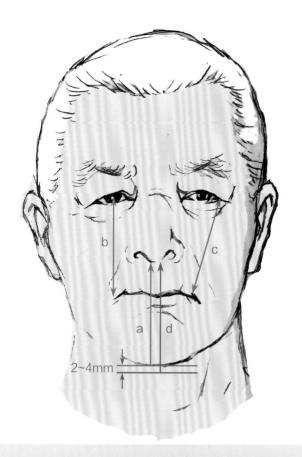

图 2-3-2　面部等比例法与鼻底至颏底法测量法

面部等比例法:𬌗垂直距离(a) = 瞳孔至口裂距离(b) = 眼外眦至口角距离(c)

鼻底至颏底测量法:𬌗垂直距离(a) = 下颌姿势位距离(d) − 息止𬌗间隙(2~3mm)

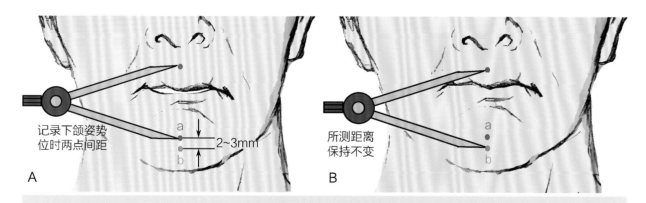

图 2-3-3　皮肤标记点测量法

A. 下颌姿势位时用分规记录人中点至颏尖点(红色 a 点)间的距离,a 点下 2~3mm 处为预先标记的𬌗垂直距离点(蓝色 b 点)　B. 确定牙尖交错位时,嘱患者轻咬合至 b 点即为实际𬌗垂直距离但有研究表示,下颌姿势位法干扰因素太多,精度与可重复性差,并非最理想的方法,仅供参考。

3. **旧义齿确定垂直距离法** 如果患者有旧义齿,并且咬合关系正常稳定,也没有颞下颌关节紊乱症状,可先用上述方法检验佩戴旧义齿后的𬌗垂直距离是否正确,再根据旧义齿的咬合关系来测量𬌗垂直距离,利用该方法所测量的𬌗垂直距离较准确。

二、确定正中关系位

(一) 正中关系位

颌位关系确定的第二步是要获得患者的正中关系位。正中关系位(centric relation,CR)即为水平颌位关系,是一个理想的概念,是指下颌相对于上颌前后、左右的位置关系。水平颌位关系是在下颌相对于上颌进行运动的水平范围内,最为稳定且可重复的颌位关系,以此可作为咬合分析与修复治疗的基准颌位。在这个位置上建立牙尖交错位,可使口颌系统最好地发挥功能。临床上通常通过引导下颌向后上方来到达此位。

(二) 正中关系确定和记录方法

对于缺牙过多、无咬合关系的患者,临床上常用直接咬合法、哥特式弓描记法,以及各种前牙去程序化装置(anterior deprogrammer)来确定下颌正中关系位。无论采用哪种方法,教会或者引导患者实现下颌后退是该技术的关键。

1. **直接咬合法** 直接咬合(check bite)记录法,又称𬌗托咬合法,是利用暂基托上的蜡堤或咬合记录材料,由患者通过主观动作,实现下颌后退并咬合在正中关系位的方法(图2-3-4)。严格地讲,直接咬合法并不是正中关系位,而是肌力闭合道的终点或称肌位(muscular position),通常位于正中关系位稍前方。然而多数老年

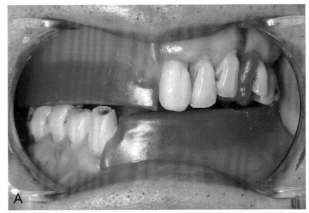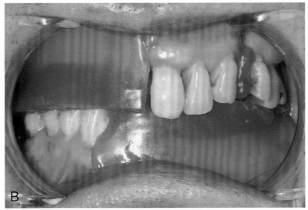

图2-3-4 直接咬合法

A. 戴入𬌗托后,下颌处于姿势位,尽量使上下牙列与蜡𬌗堤无接触。以免影响下颌后退 B. 患者下颌后退或在医师引导下咬合至𬌗垂直距离后,即为正中关系位

患者往往不理解,也不会下颌后退的动作,下面将介绍两种常用的方法来教会或者引导老年患者做该动作,但以下方法可重复率较低。

(1) 吞咽咬合法:吞咽咬合法是临床上最简便,最常用的引导下颌后退的方法之一。让患者做吞咽动作的同时做咬合动作至粭垂直距离,即为正中关系位。因为人在做吞咽动作时,下颌通常后退至正中关系位。但该方法难以重复,尽量一次成功。

(2) 诱导暗示法:患者首先应处于自然、放松的状态。可先与患者攀谈,使其放松紧张的情绪,避免因精神紧张而导致肌肉僵硬和动作变形;再让患者看着医师的手势做下颌前伸、后退、左右运动或张闭口等动作。如果患者仍不知道如何完成下颌后退动作时,可先让其下颌前伸,然后再后退。如果患者的动作与医师要求相反时,医师可发出相反的指令,或者要求患者"上颌牙前伸"等,直至患者学会下颌后退运动为止。或者医师可将棉签置于上颌双侧磨牙颊面的位置,嘱患者自然轻咬,即可获得正中关系位。

在采用上述方法引导患者下颌后退并咬合至确定的粭垂直距离上才能完成正中关系的记录,并用烤软的蜡或更为精确的咬合记录硅橡胶材料固定咬合关系,软蜡或硅胶咬合记录材料上必须有清晰的咬合痕迹。

对于直接咬合法,还要注意患者咬合接触关系丧失的时间。缺牙的时间越久,患者越不容易找回原有的咬合位置,确定正中关系位的难度就越大,反之则越容易。

2. 哥特式弓描记法 临床上推荐使用哥特式弓(Gothic arch)描记法确定正中关系位并转移至粭架上,因为其结果比较客观准确、可重复率高。哥特式弓描记法最早于1908年由Gysi提出,在获得适宜垂直距离的基础上,利用固定在口内上下颌的描记装置,刻画出下颌在水平面内的运动轨迹,从而确定下颌运动的最后位置。由于划痕形态近似"↑"形图形,与欧洲的哥特式建筑的尖顶类似,因此得名为哥特式弓(图 2-3-5~图 2-3-21)。

该方法同样可用在工作模型上的颌位关系转移,精确的颌位关系确定有利于人工牙的排列。

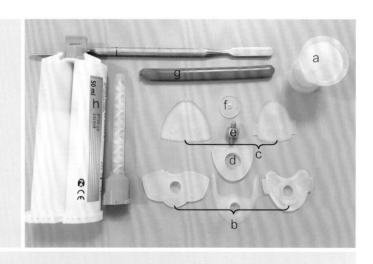

a. 自凝基托树脂材料
b. 不同宽度的下颌描记针固定盘
c. 不同宽度的上颌描记盘
d. 描记针占位盘
e. 铜制描记针系统
f. 描记针定位盘
g. 粘固蜡
h. 咬合硅胶
i. 调拌刀

图 2-3-5 一次性简易哥特式弓描记系统的组成

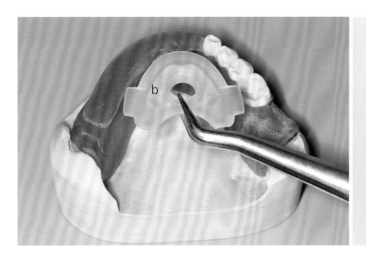

图 2-3-6　选择适合牙弓大小的描记针固定盘,固定于下颌舌侧暂基托上。描记针固定盘上有安置描记针的固位孔。要求描记针固定盘尽量与船平面平行,与基托舌侧边缘高度一致且低于咬合面,为描记针高度余留空间

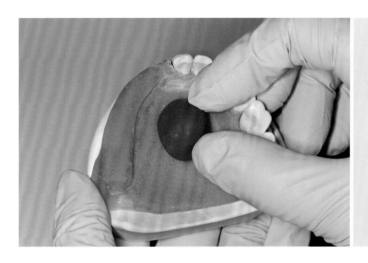

图 2-3-7　在上颌暂基托中心处安放用于固定描记盘的蜡球

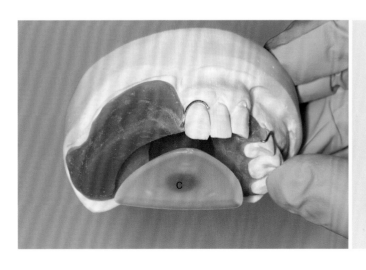

图 2-3-8　将描记盘粘在上颌蜡球上,要求描记盘高度高于船平面,蜡球通过咬合形变使描记盘与描记针固定盘紧密贴合且平行

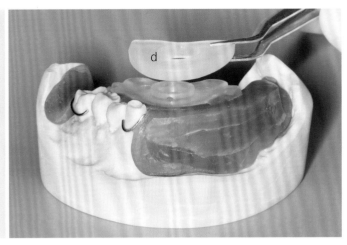

图 2-3-9　在下颌的描记针固定盘上安置描记针占位盘，描记针占位盘可为今后描记针提供空间，咬合时还能确保描记盘与描记针固定盘平行

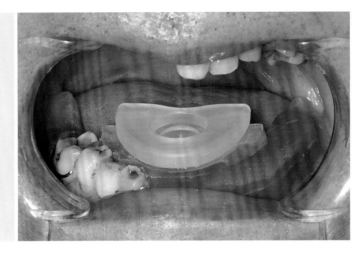

图 2-3-10　将携有描记针固定盘与描记针占位盘的暂基托戴入口内，可见描记针占位盘高于𬌗平面

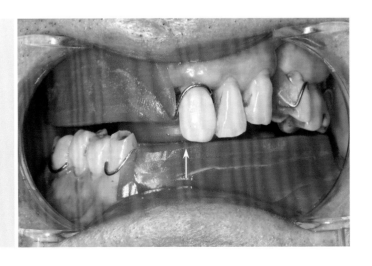

图 2-3-11　将装有描记盘的上颌暂基托戴入患者口内。嘱自然咬合至𬌗垂直距离即可。此时描记针固定盘、描记针占位盘和描记盘三者紧密接触互为平行。
检查𬌗垂直距离是否正确。避免余留牙之间可能存在𬌗干扰，以免影响下颌前后左右运动

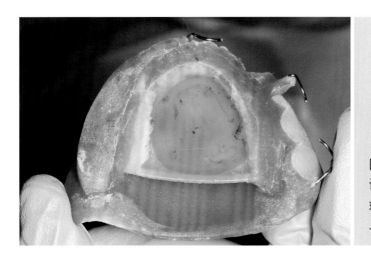

图 2-3-12　取出上颌暂基托,用树脂固定描记盘,此时的上颌描记盘与下颌描记针固定盘平行。再用颜色指示剂涂抹在上颌描记盘上,用于描记下颌运动轨迹

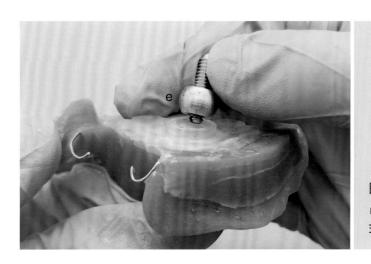

图 2-3-13　将下颌暂基托取出,卸下描记针占位盘,并在描记针固定盘上安装铜制可调式描记针

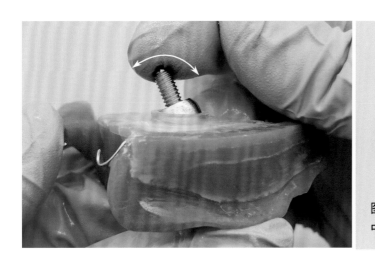

图 2-3-14　铜制描记针固定器为球形,在盘中可多角度调节

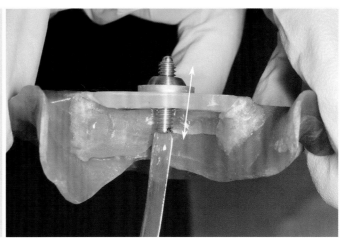

图 2-3-15 铜制描记针为螺丝旋钮式,可任意进行高低调节,只需调整至占位盘的厚度即可,以确保垂直距离高度不变。如果之前确定的是下颌姿势位高度,此时在占位盘厚度基础上降低 2mm 即为咬合垂直距离

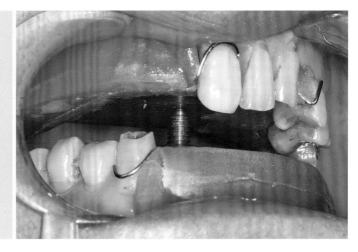

图 2-3-16 进行口内哥特式弓描记:戴入制作完毕的哥特式弓,引导患者在闭口状态下一即描记针与描记盘保持接触的状态下,反复进行最大限度的下颌前伸、后退,左右侧方运动。在下颌水平滑动运动的过程中,上下颌之间由于只有描记针与描记盘接触,因此避免天然牙、上下颌蜡殆堤等接触而形成的殆干扰

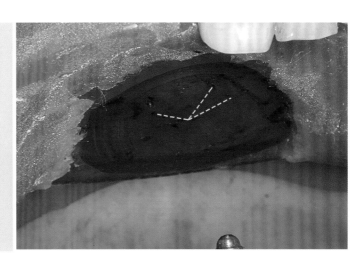

图 2-3-17 描记针会在描记盘上记录水平面内各个方向的下颌运动轨迹,获得一个尖端向后的"↑"形图案。该图案的尖端代表下颌后退的唯一最后位置,当描记针处于此尖端位置时下颌即处于正中关系位

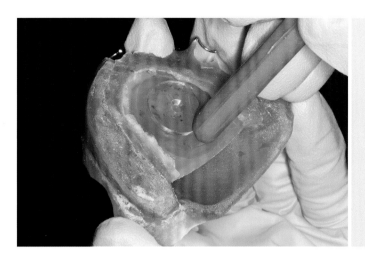

图 2-3-18 将描计针定位盘的孔对准"↑"形图案的尖端,再用蜡固定

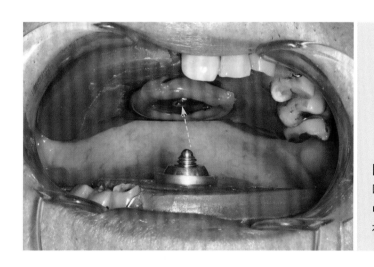

图 2-3-19 将上颌描记系统戴回患者口内,嘱患者自然咬合至描记针头部进入定位盘孔中即可,并保持静止,再次检查哥特式弓系统有无移位变形,此时下颌处于正中关系位

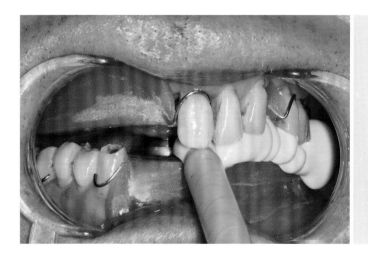

图 2-3-20 最后用硅橡胶咬合记录材料填充在上下颌暂基托或牙列之间的空隙中,当材料结固后即完成正中关系的确定

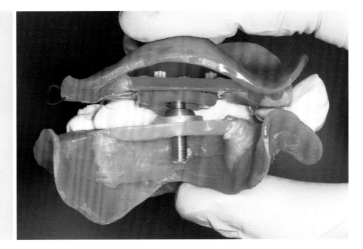

图 2-3-21 从口内取出哥特式弓,复位至模型上后即可得到稳定状态下的牙尖交错位关系,并可观察到舌侧的咬合关系

(三) 正中关系校对

临床上为了确定正中关系的准确性。常采用外耳道触诊法、颞肌中份扪诊法、咬合关系观察法等进行校对。以下几种方法必须在咬合关系稳定且可重复的条件下进行:

1. **外耳道触诊法** 医师可用小指感受外耳道内两侧髁突是否撞击。如未感觉髁突撞击,或两侧力度不一致,提示下颌未退回正中关系或下颌偏斜。

2. **颞肌扪诊** 医师用双手示指分别感觉患者两侧颞肌中份的收缩力度,如果两侧力度弱,或不一致,则说明下颌未退回正中关系或发生偏斜。

3. **咬合观察法** 让患者反复进行正中关系咬合,观察口内上下颌咬合关系,如覆𬌗覆盖关系、近远中关系、中线等是否一致;是否具有可重复性以及暂基托有无移位、翘动等。

第四节｜颌位关系转移

颌位关系转移,又称上𬌗架(mounting articulator),是将髁突铰链轴与上下颌的位置关系以及髁突滑动方向角度,通过上下颌模型转移至𬌗架上,以保证𬌗架对下颌运动的准确模拟。可摘局部义齿除了排牙需要上𬌗架外,诊断模型也应在𬌗架上进行分析,以便能够更好地了解患者的咬合情况,对义齿设计与制作起着重要的作用。

𬌗架在可摘局部义齿修复中不仅可以用于颌位关系记录和转移,还可用于咬合关系的检查与调整,并能指导排牙和义齿完成后的咬合调整。因此,要想做好一副可摘局部义齿,必须拥有扎实的𬌗学知识。

一、𬌗架的选择

𬌗架(articulator)是一种记录并模拟下颌运动的仪器。可在口外模拟患者口内的运动关系,便于人工牙的排列及咬合调整,是可摘局部义齿修复中必不可少的重要工具。𬌗架可分为不可调𬌗架、半可调𬌗架和全可调𬌗架。

（一）不可调𬌗架

不可调𬌗架仅能满足和重现牙尖交错位的要求,无法准确模拟患者的下颌运行。不可调𬌗架(non-adjustable articulator)又分为简单𬌗架与平均值𬌗架,是可摘局部义齿修复中用途最广最常用的一种𬌗架。因为大多数牙列缺损的患者,长期使用现有牙尖交错位,并无功能障碍,可直接通过上下颌余留牙或旧义齿的尖窝锁结作用准确定位上下颌的位置,人工牙的排列均可建立在此位置关系上。简单𬌗架只需准确重复牙尖交错位即可,义齿侧方咬合等非正中咬合调𬌗可在口内试戴时完成。因此,不可调式𬌗架能完成大多数牙列缺损可摘局部义齿修复(图2-4-1)。

平均值𬌗架上设有正常人的髁导和切导平均值参数,分别是前伸切导斜度30°、侧方髁导斜度16°和切导斜度10°,运动参数固定,不能根据患者个体进行调节(图2-4-2)。

（二）半可调𬌗架

半可调𬌗架(semiadjustable articulator)通常配有面弓,可模拟患者小张口范围内开闭口的铰链运动,并非转动与平动的复合运动,与患者真实开闭口弧不完全一致。但它与不可调𬌗架相比,可近似模拟患者前伸及侧方髁导斜度和切导斜度,可调范围(髁导斜度:-20°~60°;BENNET角度:-5°~30°)。常用于全口义齿或黏膜支持式义齿的人工牙咬合平衡调整。

（三）全可调𬌗架

全可调𬌗架(adjustable articulator)同样配有面弓,可将患者所有三维运动轨迹参数转移到𬌗架上,能完全模拟患者口腔下颌运动情况(图2-4-3)。因此,适用范围更广。𬌗架分别由上颌体、下颌体和侧柱三部分组成,侧柱上有下颌运动模拟调节装置,可控制和模拟下颌更多运动参数,其中包括符合实际人体情况的曲面髁导和个性化切导,可对咬合关系进行精准分析和设计,可调范围(髁导斜度:-15°~60°;BENNET角度:0°~20°;ISS:0~1.5mm;前伸:6mm;后退:2mm;抬高:0~3mm)。它还可当半可调或平均值𬌗架使用,但因结构复杂操作不便,多用于固定义齿咬合重建和对下颌运动与咬合精度要求高的患者,还可用于研究与教学工作。

二、面弓及颌位转移

（一）面弓转移的临床意义

只有将个体的绞链轴对于上颌的位置关系转移上𬌗架,𬌗架的开闭弧才能与个体下颌(20mm幅度范围内)开闭弧相吻合。铰链轴的转移需要一个面弓装置来完成,完成这一过程称为面弓转移(face bow transfer)。而简单𬌗架铰链轴并不能反映患者真实的铰链轴位置(图2-4-4)。为了节省操作时间,简化操作步骤,临床上大多选用经验铰链轴(耳屏后缘先前13mm)的解剖式面弓,但是解剖式面弓所确定的经验铰链轴和真实铰链轴点不可避免地存在误差,但误差很小,完全在临床可接受范围内。

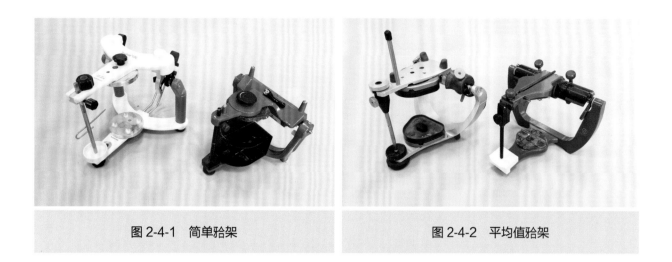

图 2-4-1　简单𬌗架　　　　　　　　　　图 2-4-2　平均值𬌗架

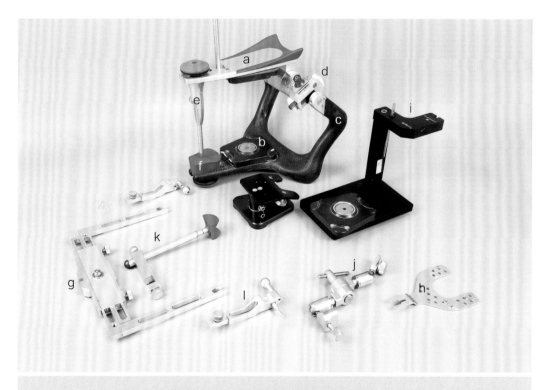

图 2-4-3　全可调式𬌗架与解剖式面弓
a. 上颌体　b. 下颌体　c. 侧柱　d. 下颌运动模拟调节装置　e. 切导针　f. 切导盘　g. 解剖式面弓弓体　h. 𬌗叉　i. 转移平台　j. 万向关节　k. 鼻托　l. 外耳道定位器, 左右各 1 对

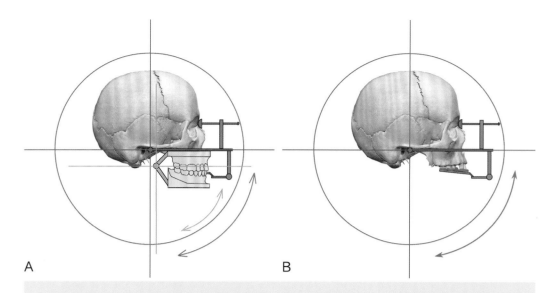

图 2-4-4 面弓与简单𬌗架铰链轴位置的区别（双向箭头为下颌开闭弧运动轨迹）
A. 可见简单𬌗架的铰链轴位置与颞下颌关节实际位置不符 B. 面弓可记录和转移正确的上颌牙列相对铰链轴的位置

（二）解剖式面弓的安装方法

让患者躺在椅位上，尽量让面弓重力垂直于面部，以免因自身重量而下移。调整弓体宽度，将外耳道定位器放入患者两侧外耳道口，确定弓体正面与瞳孔连线平行，调整鼻托，使其牢固的顶住鼻根部，起到支撑面弓的作用，侧面观察面弓应与所选平面平行（图 2-4-5~ 图 2-4-10）。

（三）转移上颌位置关系至𬌗架上

从面弓上取下的万向关节及𬌗叉，记录了铰链轴与上颌牙列的空间位置关系，然后要将这一位置关系通过转移台转移至𬌗架上（图 2-4-11~ 图 2-4-15）。

（四）下颌对上颌位置关系的转移

完成上颌模型的转移后，需要通过咬合记录将下颌对上颌的位置关系转移至𬌗架上。之前用哥特式弓记录了患者的颌位关系，现在只需将哥特式弓复位至模型上即可完成下颌模型的转移（图 2-4-16~ 图 2-4-19）。

三、简单𬌗架的使用方法

如果患者咬合关系稳定，只需记录牙尖交错位并转移至简单𬌗架即可。上𬌗架前首先用橡皮筋根据 Bonwill 三角形理论固定在𬌗架相应的凹槽中，形成虚拟的三角平面，用于模拟𬌗平面位置。再将模型置于𬌗架中，确保模型𬌗平面置于橡皮筋虚拟的𬌗平面上，并观察模型在𬌗架上的空间是否足够（图 2-4-20）。上𬌗架时，将下颌模型用零膨胀石膏固定在𬌗架的下颌体上（图 2-4-21）。确保模型𬌗平面与虚拟𬌗平面一致，切导针与中线一致（图 2-4-22）。待下颌零膨胀石膏完全凝固后，再固定上颌模型至上颌体上，要求切导针完全接触切导盘（图 2-4-23）。上𬌗架完成后，人工牙即可在此关系上进行排列（图 2-4-24）。上简单𬌗架的方法在原理不变的前提下还有很多种，本节只介绍其中一种。

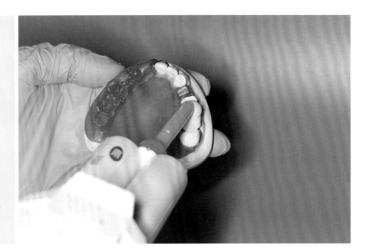

图 2-4-5　将用于固定𬌗叉的咬合硅胶注入在牙列与𬌗托上

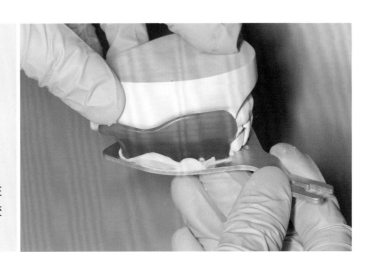

图 2-4-6　将𬌗叉轻轻加压在牙列硅胶上,注意不要穿透硅胶材料。待材料凝固后,再将咬合硅橡胶与𬌗托一同从石膏模型上取下

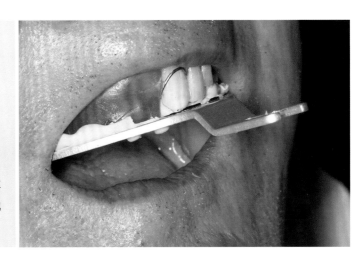

图 2-4-7　将𬌗叉连同𬌗托整体戴入口内,要求硅胶咬合材料完全就位,此时𬌗叉便牢牢地固定在上颌牙列上

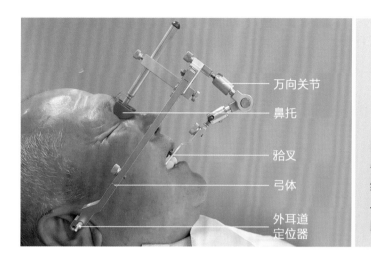

万向关节

鼻托

𬌗叉

弓体

外耳道
定位器

图 2-4-8 将解剖式面弓两侧的外耳道定位器插入外耳道内,正面观要求弓体与瞳孔连线大致平行,再安放鼻托至鼻根处,注意弓体与所选参考平面平行。最后检查面弓稳固即可

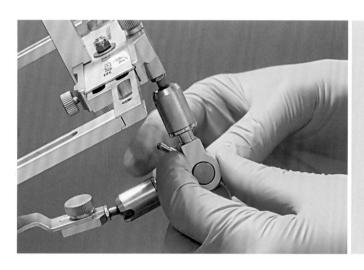

图 2-4-9 将弓体与𬌗叉通过万向关节牢固的锁定在一起,以确保𬌗叉与万向关节从弓体上卸下后不会移位

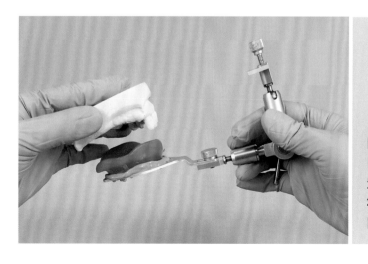

图 2-4-10 在完成面弓定位后,𬌗叉连同万向关节固定器从面弓上取下,但不能松解锁定的万向关节,并确保万向关节不能有松动。将上颌模型复位在携有𬌗托的𬌗叉上,最后连同万向关节一同安装至转移台上

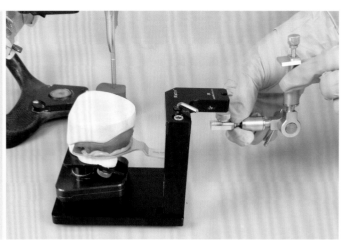

图 2-4-11　将带有殆叉的万向关节固定在转移台上,再使用零膨胀石膏将殆叉固定在可卸式平台底座上,待石膏完全凝固后才能拆除万向关节,此时上颌牙列的三维位置关系牢牢固定在转移平台上

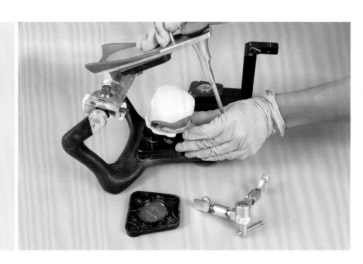

图 2-4-12　将转移平台底座上的殆叉与上颌模型整体安放在殆架的下颌体上

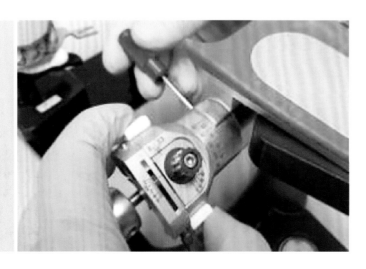

图 2-4-13　可根据患者的下颌运动轨迹,调节可调式殆架上的调节装置。也可设置成平均值,前伸切导斜度 30°、侧方髁导斜度 16° 及切导斜度 10°,切导针应处于"0"位

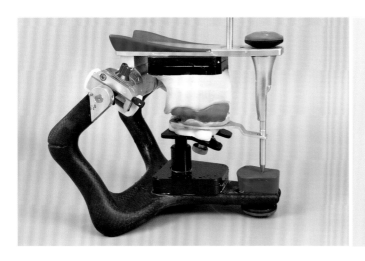

图 2-4-14 将上颌模型用零膨胀石膏固定在
𬌗架的上颌体上,并确保切导针与切导盘直接
接触

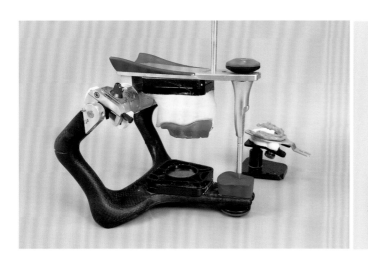

图 2-4-15 待石膏完全凝固后卸下𬌗叉与转
移平台底座,上颌牙列与铰链轴的空间位置
关系便转移至𬌗架上

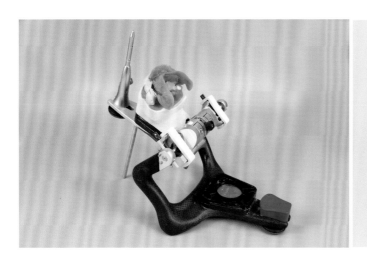

图 2-4-16 打开𬌗架,将哥特式弓所记录的
咬合关系复位在上颌模型上

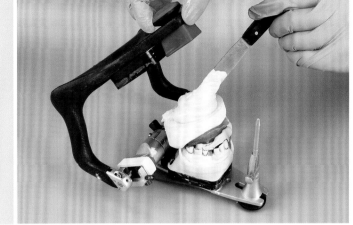

图 2-4-17　将𬌗架倒置,再把下颌模型复位在下颌暂基托上,并用橡皮筋或固定杆固定。最后关闭𬌗架,用零膨胀石膏将下颌模型固定在𬌗架的下颌体上

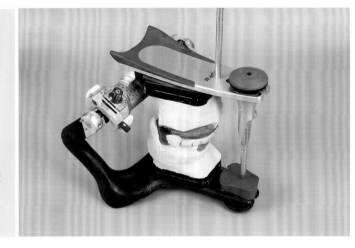

图 2-4-18　待零膨胀石膏完全凝固后,检查切导针与切导盘是否存在间隙,如有间隙,则提示石膏存在膨胀,或移位,必须重新上𬌗架

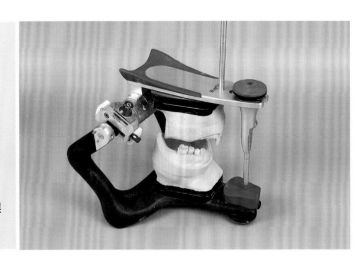

图 2-4-19　去除上下颌𬌗托后,上下颌与髁突的位置关系便正确地转移至𬌗架上

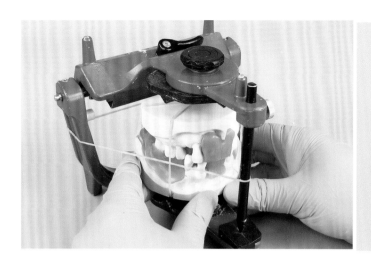

图 2-4-20　将模型置于𬌗架中,观察模型在𬌗架上的空间是否足够,确保模型𬌗平面置于橡皮筋虚拟的𬌗平面上。要求切导针与切导盘完全接触

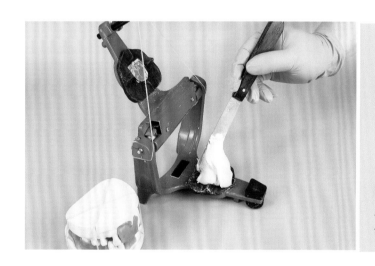

图 2-4-21　上𬌗架前要将模型泡水数分钟,防止模型与零膨胀石膏分离,再用零膨胀石膏将下颌模型固定在下颌体上

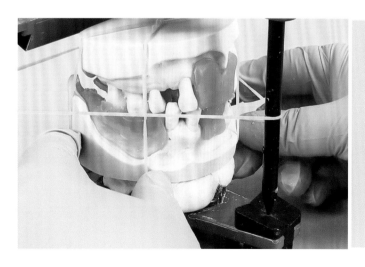

图 2-4-22　将模型放置在零膨胀石膏上,确保模型𬌗平面与虚拟𬌗平面一致,切导针与中线一致

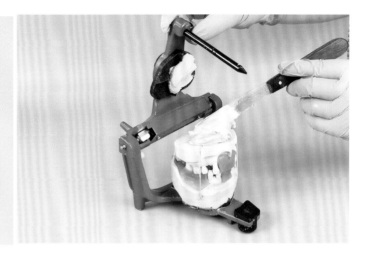

图 2-4-23 待下颌零膨胀石膏完全凝固后,再用零膨胀石膏固定上颌模型至上颌体上,按压上颌体至切导针完全接触切导盘为止

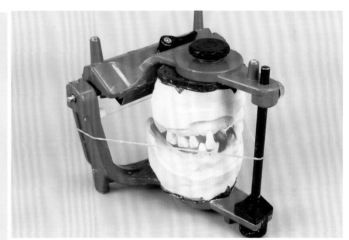

图 2-4-24 上𬌗架完成后的模型,可见𬌗平面位于虚拟𬌗平面上,中线与切导针方向一致且左右对称,并确保切导针与切导盘完全接触

第五节 | 余留牙咬合调整

因患者缺牙时间不同,导致余留牙移位的量也不同,多以伸长和向近中倾斜为主。缺牙数目越多,咬合关系紊乱的概率则越高,就会出现各类𬌗干扰,这些𬌗干扰可影响可摘局部义齿设计与咬合平衡,严重者可直接导致义齿修复失败。针对出现𬌗干扰的病例,在修复前必须加以调整。

调𬌗即咬合调整(occlusal adjustment)是一种不可逆的𬌗治疗方法,通过对余留天然牙齿的选磨以改变𬌗平面形态,从而减轻个别牙或少数牙的过重负担,消除创伤性𬌗,使𬌗力均衡分布,咬合关系协调无干扰,恢复对牙周组织的生理性刺激,维持牙周组织的健康,为可摘局部义齿修复提供一个神经肌肉系统适应能力范围内的咬合条件。因此,只有确保调𬌗后能解决症状达到修复目的,方可进行调𬌗操作。

当义齿戴入口内后能与余留牙共同达到一种咬合平衡,能引导咬合力沿牙长轴传导,使所有牙在牙尖交错位时均有接触,正中关系与牙尖交错位协调一致,并建立起尖牙保护𬌗或组牙功能𬌗,以达到咬合调整目的。

一、余留牙调𬌗方法

调整方法以下图为例,首先通过口内检查与对𬌗架上的诊断模型进行咬合分析(图2-5-1),找到需要调磨的位置与高度,并用笔做标记(图2-5-2)。再告知患者需要调磨的量,得到患者认可后,再用金刚砂磨头根据所需调整的量进行磨改,调磨完毕后进行抛光处理(图2-5-3),调𬌗后的余留牙能为可摘局部义齿咬合平衡创造一个既稳定又美观的修复条件(图2-5-4)。

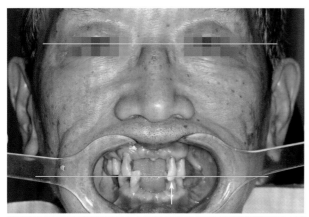

图2-5-1 患者𬌗平面与瞳孔连线基本平齐,可见22、45伸长

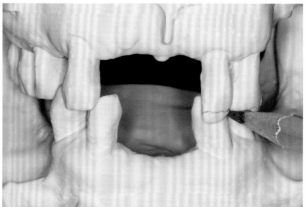

图2-5-2 调整咬合前,在诊断模型上标出调磨位置

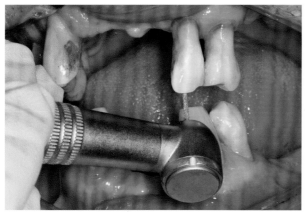

图2-5-3 经患者同意后,方可进行咬合调整

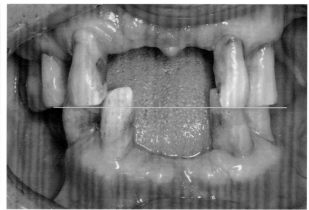

图2-5-4 调磨后的22、45位于𬌗平面上,左右对称,可为人工牙排列提供位置,能获得左右对称的美观效果

二、余留牙咬合分析与调磨

为了使可摘局部义齿建立在正常健康的咬合基础上,可通过颌位关系确定与转移,获得患者修复前颌位关系。下面将针对以下情况做进一步的咬合分析与调整。

(一) 伸长牙的调磨

当缺牙时间较长且未及时修复时,对颌牙在无阻挡的情况下往往会向𬌗方生长,使缺牙间隙𬌗龈距离缩短,甚至消失。无论是前牙还是后牙均有此现象。这种情况下将为修复治疗带来困难。伸长的牙不但占据缺牙间隙,降低了人工牙高度,还因不在𬌗平面上,破坏了𬌗曲线,形成了早接触,最终导致𬌗干扰(图 2-5-5)。

因此,无论是对颌牙还是基牙伸长,只要高于𬌗平面、破坏了𬌗曲线均需要进行调磨。尤其是缺牙较多,需要重新寻找并确定𬌗平面,以及需要平分𬌗间距离的黏膜支持式或混合支持式义齿。伸长牙的调磨不但能拓展人工牙的𬌗龈距离,还能恢复和改善正常的𬌗平面与𬌗曲线(图 2-5-6)。

(二) 咬合创伤的调磨

缺牙时间较长且未修复的患者,除了对颌牙伸长外,缺牙区近、远中邻牙也会发生不同程度的移位,尤其是患有牙周病的患者。伸长或移位的牙因早接触很有可能导致咬合创伤或者因缺牙较多,缺牙的咬合力均集中在个别余留牙的牙尖上,其中包括前伸与侧向𬌗力,最终导致该牙负担过重造成咬合创伤(图 2-5-7)。因此,在义齿修复前必须调磨咬合创伤点来消除过大𬌗力对余留牙的不利影响(图 2-5-8)。

(三) 𬌗面磨耗不均匀的调磨

余留牙𬌗面磨耗不均匀常导致食物嵌塞,磨耗致牙尖失去了解剖结构,或呈锐利的尖嵴状与人工牙𬌗面形态完全不匹配,失去了正常的覆𬌗覆盖关系,易导致咬唇、咬颊、咬舌等现象的发生,还与人工牙的𬌗面形态相差甚远,不利于排牙(图 2-5-9)。因此,也需要通过调磨来大致恢复其基本的解剖形态。

如果个别前牙磨耗不均匀或长期缺失,导致其对颌牙伸长,破坏了平衡与对称性,均会影响排牙后的美观效果。临床上可适当调磨前牙的外貌形态,使前牙的外形协调一致,从而改善人工牙与余留牙的整体美观度(图 2-5-10)。

(四) 舌侧咬合分析

舌侧的咬合关系非常重要,但因无法在口内进行观测,往往被临床医师所忽视,尤其是前牙舌侧,易导致舌侧固位体设计与预备的不确定性。因此,必须将咬合关系转移至口外,才能在模型上进行观测与分析。以下图为例,只有将颌位关系转移至𬌗架上,才能在模型上观测到下前牙切缘咬在上颌前牙舌侧的位置,并用笔做标记线(图 2-5-11)。只有依据此线,才能设计出舌侧固位体的类型与位置(图 2-5-12),否则将影响咬合。其他余留后牙同样如此。

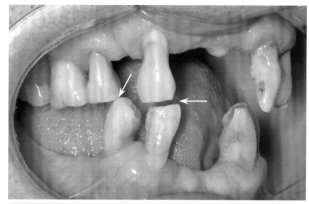

图 2-5-5　调磨前,当右侧方运动时 45 伸长伴近中移位,有早接触,但尖牙不接触,破坏了原有的殆曲线与咬合关系

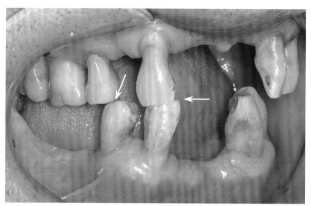

图 2-5-6　调磨 45 后,在行右侧方运动时,已呈组牙殆关系,且恢复了原殆曲线与咬合关系

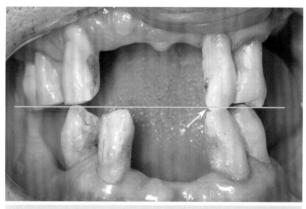

图 2-5-7　调磨前,可见 22 伸长且超出殆平面。当中切牙缺失后,下颌前伸运动时殆力均集中在 22 上,易导致咬合创伤

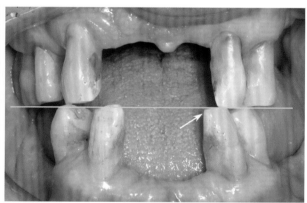

图 2-5-8　调磨后 22 位于殆平面上,前伸时减小了咬合创伤

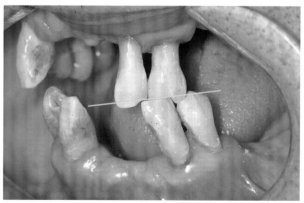

图 2-5-9　调磨前,左侧方运动时,因磨耗不均导致余留牙体组织缺损,形态异常

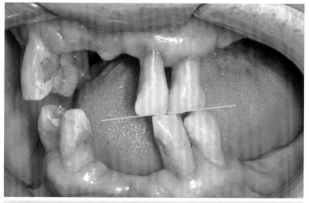

图 2-5-10　在不改变咬合关系的前提下调磨牙体形态,为人工牙与余留牙的外形协调一致提供基础

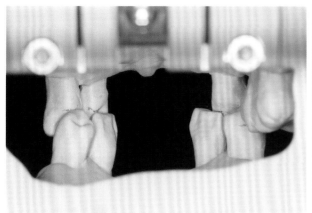

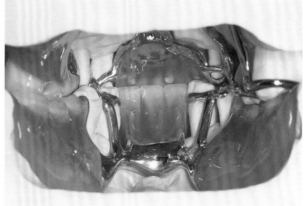

图 2-5-11 标记出上下颌切缘舌侧的咬合位置线
舌侧固位体位置不应干扰咬合关系

图 2-5-12 依据切缘的咬合位置线所设计的舌侧
固位体位置

三、咬合调整注意事项

（一）调磨前

调磨前必须评估牙体健康程度与牙磨除的量。如果是健康活髓牙,必须告知患者可能出现牙本质过敏症。如调磨位置接近牙髓,还要与患者协商,能否去除牙髓神经行冠修复来解决伸长的问题,得到患者认可后方可实施。如果被调磨牙的牙冠高度不足以行冠修复,可改为高嵌体修复,此现象多见于重度磨耗的后牙缺失患者。当伸长牙有牙周疾病且松动Ⅲ度者可考虑将其拔除,无需调磨。

（二）调磨中

调磨时一定要注意磨除的量,不能超过设计深度。可事先用笔在牙上标出调磨位置,如果是健康活髓牙,调磨时如遇患者敏感需立即停止,避免造成牙本质敏感症状。还要注意,被调磨牙的高度要与相邻牙边缘嵴高度一致,并形成一定的解剖形态,否则易导致食物嵌塞等现象。如果是经牙髓治疗的健康牙,冠修复后的𬌗面高度必须位于𬌗平面上。

（三）调磨后

调磨后需要对牙面进行抛光与牙本质脱敏治疗。此时,调整咬合后的余留牙形态与𬌗关系也发生变化,需要再次取诊断模型,重新上𬌗架并进行模型观测,观测咬合关系与𬌗干扰。对于咬合异常并有症状和体征的患者,修复前可通过𬌗垫、诊断性调𬌗来进行纠正。

第三章 诊断性排牙

　　诊断性排牙是指在义齿修复完成前,用于辅助义齿诊断、分析和设计的一种暂时性义齿。诊断性排牙有助于医患交流,具有可预期性和可控制性。可降低直接修复导致的失败风险,为提高修复后的成功率提供重要的参考依据。诊断性排牙必须建立在患者正常的咬合基础上,一旦获得医患认可后,便可转化为最终修复体。

第一节 │ 目的与意义

　　诊断性排牙多在𬌗架上完成,并戴入患者口内进行检查与分析。其主要目的是便于医患沟通,让患者预先了解修复后的美学效果,规避美学风险。后牙的诊断性排列还可以进行咬合分析,对咬合设计的实际效果进行检验修改。为修复前调𬌗,备牙提供参考依据,降低修复失败率。

　　诊断性排牙与常规排牙相比,具有较强的个性化,能够提高修复体的仿真度,还能分析咬合关系是否正确(图 3-1-1)。患者能直观地了解修复后效果,医生还能根据患者提出的合理意见和要求及时修改。诊断性排牙还可用于翻制排牙导板。本章主要介绍前牙的诊断性排牙。

　　但要注意引导患者审美,切勿一味附和,并告知可摘局部义齿美学修复的局限性,如不能达成一致结果,必须暂停修复。

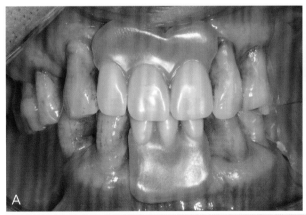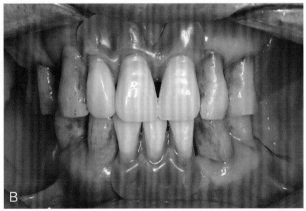

图 3-1-1 诊断性排牙与常规排牙比较
A. 常规排牙,可见𬌗平面与龈缘高度不协调(余留牙未调𬌗) B. 诊断性排牙,可见𬌗平面与龈缘高度协调一致(余留牙调𬌗后)

第二节 | 选择成品人工前牙

目前临床上使用的成品人工牙大小,形态、颜色和材质均有不同,我们必须根据患者缺牙间隙的大小、宽窄,面型,牙弓形态,𬌗平面,𬌗关系,𬌗力大小,天然邻牙的外形、位置、颜色,以及牙龈曲线等情况等进行选择,还可以参考患者的意见进行个性化制作。

一、形态选择

单侧牙缺失,可参照邻牙或对侧同名牙的形态来选择,做到对称协调即可。当前牙缺失较多,人工牙前牙的总宽度应位于患者口角连线,或与鼻翼宽度大致相等。高度一般与宽度成比例。还可参照患者面型来选择成品中切牙形态,再以这颗中切牙所属型号确定整副前牙。临床上可将人面型大体分为方形、尖形和卵圆形。面型主要以髁突至下颌角外斜面连线所构成(图 3-2-1)。

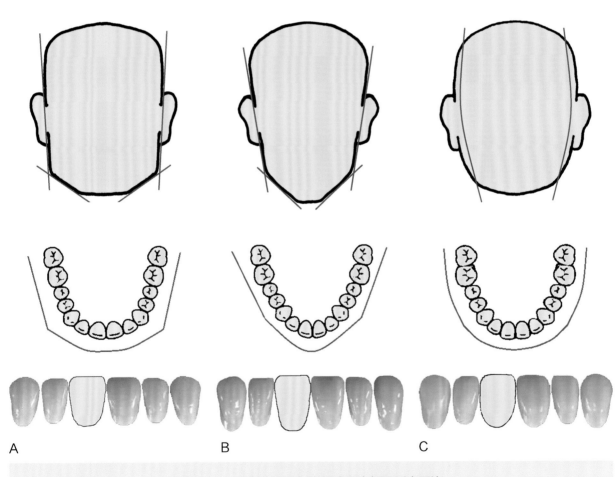

A   B   C

图 3-2-1 面型、牙弓形态与成品中切牙形态配比
A. 方形 B. 尖形 C. 卵圆形

二、颜色的选择

前面在修复风险因素评估中已经介绍了义齿颜色对修复成功的重要性。所选择的人工牙颜色要与邻牙或对颌天然牙协调,否则会影响美观。比色时要在自然光下,并采用人工牙厂商所提供的比色板进行比色,不同厂商的人工牙颜色不同,比色板也不尽相同。选色要以协调、自然、仿真为原则,切勿一味追求牙色亮白。

一般情况下所选成品牙都在厂商所提供的型号范围内。人工牙的选择多以邻牙或对颌牙为参考。如果患者前牙全部缺失,可参考患者皮肤颜色、性别、年龄及患者本人意见。

如果天然牙颜色形态有明显异常,例如四环素牙、死髓变色牙、牙釉质发育不全等,我们必须告知患者,需要用树脂定制个性化义齿并进行诊断性排牙,让患者预知修复后的美观效果。

第三节 | 前牙排列原则

诊断性排牙可在修复前进行,也可在金属支架完成后进行。所有操作均在椅旁进行,便于医患沟通与调整(图 3-3-1)。

一、中线位置

前牙排列以左右对称为原则,中线是确定前牙左右位置的依据,人工前牙的中线要与面中线、唇中线、唇系带、口裂中部一致。如不一致,应综合考虑,尽量协调,在诸多条件中多以面中线为主,尤其是上颌前牙(图 3-3-2)。

二、𬌗平面

上颌前牙的切缘应在上唇下 1~2mm,要有利于发 /F/ 和 /V/ 的音。上颌中切牙和尖牙切缘同在𬌗平面上,要与瞳孔连线平行。

三、倾斜度

可摘局部义齿的人工牙排列时,应参考天然牙的倾斜度。天然牙生长在牙槽骨内,倾斜度不尽相同,天然牙的倾斜度要与解剖生理功能要求相适应(图 3-3-3)。多个前牙缺失的排牙原则见表 3-1-1,避免出现排列过齐颜色过白的"义齿性面容"。

四、覆𬌗覆盖关系

前牙排列必须具有一定覆𬌗覆盖关系,不宜过大或过小,切导斜度以 15° 为宜(图 3-3-4)。如果天然前牙为反𬌗关系,而个别前牙缺失则仍排成反𬌗关系。若反𬌗的前牙全部缺失,可将上颌人工牙稍向唇侧排列,可排成浅覆𬌗或对刃𬌗关系来恢复咬合关系和面容。

表 3-3-1　前牙倾斜角度与位置排列要求

	牙位	唇舌向倾斜	近远中向倾斜	转向	与𬌗平面关系
上颌	中切牙	切缘稍向唇侧	接近垂直,颈部略向远中	与前牙区牙弓弧度一致	切缘接触𬌗平面
	侧切牙	颈部稍向舌侧	颈部向远中倾斜	远中略转向舌侧	切缘略高于𬌗平面0.5~1mm
	尖牙	直立或颈部稍向唇侧突出	直立或颈部稍向远中倾斜	远中唇面与后牙弓方向一致	牙尖接触𬌗平面
下颌	中切牙	颈部略向舌侧倾斜	直立	与下颌牙弓弧度一致,尖牙远中唇面略向舌侧旋转,与后牙弓方向一致	稍高出𬌗平面、与上颌前牙有适当的覆𬌗及超𬌗关系
	侧切牙	直立	颈部略向远中倾斜		
	尖牙	颈部稍向唇侧突出	颈部向远中倾斜		

五、前后位置

前牙排列应维持唇部的丰满度,使前牙与面部协调。以切牙乳头为标志,上颌中切牙唇面置于切牙乳头中点前8~10mm(图3-3-5),两侧尖牙牙尖顶的连线应通过切牙乳头中点前后1mm范围内,当牙槽骨吸收较多时,切牙乳头向前移1.6mm,上颌尖牙唇面与腭皱襞侧缘相距约10.5mm。排列时不能过于偏向舌侧,以免影响舌体的运动,也不利于义齿的固位与稳定。

六、个性化排牙

为了提高义齿的仿真度,可参考患者的邻牙与年龄进行制作,例如模拟前牙扭转、变色等(图3-3-6)。或按照增龄性变化特点,模拟切缘磨耗、牙龈退缩和牙根暴露等特点。诊断性排牙完成后,必须戴入患者口内进行观察。此时修复体便能直观反映修复后的美学效果与咬合关系,便于医患沟通与调整(图3-3-7)。

七、缺牙间隙不协调

如果缺牙间隙过小,人工牙不能按正常位置和数目排列在缺隙中,可在面中线一致的前提下,通过将人工牙作适当的扭转、重叠、减径或减数来排列,然而减数排列只适合于下颌前牙(图3-3-8)。如果间隙过大,可将人工牙倾斜、增数或选择较宽的前牙。以上排牙方法均不能影响义齿的功能与视觉协调性。

八、牙弓形态

前牙的排列应该注意牙弓形态,牙弓的形状与颌弓的形态一致。牙弓形态也可参考面型,同样分为尖形,方形和卵圆形。

前牙排列以面中线为轴,对称为美。视觉上必须与余留牙对称协调,颜色一致(图3-3-9)。

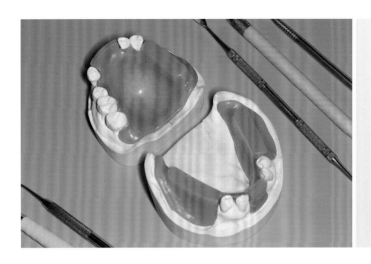

图 3-3-1　前牙诊断性排列可在暂基托或金属支架上进行

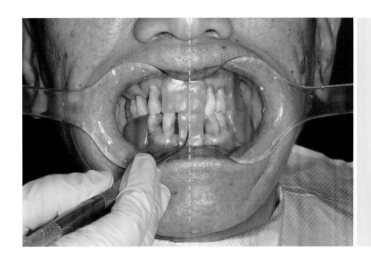

图 3-3-2　可先在口内依据面部中线、唇中线、唇系带和口裂位置来确定前牙中线,中线对称是前牙排列的首要原则

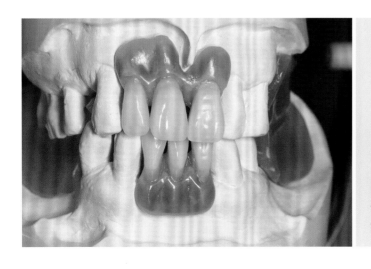

图 3-3-3　排牙时应注意左右对称。注意𬌗平面与牙体长轴角度,以及人工牙龈缘与天然牙龈缘自然协调的连续性

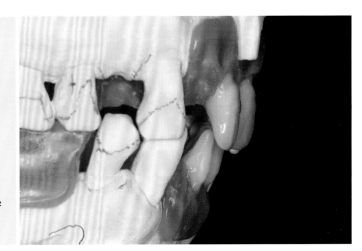

图 3-3-4 前牙应具有一定覆𬌗覆盖关系,切导斜度约 15°

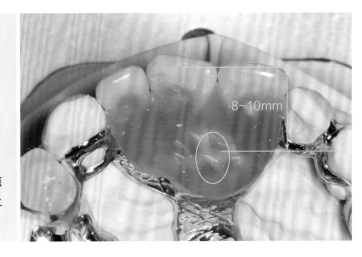

图 3-3-5 上颌中切牙唇面置于切牙乳头中点前 8~10mm,诊断性排牙也可在金属支架上进行

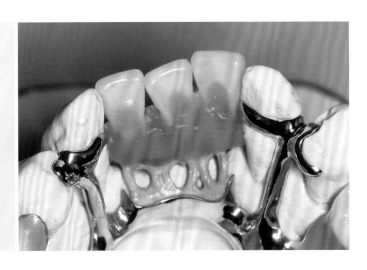

图 3-3-6 个性化排牙,可模拟前牙扭转、牙根暴露等特点

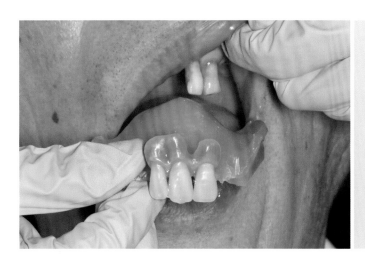

图 3-3-7 诊断性排牙完成后,必须戴入患者口内进行观察。此时修复体便能直观地反映修复后的美学效果与咬合关系,便于医患沟通与调整

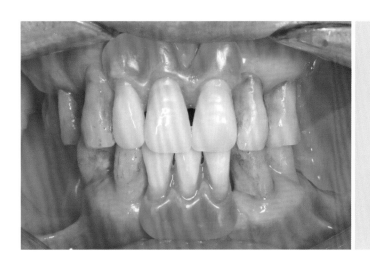

图 3-3-8 在不能影响视觉协调性与功能的前提下,减数是解决下颌前牙缺牙间隙过小的处理方法之一

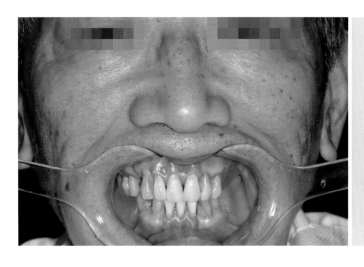

图 3-3-9 完成后的诊断性排牙,可见上颌前牙以面中线为轴,左右对称,视觉上与余留牙基本协调,颜色一致

2 第二篇
义齿设计与临床

义齿设计是可摘局部义齿修复的核心,直接决定了义齿的使用效果。犹如一座桥梁的建造,如果设计不合理将会导致不可弥补的灾难。义齿设计并非局限于卡环与基托位置的问题,而是支持形式、就位道方向、固位力与稳定性等一系列问题的综合考量。只有考虑全面,才能设计出一副结构合理、舒适、耐用的修复体。

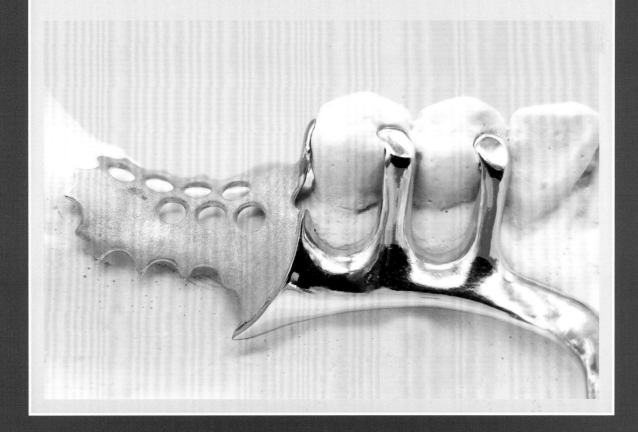

第四章 分类与设计原则

由于患者缺牙部位与数目的不同,所设计出的可摘局部义齿结构也不尽相同。为了使义齿设计更具科学性的同时还便于记录、统计和研究,必须在一定的原则下对其进行归纳、总结和分类。

第一节 | 牙列缺损与可摘局部义齿分类

在牙列缺损与可摘局部义齿分类中,学者们提出了多种分类方法。本节重点介绍国内目前临床上常用的三种分类方法,即 Kennedy 分类法、王征寿六类分类法和 Cummer 分类法。

一、Kennedy 分类法

Kennedy 分类法是根据缺牙所在部位及其与存留天然牙的关系,将牙列缺损分为四类(图 4-1-1):

Ⅰ类:两侧后牙缺失,远中无天然牙存在,即双侧游离缺失。

Ⅱ类:一侧后牙缺失,远中无天然牙存在,即单侧游离缺失。

Ⅲ类:一侧后牙缺失,且缺隙两端均有天然牙存在,即单侧非游离后牙缺失。

Ⅳ类:前部牙连续缺失并跨过中线,天然牙在缺隙的远中,即前部牙缺失。

Applegate 对 Kennedy 分类法提出 8 条具体应用法则,归纳解释如下(图 4-1-2):第Ⅳ类只有单独的缺隙,无亚类。其余三类均按照除主要缺隙外的缺牙间隙数目作为亚类。即除主要缺隙外,如还有一个缺隙则为第 1 亚类,有两个缺隙则为第 2 亚类,以此类推。若前后都有缺牙,则以最后的缺牙间隙决定分类。若牙弓两侧后牙都有缺失,且一侧为远中游离端缺牙,另一侧为非游离端缺牙者,则以远中游离端缺牙间隙为基准,纳入第Ⅱ类,另外缺隙数以亚类区别。若牙弓的最远端牙(如第三磨牙或第二磨牙)缺失但不修复,则不在分类之列。

Kennedy 分类法表达了缺牙间隙所在的部位,体现了可摘局部义齿牙槽嵴与基牙的关系,方法简单,容易掌握。目前仍是应用最普遍的一种分类方法。

二、王征寿六类分类法

王征寿六类分类法是根据缺牙部位和缺隙数目来划分义齿设计形式,共分为六类。以百位数字来命名,其中百位数代表分类的类别,十位数代表实际卡环数,个位数代表除决定分类的主要缺牙区以外附加的缺隙数量。该分类法最大的优点在于不仅对缺牙进行分类,还提供了缺牙的设计形式。以数字化命名的可摘局部义齿,便于现代网络信息的采集、储存与交流分析(图 4-1-3)。

(一)百位数

百位数代表主要缺牙类别。

100#(第一类):一侧后牙缺失,其前后都有基牙,义齿不与对侧相连(图 4-1-3A)。

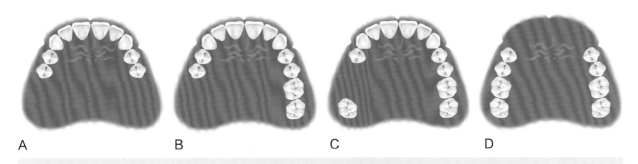

图 4-1-1　Kennedy 分类法
A. Kennedy Ⅰ类　B. Kennedy Ⅱ类　C. Kennedy Ⅲ类　D. Kennedy Ⅳ类

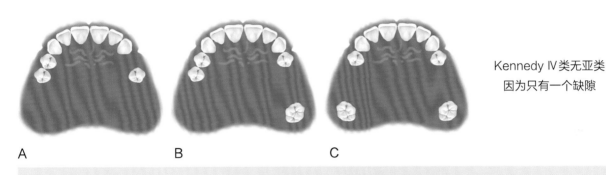

Kennedy Ⅳ类无亚类
因为只有一个缺隙

图 4-1-2　Kennedy 分类法的亚类
A. Kennedy Ⅰ类 1 亚类　B. Kennedy Ⅱ类 1 亚类　C. Kennedy Ⅲ类 1 亚类

200#（第二类）：一侧后牙缺失，无论末端有无天然牙，基牙仅设在缺隙的一端（前或后），且义齿不与对侧相连（图 4-1-3B）。

300#（第三类）：一侧后牙缺失，不论义齿末端是否为游离端，义齿都与对侧（非缺牙区）相连（图 4-1-3C）。

400#（第四类）：主要以前牙缺失为主，缺牙区均在两侧基牙近中。前牙连续至后牙，基牙均在两侧缺牙的远中，前牙呈游离缺失的特性，也可归为第四类（图 4-1-3D）。若前后均有缺牙，分类发生矛盾时，以后牙缺隙为主。

500#（第五类）：两侧后牙缺失，不论义齿末端是否为游离端，义齿两侧都相连成一整体（图 4-1-3E）。

600#（第六类）：一侧大部分或全部牙缺失，基牙全部在另一侧，且基牙侧亦可伴有牙缺失（图 4-1-3F）。

（二）十位数

十位数代表实际卡环数。例如，100#（第一类）一侧后牙缺失，近远中都有基牙，通常在近缺隙侧的两基牙上设置 2 组卡环，则在十位数上记"2"，为 120# 义齿。如果有 3 组卡环则记为 130# 义齿，以此类推。卡环数目通常不会超过 4 组，也不会只有 1 组。

（三）个位数

个位数代表主要缺牙之外的附加缺隙数。例如，500#（第五类）两侧后牙缺失，并伴有一个附加缺隙，则在个位数上记"1"。这时设计双侧相连并带有 4 组卡环的可摘局部义齿则记为 541# 义齿，读作"五百四十一号义齿"。

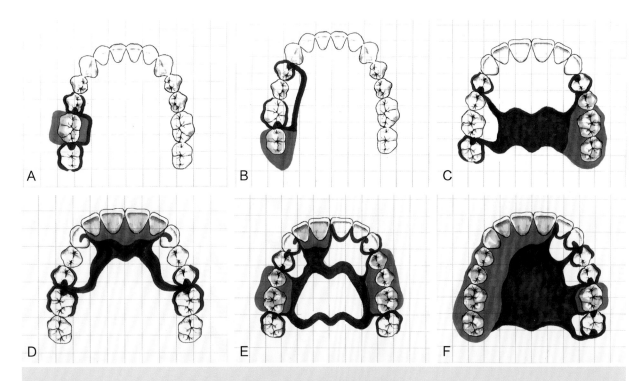

图 4-1-3 王征寿六类分类法
A. 第一类(120# 义齿) B. 第二类(220#) C. 第三类(330#) D. 第四类(440# 义齿) E. 第五类(541# 义齿
F. 第六类(631# 义齿)

三、Cummer 分类法

Cummer 分类法是根据可摘局部义齿直接固位体(主要是起支点作用的支托)的连线与牙弓的位置关系进行分类的,分为四类。固位体的连线称为支点线(fulcrum line)或卡环线(支托线)。某些学者认为支点线仅仅是通过两侧末端固位体的𬌗支托的连线,也把它称为转动轴(axis of rotation, AR)。下面将在"第九章 义齿稳定性设计"中重点讲解该分类法的临床运用。

第一类:支点线斜切牙弓,即斜线式。

第二类:支点线横切牙弓,即横线式。

第三类:支点线位于牙弓的一侧而成前后方向者,即纵线式。

第四类:支点线交叉构成多边形,即平面式。

Cummer 分类法的特点是按支点线或转动轴划分,简单明了,便于指导可摘局部义齿的固位稳定设计和固位体的设置,但该分类没有亚类,不能反映多个缺隙牙列缺损的情况。

第二节 | 可摘局部义齿设计原则

义齿在设计时必须将口腔组织健康放在首位,将保护基牙的理念贯穿始终。然后针对不同的牙列缺损情况对义齿进行具体的分析与设计。在恰当恢复咀嚼功能的同时,合理的义齿设计必须遵循健康、稳固、美观、舒适的原则。

一、健康和稳固

1. 正确恢复咬合关系,受力方向尽量与牙体长轴一致。

2. 尽量少磨牙体组织,可利用天然间隙放置固位体。

3. 固位体各部件要与牙体组织密合,并减少对牙体组织的覆盖。

4. 各部件应避让游离龈,减小对游离龈的刺激。

5. 分散𬌗力,减轻基牙受力,保护基牙牙周支持组织的健康。

6. 稳固,在行使功能时,无脱位现象,并始终保持义齿的平衡。

7. 易于摘戴,便于清洁。

8. 强度大,坚固耐用,表面光滑。

二、舒适和美观

1. 义齿支架体积应小巧,尽量避免影响发音,减小异物感。

2. 基托边缘、卡环臂尖等部件与周围组织应尽量平滑衔接。

3. 义齿的形态、范围不应妨碍周围组织、器官的正常功能活动。

4. 人工牙的形态、颜色及排列应与相邻天然牙一致。

5. 切缘位置与上下唇的空间关系谐调自然。

6. 基托应恢复缺损区软硬组织形态,并与牙龈黏膜色泽一致。

7. 前牙区尽量避免显露金属部件。当发生功能恢复和美观相矛盾的情况,应首先考虑功能,而后兼顾美观。

因患者个体差异较大,所以设计方案必须根据患者的具体情况来制订,做到差异化设计,以提高义齿在口腔内的适合度。

第三节 | 可摘局部义齿基本组成与作用

可摘局部义齿的组成与结构是根据口腔解剖生理特点而设计的,分别由支托、固位体、连接体、基托和人工牙等基本结构组成。用以修复牙列缺损,恢复咀嚼功能。而每个部位都有他独自的作用(图4-3-1)。

一、支托

支托(rest)位于天然牙上,由金属制作,用以支持与稳定义齿,防止义齿龈向移位及传递𬌗力的作用,同时还能防止食物嵌塞和恢复𬌗关系。支托位于天然牙𬌗面称为𬌗支托(occlusal rest),位于前牙舌面称为舌支托(lingual rest)或舌隆突支托(lingual eminence rest),位于前牙切缘则称为切支托(incisal rest)。

二、固位体

固位体(retainer)是可摘局部义齿用以抵抗脱位力作用,获得固位、支持与稳定的重要部件。按其作用不同可分为直接固位体(direct retainer)和间接固位体(indirect retainer)两大类。

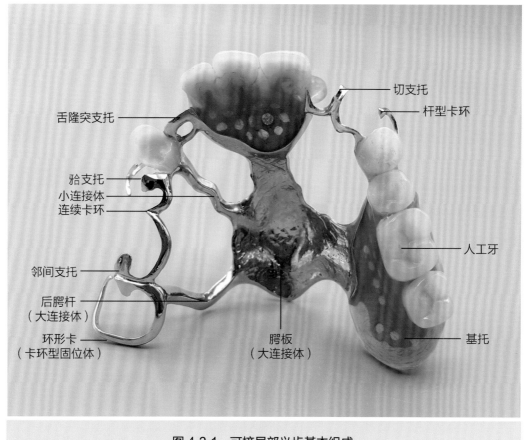

切支托

杆型卡环

舌隆突支托

𬌗支托
小连接体
连续卡环

人工牙

邻间支托

后腭杆
（大连接体）

环形卡
（卡环型固位体）

腭板
（大连接体）

基托

图 4-3-1　可摘局部义齿基本组成

（一）直接固位体

直接固位体是防止义齿𬌗向脱位,起主要固位作用的固位部件。本书主要介绍临床上应用最广泛的可摘局部义齿固位方式——卡环型固位体,即卡环直接卡抱在基牙上。卡环型固位体由支托、卡环体、卡环臂、卡环臂尖和连接体组成,主要作用为防止义齿𬌗向脱位,亦能防止义齿下沉、旋转和移位,也起一定支撑和稳定的作用。卡环的连接体还有增强义齿基托强度的作用。

（二）间接固位体

间接固位体是辅助直接固位体的部件,包括𬌗支托、指支托、连续卡环(连续杆)。主要起增强义齿的稳定,防止义齿发生翘起、摆动、旋转及下沉的作用,常用于游离端义齿。

三、连接体

连接体(connector)分大连接体(major connector)和小连接体(minor connector)两类。大连接体将义齿的多个部件连成一个整体,依所在位置而命名,例如,腭杆、舌杆、唇杆和颊杆等。大连接体有利于义齿的固位、稳定,并将𬌗力传递、分布于基牙和相邻的支持组织,使义齿所受𬌗力分布合理;还可以增加义齿强度,缩小义齿基托面积,利于患者发音和减少不适感。小连接体起着将义齿上各部件相连接的作用,如卡环、支托与大连接体等。

四、基托

基托(base plate)又称基板,位于缺隙部分的基托又称为鞍基(saddle),它覆盖在缺牙区牙槽嵴及相关的牙槽嵴唇颊舌侧及硬腭区上,可以修复组织缺损。其主要作用是供人工牙排列附着、传导和分散咬合力到其下的支持组织,并能把义齿各部分连成一个整体,具有一定的固位及稳定作用。

五、人工牙

人工牙(artificial tooth)是用以替代缺失的天然牙,恢复牙冠形态和咀嚼功能的部分,除了恢复牙弓的完整性,还可恢复面形并起到辅助发音,防止口内余留牙伸长、倾斜、移位及殆关系发生紊乱的作用。

第四节 | 义齿设计思路

可摘局部义齿能否有效行使咀嚼功能,由设计合理的支架所决定,支架起着至关重要的作用,它决定了义齿固位力与稳定性。因此,设计时应始终将支持、固位与稳定性放在首位。义齿的设计是一个逻辑思考的过程,是将所有相关知识信息进行科学整合的过程,知识信息量越大,设计则越合理(图 4-4-1)。

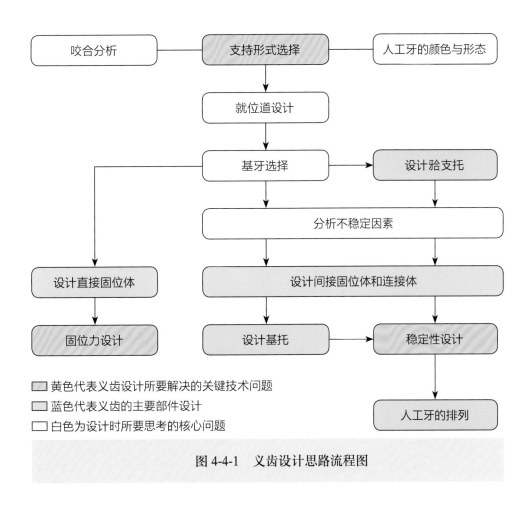

图 4-4-1　义齿设计思路流程图

第五章　义齿支持形式设计

在设计可摘局部义齿时,首先需要考虑的是义齿支持形式。支持形式是指义齿在咀嚼力的作用下对口腔组织产生的一种压力。不同的支持组织(基牙、种植体和牙槽骨上附着的咀嚼黏膜及其结缔组织)因组织结构差异,在受到相同外力作用下会产生不同的可让性与应力效果。本章将介绍作为支持组织的基牙与各类支托的预备要求与方法。

第一节 | 义齿支持形式

在相同作用力下牙周膜与黏膜形变相差 5~10 倍,这种差值会对义齿稳定性造成较大的影响。黏膜组织解剖部位不同且厚度也存在差异,因此,在设计可摘局部义齿时应考虑这些因素。考虑如何将咬合力均衡分配到支持组织上,从而获得最大的支持效能,降低和分散义齿对健康组织的不良作用力。根据支持组织的解剖特点,下面分别介绍三种支持形式,即牙支持式、黏膜支持式和混合支持式。

一、牙支持式义齿

义齿的主要承受力由天然牙承担,牙支持式义齿(tooth-supported dentures)在义齿的支持形式中效果最好。因为义齿可以通过天然牙的牙周膜与牙周韧带悬吊在牙槽内,𬌗力通过天然牙牙根传递至牙槽骨内,能有效地抵抗垂直向力,但是侧向抵抗力较弱(图 5-1-1)。适用于缺牙少、基牙稳固,缺隙两端均有余留天然牙的病例(图 5-1-2)。

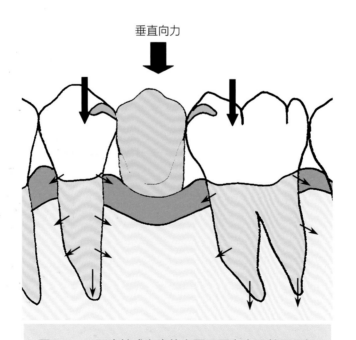

图 5-1-1　牙支持式义齿的主要承受力由天然牙承担

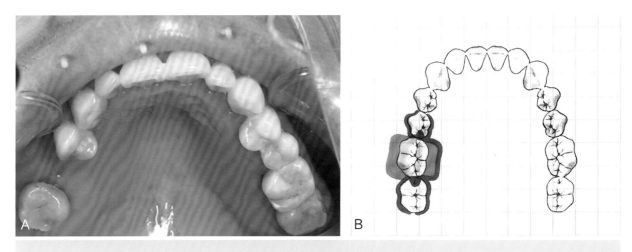

图 5-1-2　牙支持式义齿

A. 牙支持式义齿临床病例　B. 牙支持式义齿设计示意图

二、黏膜支持式义齿

黏膜支持式义齿(mucosa-supported dentures)的主要承受力由牙槽骨上附着的咀嚼黏膜及其结缔组织所承担。义齿的咀嚼压力只有通过附着在牙槽骨上的咀嚼黏膜来承担,义齿面积越大,对黏膜的压强越小。在咬合压力作用下牙槽黏膜对义齿起到缓冲作用,前庭沟底处可移动的被覆黏膜还能起到基托边缘封闭的作用(图 5-1-3)。如果咬合刺激是良性的、均匀的、具有一定间歇性,则有利于上皮细胞的新陈代谢;如果外力超过生理极限将会导致黏膜疼痛甚至溃疡,甚至发生牙槽骨结构的改建,最终导致骨吸收。

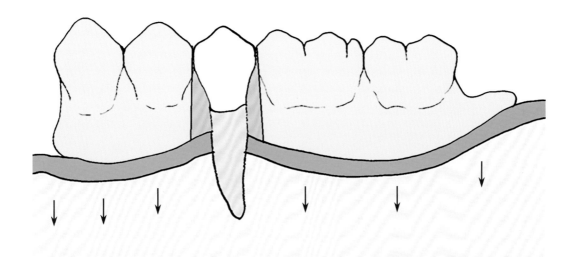

图 5-1-3　黏膜支持式义齿的主要承受力由牙槽骨上附着的咀嚼黏膜及其结缔组织所承担

由于黏膜质韧、形态易变,其中遍布神经末梢、血管、腺体,是重要的感觉器官和味觉器官,黏膜支持式义齿因较大的体积而阻碍了器官对食物的感受,因此黏膜支持式义齿舒适度比牙支持式差。适用于缺牙多,患者口内余留牙少、基牙健康程度或咬合关系差的病例(图5-1-4)。

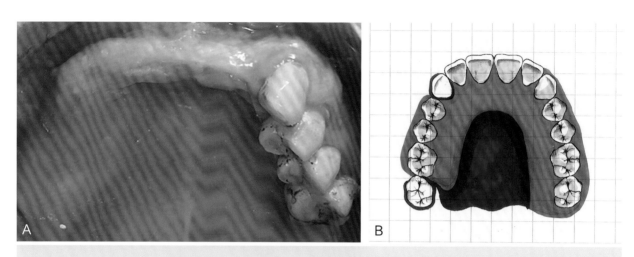

图 5-1-4　黏膜支持式义齿
A.黏膜支持式义齿临床病例　B.黏膜支持式义齿设计示意图

三、混合支持式义齿

混合支持式义齿(tooth and mucosa-supported dentures)的主要承受力由天然牙或种植体与牙槽嵴上附着的咀嚼黏膜共同承担。但由于天然牙或种植体与黏膜的可让性不同,黏膜的压缩变形远大于天然牙或种植体(图5-1-5)。因此混合支持式义齿的稳定性最差,修复效果介于前两者之间,多适用于游离端缺牙病例(图5-1-6)。

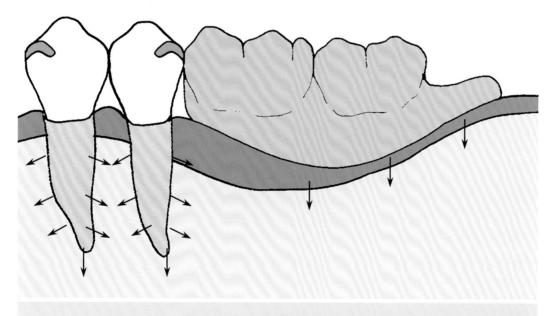

图 5-1-5　混合支持式义齿的主要承受力由天然牙或种植体与牙槽嵴上附着的咀嚼黏膜共同承担

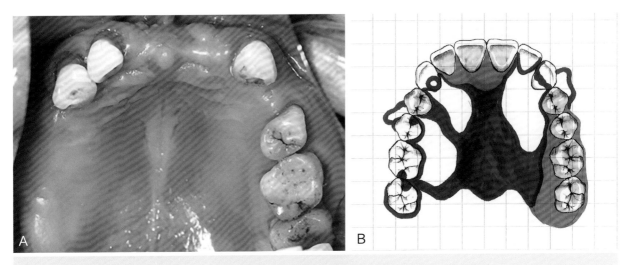

图 5-1-6 混合支持式义齿
A. 混合支持式义齿临床病例 B. 混合支持式义齿设计示意图

第二节 | 基牙

基牙是指用于承担义齿固位、稳定与咬合力的天然牙或种植体,基牙上均设置有固位体。因此,基牙对可摘局部义齿起着至关重要作用。

一、基牙的选择

1. 首选牙体、牙周组织健康,牙周膜面积大、支持力较强的牙作为基牙。

2. 当缺牙多、余留牙健康情况差,但通过牙体、牙周以及桩冠修复治疗后得以恢复健康的天然牙,仍可选作基牙。

3. 牙松动Ⅱ°或牙槽骨吸收Ⅱ°的牙因支持力不足不宜单独选作基牙,可采用牙周夹板、连续卡环(图 5-2-1)或联冠(图 5-2-2)等形式进行加固后再选作基牙。

4. 可将固定桥当基牙来对待,其支持力较单个基牙大(图 5-2-3)。

5. 锥形牙、过小牙、滞留乳牙等一般不宜选作基牙。

二、基牙数目与位置的选择

基牙数目一般情况下以 2~4 个为宜,不宜过多。如果缺牙少、缺隙小,应首选近缺牙间隙两端的天然牙作基牙。基牙选择越多,磨切天然牙的牙体组织就越多,也不利于就位道的调节,导致义齿摘戴困难。

基牙位置选择越分散越好,使义齿呈面支撑状态,支持面越大稳定性越高,各固位体间的相互制约作用越强。四边形或三角形的稳定性要大于线形支持(图 5-2-4)。尖牙因牙周膜面积较大,并位于牙弓的转折线上,较为稳固,常被选作基牙,对义齿支持起着至关重要的作用。但要考虑美观问题,需慎重选择,合理设计;切牙也因美观与支持力不足的问题,一般也不选作基牙,除非余留牙仅为切牙的病例。

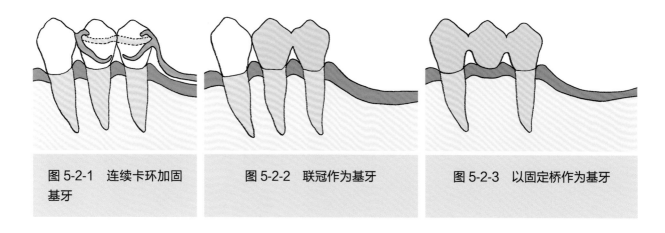

图 5-2-1　连续卡环加固基牙　　图 5-2-2　联冠作为基牙　　图 5-2-3　以固定桥作为基牙

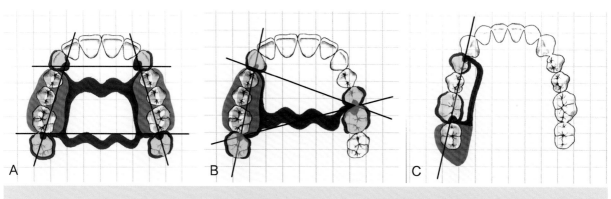

图 5-2-4　基牙数目与位置（绿色为所选基牙）
A. 四边形　B. 三角形　C. 线形

三、冠根比例对牙周组织健康影响

健康冠根比的天然牙不但能为义齿提供有效的支持与固位,还能对牙槽骨有一定的生理刺激,有效阻止或减缓牙槽嵴的吸收。但是当余留牙少于 4 个,且牙槽骨吸收至根中 1/2 时,临床牙冠高度大于牙根在骨内的高度。基牙在受到义齿侧向力时,转动中心下移,产生不良杠杆力和扭力,易对孤立基牙的牙周组织造成损伤(图 5-2-5)。为了避免和减小不良作用力,我们可对基牙进行牙髓治疗,降低临床牙冠高度,从而改变冠根比例,消除不良杠杆力,从而减小义齿对基牙的侧向力(图 5-2-6),或者完全去除牙冠形成覆盖基牙(图 5-2-7)。

四、基牙倾斜度对牙周组织健康影响

因种种原因,牙体长轴发生倾斜的现象在临床上较为常见。当𬌗力未能作用于牙体长轴时,加大了基牙承受的水平分力。倾斜度越大,水平分力越大,容易对牙周支持组织造成不良的生理刺激,不利于牙周支持组织的生理健康(图 5-2-8)。因此,在基牙选择时避免选用倾斜基牙。

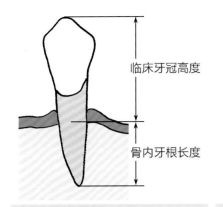

图 5-2-5 不良冠根比

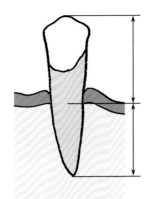

图 5-2-6 降低临床牙冠高度，改善冠根比

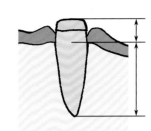

图 5-2-7 覆盖基牙

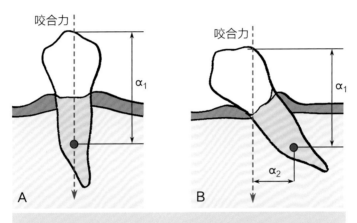

图 5-2-8 咬合力作用于倾斜基牙时，易形成扭力（α_2），增加了基牙承受的水平分力，不利于牙周支持组织的健康
A. 垂直于咬合力的健康基牙 B. 倾斜基牙

第三节 | 𬌗支托

𬌗支托（occlusal rest）是可摘局部义齿非常重要的一个部分，呈圆三角形或匙形，一般位于天然牙的𬌗面，近缺牙区基牙近远中边缘嵴处，起着支持义齿、传递𬌗力，防止义齿龈向移位，阻止游离端义齿翘起或摆动，起到稳定义齿的重要作用（图 5-3-1）。

前面我们讲到基牙是用于承担义齿固位、稳定与咬合力作用的，那么可摘局部义齿是将垂直向的咀嚼力通过𬌗支托传导到基牙上。由于需要支托具有足够的强度和刚性，因此临床上多采用铸造合金制作。

一、𬌗支托的生物力学设计

从生物力学的角度来看，𬌗支托所传递的作用力应与基牙长轴方向一致或接近，Mc Cracken、Kratochvil 和平沼谦二等许多学者研究认为，𬌗支托凹底面应与基牙的长轴线成直角或者小于 90° 的夹角，𬌗力能够沿着基牙长轴方向传递，有利于牙周组织健康（图 5-3-2）。这种设计多适用于𬌗面牙釉质磨耗少的病例。汪文骏等学

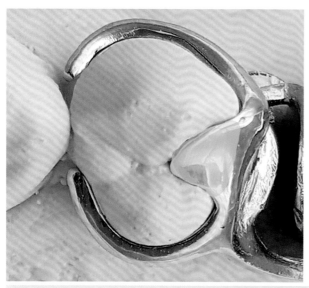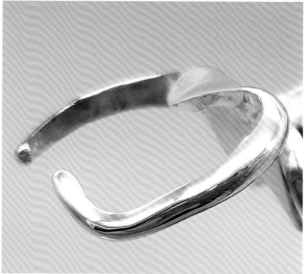

图 5-3-1　绿色部位为殆支托

者研究认为,当殆支托长度为基牙近远中径的 1/4 时,殆支托或支托凹底面应与基牙长轴线形成略大于 90°的夹角(前磨牙 100°、磨牙 110°左右夹角),此时殆支托所承受的作用力方向恰好通过基牙的转动中心,同样也能有效避免基牙向缺隙侧的扭力作用(图 5-3-3),笔者认为此设计适用于中度或重度磨耗病例,因磨除牙体组织的量也较前者小。

二、殆支托的形态设计要求

殆支托多呈圆三角形或匙形,边缘嵴处较宽,向殆面中心变窄,这种设计能最小限度磨除牙体组织,所形成的支托宽度和厚度能满足材料的强度要求,起到抗摆动、抗下沉的作用。通常殆支托的长度一般为磨牙近远中径的 1/4 或前磨牙的 1/3 (图 5-3-4),宽度为磨牙颊舌径的 1/3 或前磨牙颊舌径的 1/2,厚度为 1~1.5mm (图 5-3-5)。殆支托底面应与基牙的支托凹紧密贴合,呈半圆形接触关系,轴面线角与边缘嵴线角应圆钝。殆支托的大小形态也可以根据临床实际情况进行调整,牙齿重度磨耗者可以适当减小殆支托的体积和深度,以免造成牙本质敏感,保证牙体组织健康。

如果基牙倾斜、近缺隙侧小面积缺损、低位致使无咬合或咬合接触不良,可以通过延伸殆支托来恢复牙体形态、防止食物嵌塞。这种殆支托称为延伸殆支托(extended occlusal rest),其覆盖面积较标准支托大(图 5-3-6)。如果基牙殆支托处有小面积充填物,支托必须宽于充填物延伸至健康牙体组织上。这种增宽的殆支托,还利于对抗义齿旋转,因为宽支托可使基牙殆面功能尖到支托连线的距离缩短,即缩小了殆力力矩(图 5-3-7)。当缺损或充填物面积过大时,建议做全冠修复,并在全冠修复体上预留支托窝位置。

三、殆支托凹的预备方法

为使支托不妨碍咬合,一般需要在基牙殆面相应部位做必要的牙体磨除,形成安放支托的支托凹。

制备殆支托凹时先使用直径 1.8~2.0mm 中等或粗颗粒金刚砂球钻,在边缘嵴处垂直牙体长轴向殆面加压研磨,深至 1.5mm 即可(图 5-3-8a),再向中央窝方向拉动,注意底面应与牙体长轴夹角≤90°,并不断修整支托

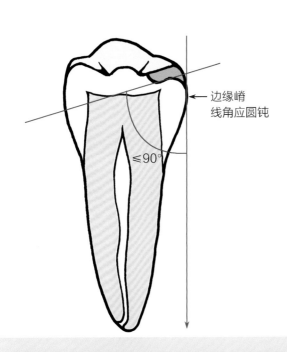

图 5-3-2 殆面牙釉质磨耗较少的病例,殆支托底面可设计成与基牙长轴夹角≤90°,殆力能够沿着基牙长轴方向传递

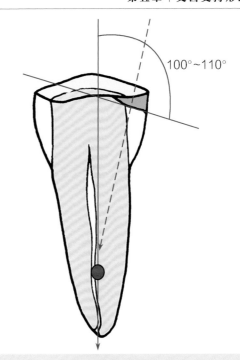

图 5-3-3 殆面牙釉质磨耗较多的病例,殆支托底面可设计成与基牙长轴线呈 100°~110°夹角,殆力方向通过基牙的转动中心。该设计磨除牙体组织较少

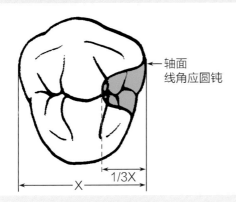

图 5-3-4 殆支托多呈圆三角形或匙形,轴面与边缘嵴线角应圆钝

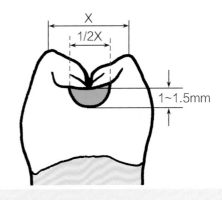

图 5-3-5 殆支托最厚处为 1~1.5mm,殆支托底面呈半圆形

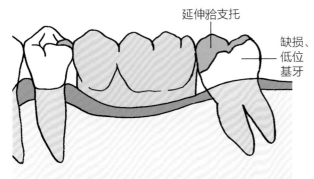

图 5-3-6 延伸殆支托可恢复牙体形态,咬合接触还能防止食物嵌塞

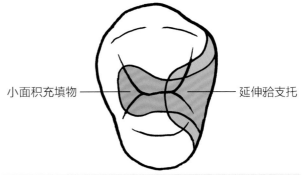

图 5-3-7 延伸殆支托必须宽于充填物延伸至健康牙体组织上,增宽的殆支托还利于对抗义齿旋转

凹的底面形态,使之成为半圆形,直至达到形态设计的最终要求为止(图 5-3-8b)。轴面与边缘嵴线角应圆钝(图 5-3-8c)。预备近中支托时,如果相邻侧有健康天然牙,注意切勿伤及相邻牙体组织。

  剖面图示𬌗支托凹长度一般为前磨牙的 1/3,深度为 1~1.5mm(图 5-3-9),底面与基牙的长轴夹角≤90°(图 5-3-10),最后用卵圆形的钨钢钻抛光。

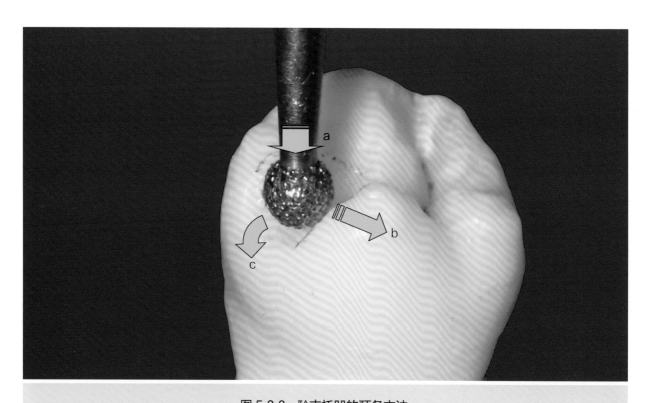

图 5-3-8 𬌗支托凹的预备方法
a. 先在边缘嵴处垂直向𬌗面加压研磨　b. 再向中央窝方向拉动,底面呈半圆形与牙体长轴夹角≤90°,并形成圆三角形　c. 轴面与边缘嵴线角应圆钝

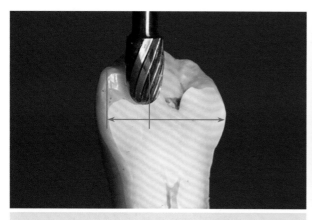

图 5-3-9 支托凹长度一般为前磨牙的 1/3,深度为 1~1.5mm

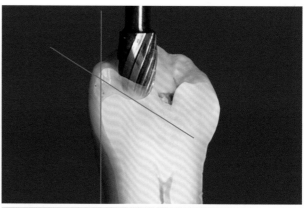

图 5-3-10 支托底面与基牙的长轴夹角≤90°

四、临床殆支托凹的预备方法与步骤

临床殆支托凹的预备方法与步骤见图 5-3-11~ 图 5-3-13。

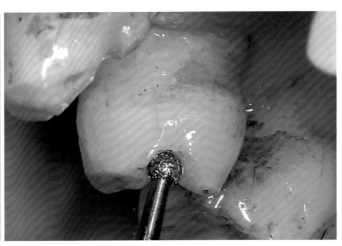

图 5-3-11　先使用金刚砂球钻,按设计要求在基牙上预备出底面为半圆形的圆三角形或匙形。如果相邻侧有健康天然牙,注意切勿伤及邻牙

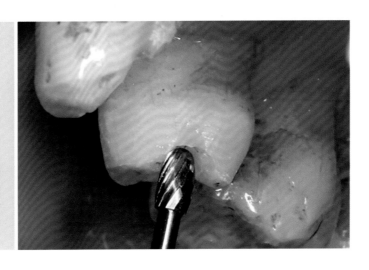

图 5-3-12　再使用钨钢球钻进行抛光,支托凹底面的轴线角应磨圆钝,有助于提高铸造的精密度,并防止支托在此处折断。必要时可用橡皮轮抛光,最后进行脱敏处理

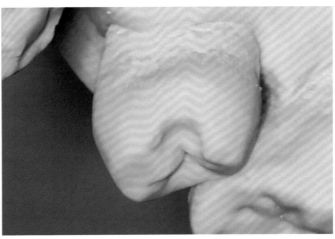

图 5-3-13　完成后的殆支托凹形态

第四节 | 舌支托

舌支托(lingual rest)是一种设置在前牙舌面的支托,多用于尖牙舌面。作用与殆支托相同,同样起着支持与传递殆力的作用。但由于前牙解剖结构特点,因此在结构设计上具有一定差异。

一、舌支托的生物力学设计

舌支托底部如果平行于舌斜面,会对尖牙或前磨牙产生一个偏向唇侧的侧向力F1,该力会以天然牙根受力中心为轴发生旋转,形成一种唇向矫治力,受力侧将出现以破骨细胞更活跃的矫治性移位(图5-4-1),但是唇侧如果有卡环对抗则不用担心这个问题。

支托凹的底部与牙体长轴成角≤90°(邻面观),支托凹底朝向牙体长轴而非轴壁(唇舌向),受力方向便能接近基牙的旋转中心,会产生通过牙体长轴方向的力F2。这样可使舌支托的作用力与牙长轴方向一致或接近,因此,支托凹的底部与牙体长轴成角≤90°有利于殆力沿根尖方向传导(图5-4-2)。唇侧可以不用设置卡环来对抗侧向力。

二、前牙舌面解剖形态临床分类

为了便于舌支托设计,将尖牙或切牙舌面解剖形态分为以下三类(图5-4-3):

Ⅰ类:舌隆突及边缘嵴解剖形态明显,多见于上颌尖牙。

Ⅱ类:边缘嵴解剖形态较舌隆突明显,多见于切牙或下颌尖牙。

Ⅲ类:舌隆突及边缘嵴解剖形态均不明显,多见于下颌切牙或上颌舌面重度磨耗的前牙。

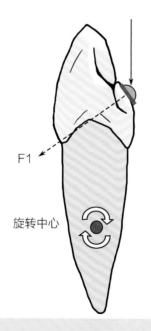

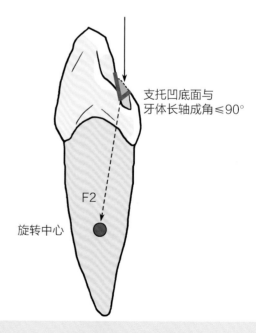

图 5-4-1　支托底面与舌斜面平行,易对基牙产生侧向力(邻面观)

图 5-4-2　支托凹底面与牙体长轴成角≤90°,受力方向接近基牙的旋转中心(邻面观)

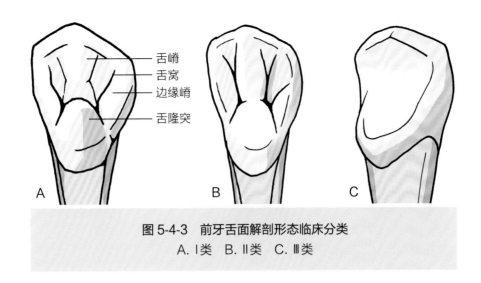

图 5-4-3 前牙舌面解剖形态临床分类

A. I类 B. II类 C. III类

三、舌支托的种类

临床上根据前牙舌面解剖结构差异,可将舌支托分为隆突支托和舌边缘嵴支托。按舌面解剖结构进行预备,可有效避免过多的磨除牙体组织。

(一) 舌隆突支托

舌隆突支托(lingual eminence rest)多设置在尖牙舌隆突上,适用于舌隆突解剖结构明显的I类基牙,且舌隆突无咬合接触。支托呈环形或钩形套在舌隆突上,形态有半圆形(图 5-4-4)、圆环形(图 5-4-5)和钩形等(图 5-4-6),分别称为半圆形、环形和钩形舌隆突支托。义齿可沿牙体长轴方向受力,不会推基牙向唇侧。

(二) 舌边缘嵴支托

舌边缘嵴支托分为钩形和水平型两种,位于舌边缘嵴一侧的近中或远中。

1. 钩形舌边缘嵴支托 钩形舌边缘嵴支托多放置于尖牙或切牙的边缘嵴上,适用于舌隆突解剖结构不明显的II类基牙,呈钩形(图 5-4-7),其作用力方向与舌隆突支托相同。

2. 水平型舌边缘嵴支托 如果尖牙舌面舌隆突与边缘嵴解剖结构均不显著,上颌多因咬合紧且重度磨耗所致的III类基牙,此时只能设计支托凹底面与牙体长轴略大于90°夹角的𬌗支托,基牙唇侧必须设置卡环来对抗支托造成的侧向力。

四、舌支托的预备要求

舌支托预备尽量保留天然牙的解剖形态,以少磨牙为原则。

1. 舌隆突支托设计要求 从邻面观,支托凹的底部与牙体长轴成角≤90°,底面圆钝不能有锐角,唇舌径约 2mm,深度为 1~1.5mm,可利用鱼雷型车针头部,或者小球钻在舌隆突与舌嵴之间预备呈圆钝的支托凹底面(图 5-4-8A)。舌面观,舌隆突支托凹呈 V 形(尖端朝向切缘),支托的近远中径为 2.5~3mm,基本上保留尖牙舌隆突的自然轮廓形态。从切端观,支托凹最宽处偏舌侧,延伸到邻面处逐渐变窄(图 5-4-8B)。

2. **舌边缘嵴钩形支托的预备要求** 从邻面观,支托凹的底部与牙体长轴同样成角≤90°,车针角度同舌隆突支托预备要求一致,基本上保留舌侧边缘嵴的自然形态(图5-4-9A)。舌面观,钩形支托位于舌侧边缘嵴上缘、舌窝与舌嵴之间,钩的尖端指向根面(图5-4-9B)。以上两种舌支托均不能影响咬合关系,多适用于舌隆突区无明显咬合接触的基牙,不适宜深覆𬌗,浅覆盖或舌面重度磨耗的基牙。设计时可根据咬合关系灵活选择。

3. **水平型舌边缘嵴支托的预备要求** 水平型舌边缘嵴支托适用于深覆𬌗,浅覆盖或舌面重度磨耗的上颌尖牙。支托形态与𬌗支托基本一致,呈圆三角形或匙形,边缘嵴处最宽,深约1.5mm,向𬌗面中心变窄,以不影响咬合关系为原则。设计支托凹底面与牙体长轴略大于90°的夹角,基牙唇侧必须设置卡环来对抗支托造成的侧向力(图5-4-10)。

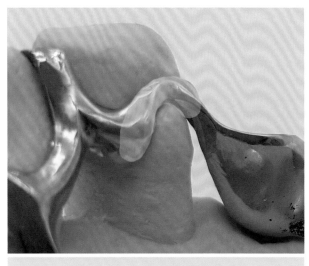

图 5-4-4 半圆形舌隆突支托

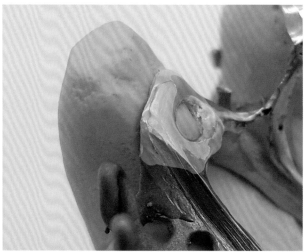

图 5-4-5 环形舌隆突支托

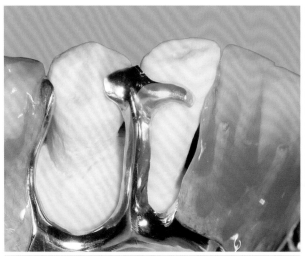

图 5-4-6 下颌钩形舌隆突支托

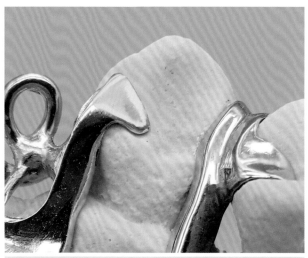

图 5-4-7 上颌钩形舌边缘嵴支托

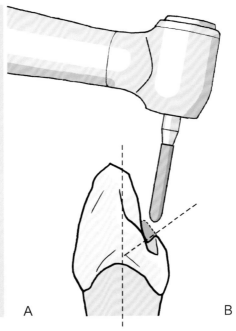
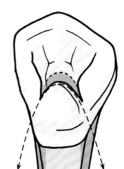

图 5-4-8 舌隆突支托的预备要求

A. 邻面观,支托凹的底部与牙体长轴成角 ≤90°,底面圆钝,不能有锐角,唇舌径约 2mm,深度为 1~1.5mm B. 舌面观,舌隆突支托凹呈 V 形(尖端朝向切缘),支托的近远中径为 2.5~3mm

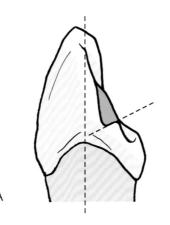
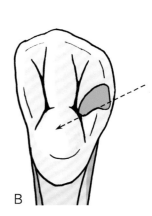

图 5-4-9 舌边缘嵴钩形支托的预备要求

A. 邻面观,支托凹的底部与牙体长轴成角 ≤90° B. 舌面观,钩形支托位于舌侧边缘嵴上缘、舌窝与舌嵴之间,钩的尖端指向根面

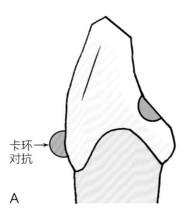
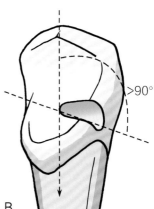

图 5-4-10 水平型舌边缘嵴支托的预备要求

A. 邻面观,基牙唇侧必须设置卡环来对抗支托造成的侧向力 B. 支托呈圆三角形或匙形,边缘嵴处最宽,深约 1.5mm,向𬌗面中心变窄,以不能影响咬合关系为原则。设计支托凹底面与牙体长轴略大于 90°的夹角

卡环→
对抗

>90°

五、舌支托的预备方法与步骤

舌支托可在基牙上直接预备成形,即以舌隆突高点为中心,在周边磨出尖端朝向切缘的 V 形支托凹,凹底圆钝,避免出现线角。完成的尖牙支托呈环状或钩状套在舌隆突上,保证义齿在受力后始终与基牙形成一整体,不会推基牙向唇侧(图 5-4-11~ 图 5-4-13)。

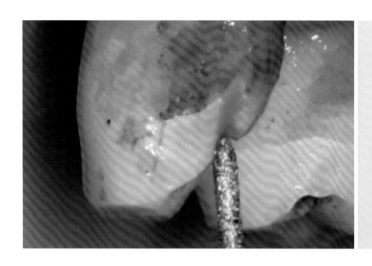

图 5-4-11 沿牙体长轴方向放置鱼雷型车针或者小球钻至舌隆突嵴顶与舌嵴之间。支托凹的底部与牙体长轴成角≤90°,磨出 V 形圆钝的支托凹底面。沟的邻面应该稍宽,以保证有足够的强度

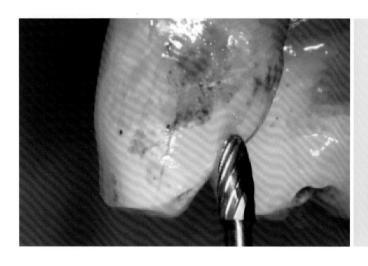

图 5-4-12 用头部与支托凹一致的卵圆形钨钢抛光车针去除所有锐角,并将所有预备过的牙釉质面打磨光滑。必要时使用抛光轮和抛光膏使支托凹足够光滑

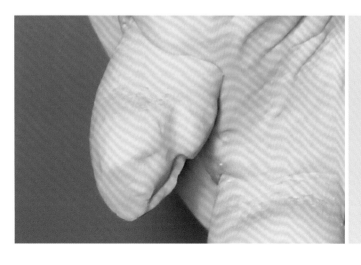

图 5-4-13 制备完成的舌隆突支托凹,可见支托凹跨过舌轴嵴。舌支托凹的底朝向牙根部而非轴壁

第五节 | 邻间𬌗支托与隙卡沟

邻间𬌗支托(interproximal occlusal rest)(图 5-5-1)是通过隙卡沟进入两个相邻基牙的颊面或舌面,放置于两个或一个磨牙之间的𬌗支托,具有辅助支持𬌗力的作用,还可以防止食物嵌塞,与卡环结合还可发挥固位作用,称为间隙卡环(图 5-5-2)。邻间𬌗支托可以避免支架对邻接面产生楔力作用。邻间𬌗支托与隙卡沟两者不可分割。

一、邻间𬌗支托的位置选择

邻间𬌗支托与间隙卡环多位于基牙及其邻牙的外展隙区,作为间接固位体常用于尖牙与第一前磨牙,第二前磨牙与第一磨牙,第二磨牙与第三磨牙之间。设计时尽量利用天然牙间隙,以少磨牙体组织为原则。例如,尖牙与第一前磨牙之间存在灵长类间隙。而第一磨牙与第二磨牙之间设计邻间𬌗支托与间隙卡环需慎重,该处的邻接紧密,磨除的牙体组织较多。

二、隙卡沟的形态要求

隙卡沟起着是容纳隙卡的作用,隙卡沟近远中底面应呈圆缓的 U 形。注意:不能是楔状的 V 形,以免使相邻两牙遭受侧向挤压力而移位。沟的宽度约 1.5~3mm,深度约 1.5mm。颊、舌侧外展隙的底面应圆钝,宽度一般不少于 1.5mm,以容纳小连接体(图 5-5-3)。沟底颊、舌向与邻接点的上缘弧度一致,线角需圆钝(图 5-5-4)。

三、隙卡沟的预备方法

邻间𬌗支托凹与隙卡沟两者不可分割,邻间𬌗支托的预备要求与𬌗支托一致。隙卡沟的预备方法如下:首

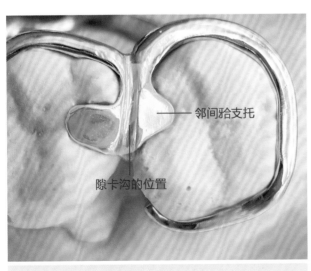

图 5-5-1 邻间𬌗支托

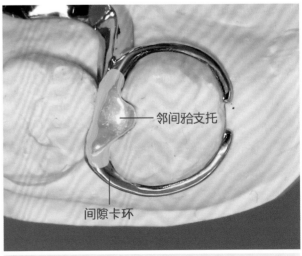

图 5-5-2 邻间𬌗支托与间隙卡环

先将柱状车针沿着颊舌向放置在两牙之间,再磨切相邻两牙𬌗面外展隙底面,圆钝呈 U 形,注意沟底颊、舌向与邻接点的上缘弧度一致,不要破坏接触点上缘自然弧度的形态。再将车针𬌗龈向放置,修整颊、舌侧外展隙轴面角,使之圆缓平滑(图 5-5-5)。最后用钨钢车针抛光即可。

　　预备时一定要注意牙冠高度与覆𬌗覆盖关系,如果牙冠高度低或呈深覆𬌗、浅覆盖,天然牙邻面位于龈下较多,将不利于隙卡间隙的预备,此时可适当调磨对𬌗牙尖。

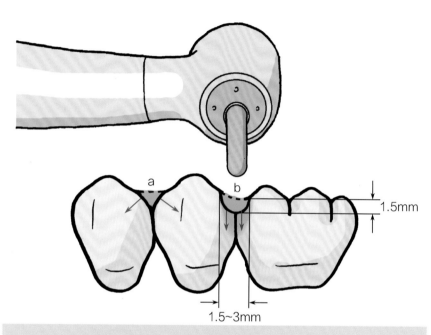

图 5-5-3　隙卡沟近远中底面形态
a. 错误的 V 形底,易产生楔力　b. 正确的 U 形底,𬌗力垂直于牙体长轴

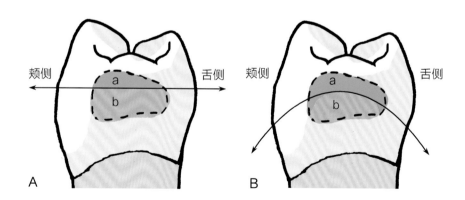

图 5-5-4　沟底颊、舌向与邻接点的上缘弧度一致
A. 错误的隙卡沟底　B. 正确的隙卡沟底
a. 间隙卡所占邻接点的位置　b. 天然牙邻接点形态

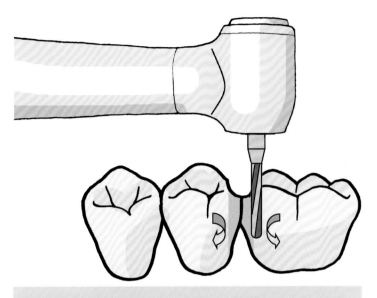

图 5-5-5　车针位于颊、舌侧外展隙,修整基牙近远中轴面角及隙卡沟顶部的边缘嵴,使其圆钝

第六节 | 切支托

切支托(incisal rest)放置于前牙切缘,多用于下颌前牙,与间隙卡作用类似,可发挥支持、传递𬌗力,固位和提供切导的作用。切支托与双舌杆配合还可起到松动牙固定与稳定游离端义齿的作用。但因唇侧金属暴露而影响美观,且容易干扰对颌牙的咬合运动,临床上需慎重使用。

1. **切支托的位置**　切支托常放置于尖牙近中或切牙近、远中的切缘上(图 5-6-1)。

2. **切支托与基牙关系**　切支托与舌隆突支托位置相比,距离旋转中心位置更远,易产生不良杠杆力,使基牙唇舌向转动,其潜在危害较大(图 5-6-2)。

3. **切支托凹的形态**　切支托凹呈圆滑的切迹形状,宽约 2.5mm,深约 1~1.5mm,有唇舌两个斜面,唇面观显示支托凹底的倾斜状态,使𬌗力尽可能的沿牙长轴方向传导。舌侧要预备出与支托相连的小连接体空间。邻面观显示支托凹的邻面边缘为弧形。舌面观显示支托凹的所有边缘均圆钝,避免锐利线角(图 5-6-3)。

4. **切支托的预备方法**　切支托的预备方法与隙卡沟基本相同,以不影响正常咬合关系,保留或重建前导为原则(图 5-6-4~ 图 5-6-6)。

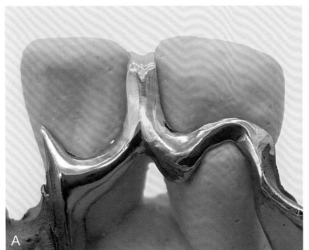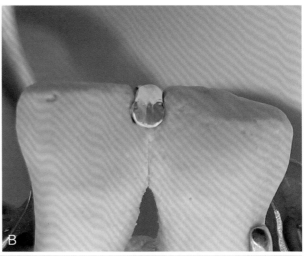

图 5-6-1 切支托的位置
A. 舌面 B. 唇面

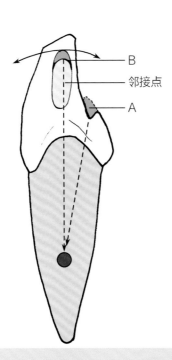

图 5-6-2 切支托 B 到旋转中心的距离比舌隆突支托 A 到旋转中心的距离更长,易产生不良的杠杆力

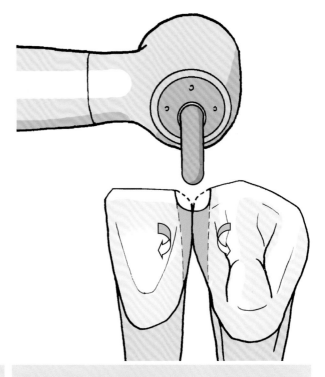

图 5-6-3 支托凹底面呈半圆形,基牙舌侧轴面要为小连接体预备出空间

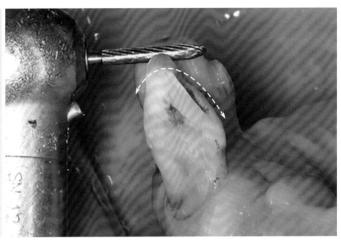

图 5-6-4　车针水平放置于牙体长轴方向，在切牙邻接处的切角制备出颊舌面宽约 1.5mm，深约 1.5mm 的半圆形支托凹底面。然后将车针向唇、舌面倾斜，做弧形研磨，制备出唇、舌斜面。在舌面外展隙需制备出圆钝的小连接体空间

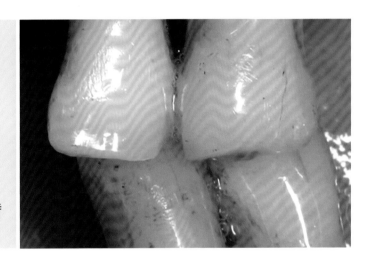

图 5-6-5　注意要尽可能少地向唇面延伸，维持牙唇面形态与美观

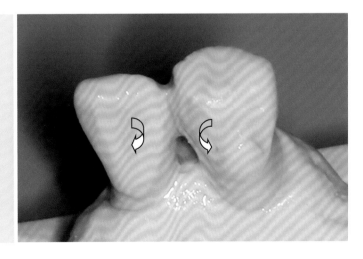

图 5-6-6　制备完成后的切支托舌面形态，可见舌侧外展隙所预备的小连接体空间

第六章 就位道设计

就位道是义齿戴入的一个方向,固位体都必须沿各个基牙的同一个方向戴入,义齿才能就位,该方向称为就位道(path of insertion)。它受口内软硬组织形态的制约和影响,例如缺牙部位、基牙的位置、形态、倾斜角度,以及软硬组织倒凹等因素影响。因此,寻找与确定就位道方向是义齿设计的重要一步,也将对义齿固位与稳定设计起着重要的作用。

第一节 | 导线与就位道的确定

导线(guide line)是区分口内软硬组织倒凹区(undercuts)与非倒凹区(non-undercuts)的分界线,导线的龈向部分是倒凹区,𬌗向部分是非倒凹区(图6-1-1)。导线是在相同观测角度下牙冠外形最突点的连线,随观测角度的变化而变化。当基牙或者观测角度发生不同程度倾斜时,导线的位置也随之发生改变(图6-1-2)。

一、就位道观测方法

为了寻找义齿顺利戴入的方向和角度,我们必须借助观测仪来确定基牙和牙槽骨倒凹的位置和大小,并在基牙上画出观测线,以确定义齿的就位方向。

用于确定义齿就位道的仪器称为模型观测仪(surveyor),又称为导线测量仪。模型观测仪上的水平臂与垂直臂成90°角,无论水平臂如何移动,垂直臂永远处在直角的位置,以保证观测方向(就位方向)相互平行(图6-1-3)。观测仪上的分析工具代表义齿的就位道方向,即为义齿就位的方向。分析工具种类不同,功能也不同,分析工具的共同作用是用于绘制导线(图6-1-4)。当分析杆紧贴牙冠最突点作水平移动时,就能标记出导线位置。模型在观测平台上的角度可以任意调节,因此,模型在某一观测方向下所构成的多条导线便组成了共同就位道(图6-1-5)。

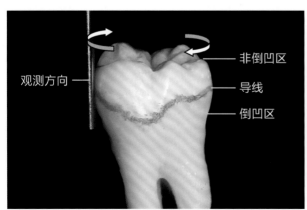

图6-1-1 观测方向垂直于基牙时的导线位置,也是相同观测角度下牙冠外形最突点的连线

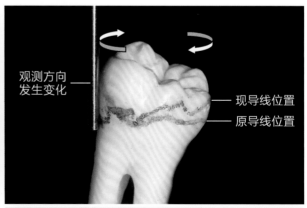

图6-1-2 基牙倾斜或观测方向变化时,导线位置随之改变

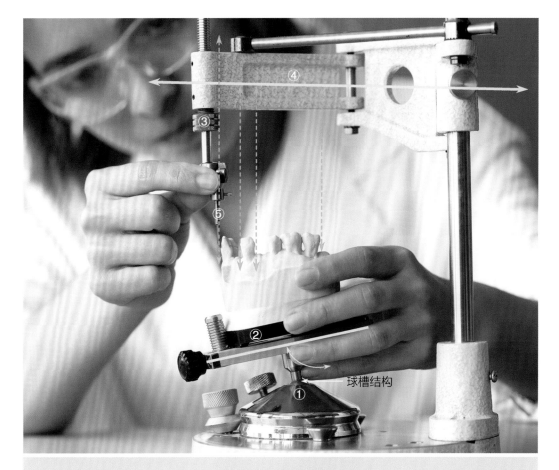

图 6-1-3 模型观测仪

①基座:观测平台位于其上,内有球槽结构,可多角度调节 ②观测平台:用于固定模型,通过球槽结构与基座连接,观测平台可以获得任意倾斜角度 ③垂直臂:只能做垂直向运动,用于支撑和连接水平臂 ④水平臂:只能做水平向运动,用于连接垂直臂悬挂观测工具 ⑤分析工具

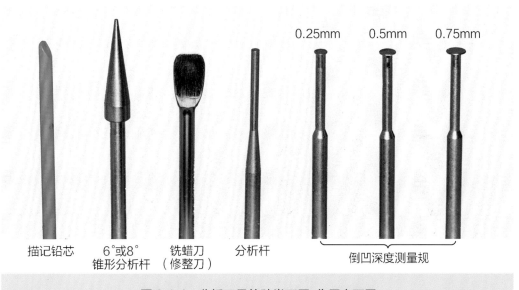

图 6-1-4 分析工具的种类不同,作用也不同

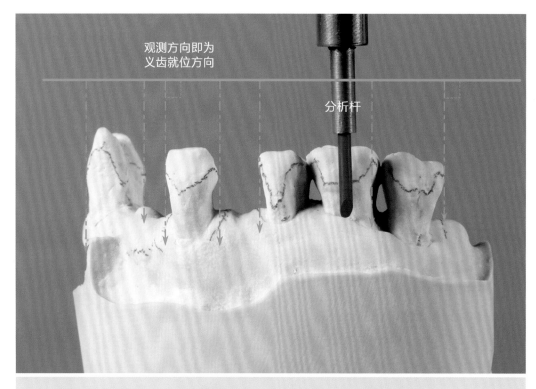

图 6-1-5　共同就位道与导线（分析杆代表义齿就位的方向）

二、导线的绘制方法

当垂直臂上的分析杆紧贴在模型基牙与牙槽嵴上做平行移动时，就能标记出牙外形的最突点，从而获得多条相互平行的边，这些边与软硬组织最凸点接触后便形成一条观测线（surveying line），这些观测线也就是导线。天然牙因解剖形态不同，导线形态也不同（图 6-1-6）。在选择共同就位道绘制导线时，导线距龈缘要有约 2mm 的距离（图 6-1-7）。

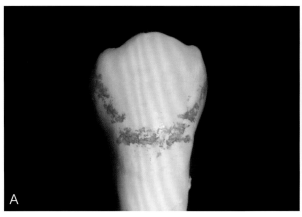

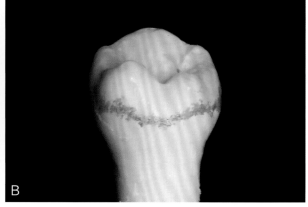

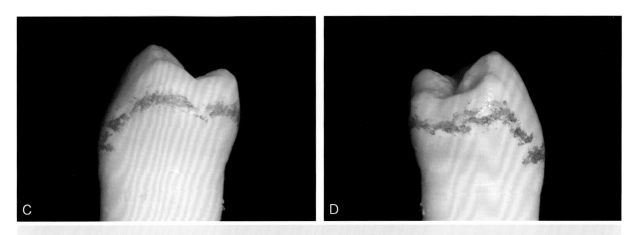

图 6-1-6　天然牙解剖形态不同，导线位置与形态也不同（红线为下颌前磨牙在某个观测角度下的导线位置）
A. 颊侧　B. 舌侧　C. 近中　D. 远中

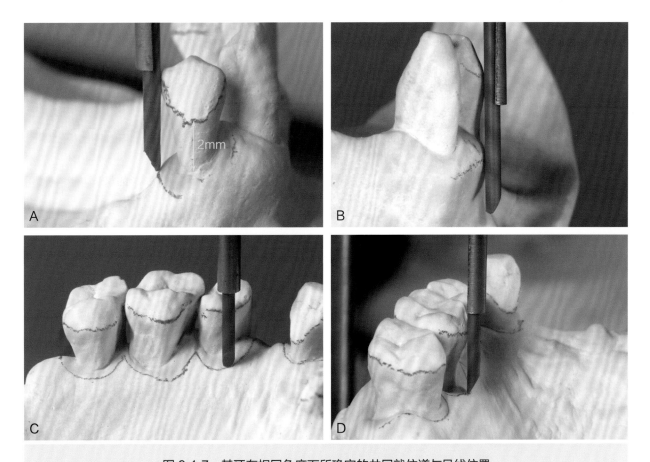

图 6-1-7　基牙在相同角度下所确定的共同就位道与导线位置
A. 导线距龈缘要有约 2mm 的距离　B. 在颊侧软组织上也要形成导线　C. 舌侧软组织上所形成的就位道底线　D. 磨牙远中和舌侧软硬组织上的导线和就位道底线

第二节 | 共同就位道的调节

在满足义齿稳定和固位的前提下,为了便于患者取戴义齿或避免邻牙间出现较大的间隙,可以将观测台上的模型作一定倾斜,通过改变观测方向来改变就位方向,从而调整基牙的倒凹深度与角度,达到增减义齿固位力与调整间隙大小的作用(图 6-2-1)。

可以通过模型的倾斜角度来调节就位方向,就位道的调节分为平均倒凹法与调节倒凹法。

1. **平均倒凹法(均凹式)(图 6-2-2)**　平均倒凹法是将模型上所有基牙倒凹角度与深度调节至比较平均的位置,其共同就位道方向即为两端基牙长轴交角的平分线方向。多用于缺牙间隙多、基牙倒凹大的病例,义齿戴入方向近似与𬌗平面垂直。

2. **调节倒凹法(调凹式)**　调节倒凹法是使倒凹适当地集中在某些基牙或基牙的近远中面上。义齿采用斜向就位,倒凹可起到制锁作用,义齿不会因黏性食物而造成垂直向脱位,同样还可缩小前牙的邻间隙以利美观。前牙缺失多采取由前向后的斜向就位道,称为前斜方就位(图 6-2-3);后牙游离端缺牙义齿一般可采用由后向前斜向就位,称为后斜方就位(图 6-2-4)。

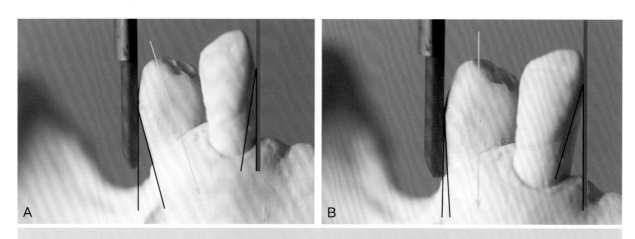

图 6-2-1　模型角度或观测方向不同,倒凹的深度和角度也不同
A. 磨牙倒凹深度大,前牙间隙小　B. 磨牙倒凹深度小,前牙间隙大

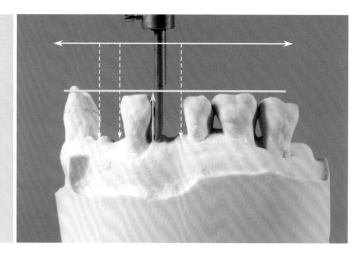

图 6-2-2　平均倒凹法是将所有基牙的倒凹角度与深度调节至比较平均的位置,多用于缺牙间隙多、基牙倒凹大的病例

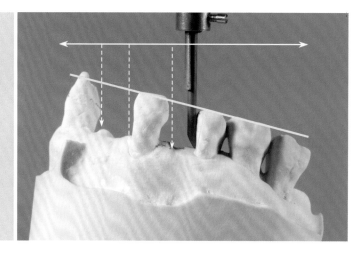

图 6-2-3　当模型向后倾斜时,即为调凹式的前斜方就位法,义齿由前向后戴入,多用于前牙缺失的病例,有利于义齿就位,还可缩小前牙缺牙区与邻牙间的间隙

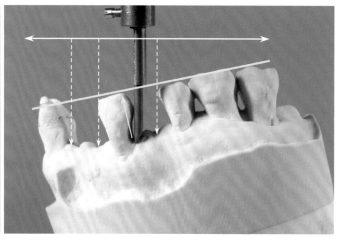

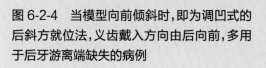

图 6-2-4　当模型向前倾斜时,即为调凹式的后斜方就位法,义齿戴入方向由后向前,多用于后牙游离端缺失的病例

第七章 固位体与固位力设计

可摘局部义齿戴入口内，在行使功能时必须具有稳定、支持和抵抗脱位的作用。固位体是起到上述作用的关键部件。而固位力的获得是由固位体提供，因此本章内容主要包括固位体与固位力两个部分。

第一节 | 固位体设计原则与分类

固位体（retainer）是可摘局部义齿最重要的一个部件，起到固位、稳定、防止义齿𬌗向脱位的作用。

一、设计原则

1. 固位体具有一定固位力，保证义齿在正常的咀嚼功能状态时不致脱位。

2. 非功能状态时，固位体对基牙不应产生静压力（移位力）。

3. 固位体取戴方便，对基牙应无侧方压力，不损伤基牙。

4. 固位体符合美观要求，尽量少显露金属，尤其前牙区。

5. 固位体与基牙密合，外形圆钝光滑，不应刺激或损伤口内的软硬组织，不易存积食物，以免菌斑聚集，造成牙龋坏和牙周病变。

6. 制作固位体的材料应具有良好的机械性能和生物学性能，对口腔组织无致敏、致癌作用并尽量避免在口内使用不同种类的金属，以免产生电流刺激，影响健康。

二、设计分类

固位体设计可分为直接固位体（direct retainer）和间接固位体（indirect retainer）两大类。

1. **直接固位体** 直接固位体是防止义齿𬌗向脱位，起主要固位作用的重要部件。本节主要介绍临床上最常用的卡环型固位体和 RPI 型固位体。

2. **间接固位体** 间接固位体是用以辅助直接固位体起固位作用的部件，主要是增强义齿的稳定性，防止义齿发生翘起、摆动、旋转及下沉；还起着分散𬌗力，减轻基牙及基托下组织承受𬌗力的作用。只要是辅助直接固位体起着稳定义齿作用的任何部件，均称为间接固位体。间接固位体通过大、小连接体与直接固位体相连接。下面将在"第九章义齿稳定性设计"中，重点讲解间接固位体与大、小连接体在稳定性设计中的作用。

第二节 | 卡环型固位体

一、卡环型固位体的组成与作用

卡环型固位体又称正型卡，简称卡环，由卡环体、卡环臂、卡环臂尖、𬌗支托与小连接体共同组成，是可摘局部义齿设计中最常用的一种固位体（图7-2-1）。临床上也常将𬌗支托作为一个卡环臂，因此常称为三臂卡。其横截面呈半圆形，卡环臂尖弯向𬌗面呈弧形。卡抱在基牙上，起着稳定、支撑、防止义齿下沉、旋转、移位与脱位的作用。卡环各个部位所处基牙区域不同作用也不同（图7-2-2，表7-2-1）。

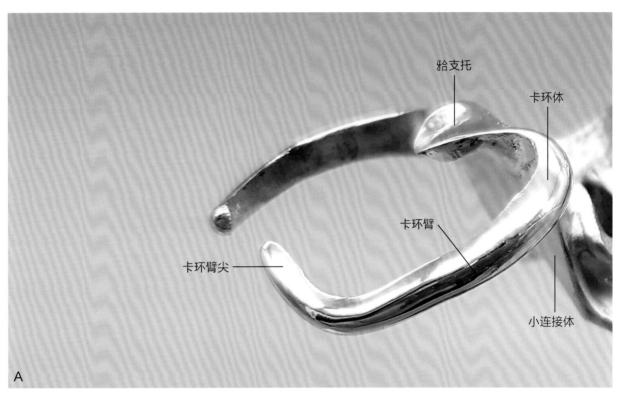

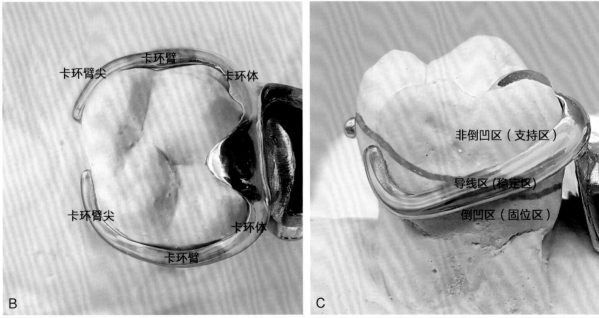

图 7-2-1　卡环型固位体
A. 卡环型固位体的组成　B. 卡环𬌗面观　C. 卡环颊面观

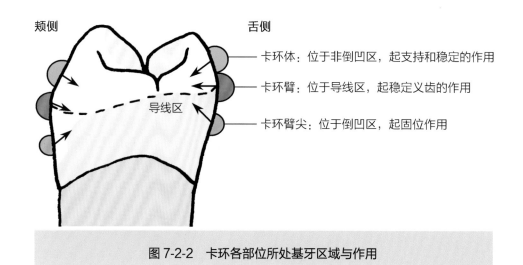

颊侧　　　　　　　　　　　　　　舌侧

卡环体：位于非倒凹区，起支持和稳定的作用

卡环臂：位于导线区，起稳定义齿的作用

导线区

卡环臂尖：位于倒凹区，起固位作用

图 7-2-2　卡环各部位所处基牙区域与作用

表 7-2-1　卡环各部位的特点与作用

名称	与倒凹的关系	与基牙位置的关系	作用	弹性
卡环体	位于非倒凹区	邻面、颊舌轴面角	支持，稳定，阻止义齿下沉和摆动	弹性最小
卡环臂	位于导线区	颊舌面	稳定义齿，防止义齿侧向移位	具有一定弹性
卡环臂尖	位于倒凹区	邻面、颊舌轴面角	固位作用，防止义齿脱位	弹性最大

1. **卡环体**　卡环体又称卡环肩(clasp shoulder)，位于基牙的非倒凹区，多环抱于基牙邻面、颊舌轴面角，起着支持和稳定义齿的作用，可阻止义齿下沉和摆动。卡环体无弹性且具有较高的强度。

2. **卡环臂**(clasp arm)　卡环臂位于基牙的导线上，多环抱于基牙的颊舌面，起着稳定义齿，防止义齿侧向移位的作用。卡环臂具有一定弹性。

3. **卡环臂尖**　卡环臂尖位于基牙的倒凹区，为卡环臂的延续，多环抱于基牙邻面、颊舌轴面角，起着防止义齿脱位的作用，是卡环整体结构中弹性最大的部分。

二、卡环作用力对基牙的影响

(一) 固位臂与对抗臂的作用

卡环就位与脱位时，进入倒凹起固位作用的部分称为固位臂(例如颊侧的卡环臂尖)，当固位臂通过基牙的外形最突点(导线)时，卡环臂尖的形变会对基牙造成很大的水平分力和侧向力，如果一侧没有对抗作用，形变的卡环臂尖因侧向力将会对基牙造成较大创伤。反复摘戴后易导致基牙疼痛松动。

因此,义齿就位时需要一种力来对抗固位臂对基牙产生的水平分力,起着对抗作用的卡环称为对抗臂。只有当固位臂与对抗臂同时接触基牙,才能抵消来自固位臂的水平分力(图7-2-3)。起对抗作用的除对抗臂外,还有小连接体和邻面板。

(二)固位臂和对抗臂的设计

卡环臂的设计与牙体结构上的导线有着密切的关系,例如下颌磨牙颊面较舌面凸,外形高点也较舌面低,因此常出现颊侧卡环低于舌侧。如果制作的舌侧卡环位置明显高于颊侧,当颊侧卡环臂尖接触基牙外形高点时舌侧卡环还未接触到基牙,这时卡环臂尖的形变会对基牙造成水平分力,对基牙造成不良的应力。因此需要调整基牙舌侧导线位置,使其降低,义齿就位时颊舌侧卡环能同时接触到基牙(图7-2-4)。

因铸造卡环弹性有限,为了便于摘戴,可设计一侧卡环进入倒凹,另一侧卡环位于导线上便可获得的固位力,无需颊舌两侧卡环臂尖均进入倒凹区。下颌磨牙因解剖形态特点,固位体常设计成此种形式(图7-2-5)。

三、导线分类

由于各个基牙的形态与倾斜角度不同,所描记出的导线位置也不同,不同的导线决定了不同的倒凹位置,卡环必须根据倒凹位置进行设计才能起到固位的作用。临床上为了便于固位体设计,将基牙导线分为三种类型,如图7-2-6所示。

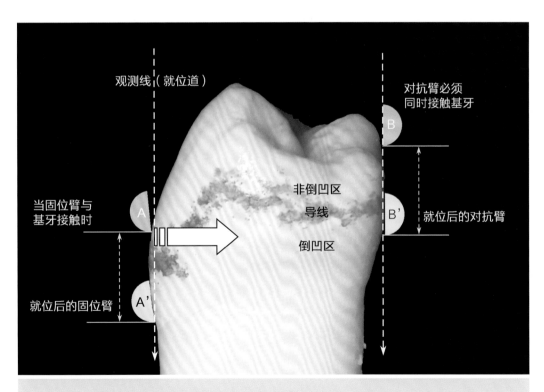

图7-2-3 当固位臂与基牙接触时,对抗臂必须同时接触基牙(A),以对抗固位臂形变时对基牙产生水平分力(B)

黄色(A'B')代表就位后固位臂与对抗臂的横截面,A-A'距离=B-B'距离

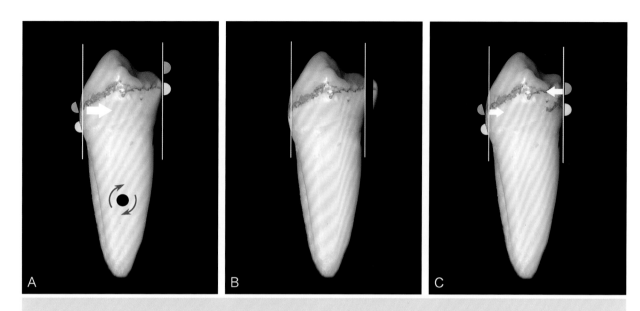

图 7-2-4 调磨基牙舌侧导线位置,使颊、舌侧卡环就位时能同时接触到基牙
A. 调磨导线位置前,颊侧卡环已接触基牙,而舌侧卡环仍未接触基牙 B. 调磨并降低导线位置 C. 调磨导线位置后,颊舌侧卡环同时接触基牙

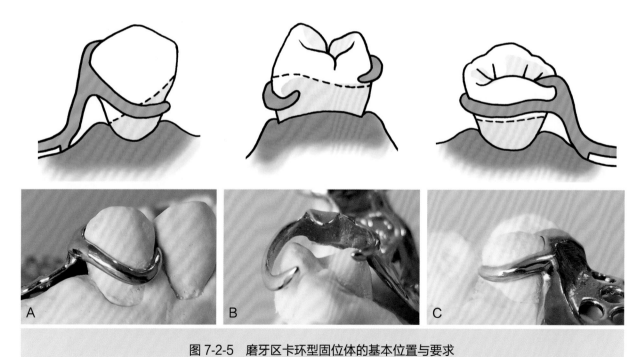

图 7-2-5 磨牙区卡环型固位体的基本位置与要求
A. 颊侧固位臂尖进入倒凹区 B. 就位时,固位臂与对抗臂必须同时接触基牙 C. 舌侧对抗臂可位于导线上

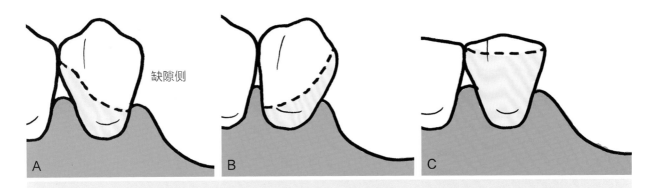

图 7-2-6　导线的类型
A. Ⅰ型导线:倒凹区远离缺隙侧　B.Ⅱ型导线:倒凹区近缺隙侧　C.Ⅲ型导线:导线位置靠近𬌗面

各型导线与固位体设计如下:

(一) Ⅰ型导线与固位体设计

卡环体位于缺隙侧,卡环臂尖远离缺隙侧。卡环的设计多采用正型卡(图 7-2-7)。

(二) Ⅱ型导线与固位体设计

卡环臂尖位于缺隙侧,卡环体部远离缺隙侧。卡环多采用环形卡或者杆形卡,以解决近缺隙侧无法放置卡环体的问题(图 7-2-8)。

(三) Ⅲ型导线与固位体设计

Ⅲ型导线多见于重度磨耗或者颊舌侧倾斜的基牙上,解剖外形高点距离𬌗面较近,致使卡环体部影响咬合或者无法设置卡环体。需要通过调整导线位置设计固位体,该型导线的固位体设计可分为以下两种情况。

1. **无需调整导线位置**　可将重建的𬌗面作为支托和卡环体(图 7-2-9),并在重建的𬌗面颊侧或舌侧上设置卡环(图 7-2-10)。适用于需要咬合重建的重度磨耗基牙。

2. **需要调整导线位置**　可将Ⅲ型导线调整为Ⅰ型导线(图 7-2-11),为卡环体部提供足够空间或不设置卡环体(图 7-2-12)。适用于无需咬合重建的重度磨耗基牙。

四、导线位置调节

由于就位道的确定,获得了有利于义齿就位的方向和角度,但临床上会遇见各类错𬌗情况或者个别牙因形态问题从而影响固位体的设计(图 7-2-13),例如缺隙侧导线位置过高,在缺隙侧非倒凹区上设计卡环体将会影响咬合(图 7-2-14),因此,需要在就位道方向和角度不变的情况下,改变倒凹区域非倒凹区位置和比例关系。不但能为固位体提供空间,还能调节固位力与邻牙间隙大小(图 7-2-15)。

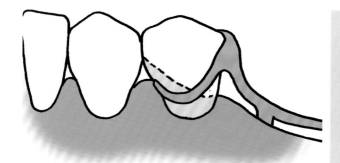

图 7-2-7 Ⅰ型导线及固位体设计

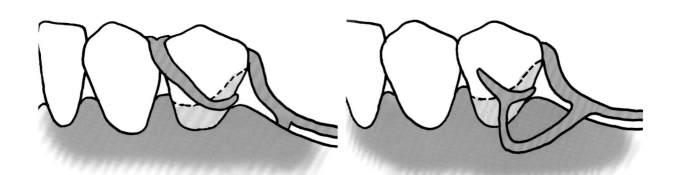

图 7-2-8 Ⅱ型导线及固位体设计

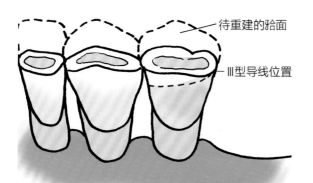

图 7-2-9 需要进行咬合重建的病例(基牙呈Ⅲ型导线)

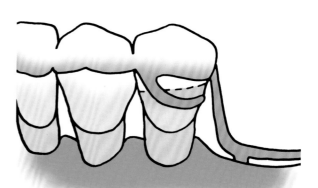

图 7-2-10 咬合重建后的Ⅲ型导线及固位体位置

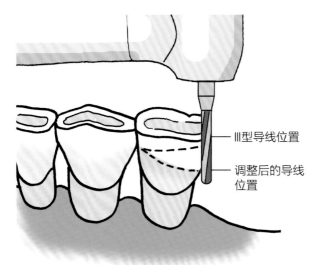

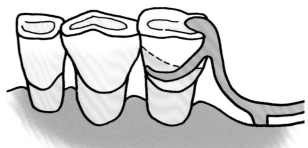

图 7-2-11　无需咬合重建的病例,可将Ⅲ型导线调整为Ⅰ型导线

图 7-2-12　将Ⅲ型导线调整为Ⅰ型导线,为卡环体部提供足够空间

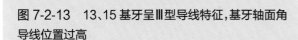

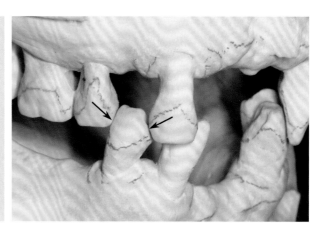

图 7-2-13　13、15 基牙呈Ⅲ型导线特征,基牙轴面角导线位置过高

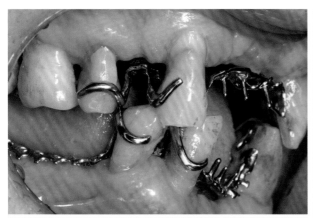

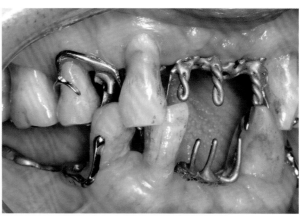

图 7-2-14　设计不当的固位体会影响咬合

图 7-2-15　改变倒凹与非倒凹区域位置关系,改变卡环位置,避开咬合干扰,以获得最佳固位条件

（一）基牙轴面角导线位置调节

由于解剖结构特点,天然牙牙冠外形高点截面形态与牙颈部完全不同,该差异导致天然牙的轴面角存在较大倒凹(图7-2-16),多见于前磨牙、上颌第一磨牙近中等。尤其当基牙𬌗面重度磨耗至牙冠外形高点,呈Ⅲ型导线特征,更不利于固位体的顺利就位(图7-2-17)。因此临床上可通过调整和降低该区的导线高度(图7-2-18),为固位体提供就位条件与足够的空间,圆钝的牙体外形有利于固位体顺利就位,同时还能调节固位力的大小(图7-2-19)。

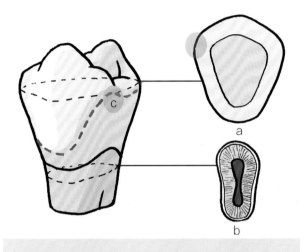

图 7-2-16　天然牙牙冠外形高点截面形态与牙颈部完全不同
a. 外形高点截面　b. 牙颈部截面　c. 轴面角形成较大的倒凹区(绿色区域为轴面角)

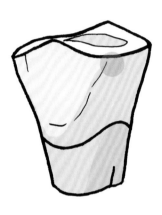

图 7-2-17　天然牙𬌗面重度磨耗呈Ⅲ型导线特征

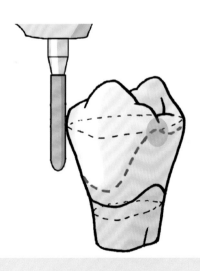

图 7-2-18　调整基牙轴面角的导线位置高度

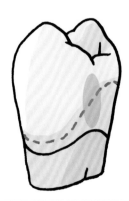

图 7-2-19　较低的导线位置和圆钝的牙体外形有利于固位体的安置与就位

调整方法如下：首先在导线观测仪上分析导线位置和需要调整的量（图7-2-20），再利用分析杆上的修整刀按照就位道的方向对模型高点进行适当修改（图7-2-21），直至导线位置下降至合适位置后再对导线位置重新描记（图7-2-22）。最后对照天然牙上的相应位置进行磨改，从而获得新的导线位置。

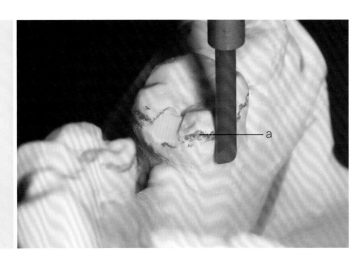

图7-2-20　红线为初始观测到的基牙导线，发现导线位置偏高，卡环体的位置将影响咬合
a. 原导线位置

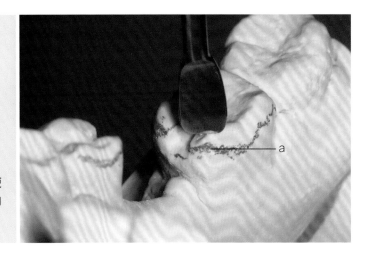

图7-2-21　在观测方向不变的前提下，可使用修整刀去除轴面角1.5mm以内的石膏（即磨牙牙釉质的厚度范围内）使导线位置下降

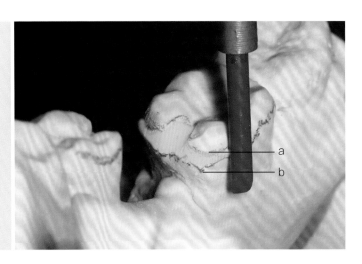

图7-2-22　调整后的导线，可见导线位置降低，绿色部分为调整后卡环体所在位置
b. 调整后导线位置

（二）磨牙颊、舌侧导线位置调整

由于磨耗致使下颌磨牙舌侧或上颌磨牙颊侧导线位置靠近𬌗面，多呈Ⅲ型导线特征。可通过磨改基牙倒凹较大的一侧来降低导线位置，或加大外倾角以便于引导固位体顺利就位并为固位体获得足够的空间（图7-2-23）。

（三）邻面导线位置调整

如果缺隙侧余留牙邻面导线位置过高、倒凹较深，易造成义齿与余留牙邻面外展隙较大，在前牙区会出现明显的"黑三角"，不仅影响美观，还会造成黏性食物嵌塞，不利于美观与口腔健康（图7-2-24）。遇此情况我们可以通过磨改余留牙近缺隙侧来降低导线位置，减小龈侧外展隙的"黑三角"（图7-2-25）。

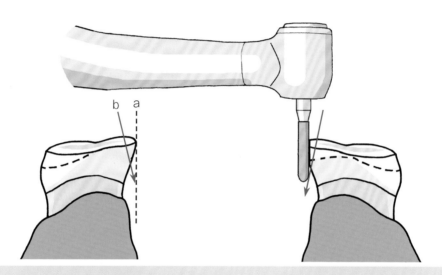

图 7-2-23 下颌第二磨牙舌侧导线位置较高，可通过磨改来降低导线位置（冠状面）
a. 就位道方向 b. 调磨角度可以与就位道平行或形成一定的外倾角

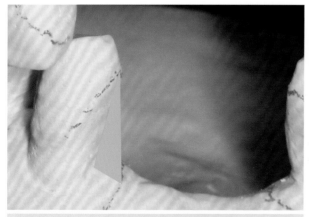

图 7-2-24 余留牙邻面近缺隙侧导线位置较高、倒凹较深，易造成义齿与余留牙邻面"黑三角"

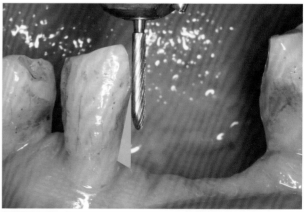

图 7-2-25 降低导线位置，可减小龈侧外展隙的"黑三角"

五、卡环种类

根据基牙的导线类型来设计卡环种类与形态,不同的倒凹位置所设计的卡环种类也不同。根据材料与工艺还可分为铸造卡环与锻丝冷弯卡环,本书主要介绍铸造卡环。

(一) 根据卡环数目分类

根据卡环数目,可将卡环分为单臂卡环、双臂卡环和三臂卡环等。

1. **单臂卡环**(one arm clasp) 单臂卡环只有一个弹性卡环臂,位于基牙颊侧。而舌侧多为基托,起对抗臂的作用。

2. **双臂卡环**(two arms clasp) 双臂卡环有颊、舌两臂,颊侧为固位臂、舌侧为对抗臂或两侧为交互作用。双臂卡环无𬌗支托,因此不会在基牙上形成支点,多用于黏膜支持式义齿。

3. **三臂卡环**(three arms clasp) 三臂卡环在第七章第二节中已做详细介绍。三臂卡环由颊、舌两臂及𬌗支托组成,适用于牙冠解剖形态正常、健康的基牙。因其固位力与稳定性较好,是牙支持式可摘局部义齿最常用的一种卡环类型。

(二) 根据卡环的形态分类

根据卡环的形态,可将卡环分为圆环形卡环(circumferential clasp)和杆形卡环(bar clasp)。圆环形卡环多由𬌗支托发出,形似圆环,故称圆环形卡环,包绕基牙牙冠的 3/4 以上。杆形卡环又名 Roach 卡环,从缺牙区的颊侧金属支架中伸出,其卡环臂与牙体长轴平行,呈杆形,故称杆形卡环。

1. **圆环形卡环** 圆环形卡环包括环形卡环、回力卡环、对半卡环、间隙卡环、连续卡环和联合卡环等。

(1) 环形卡环(ring clasp):环形卡环又称为圈形卡环,该种卡环长度大,因此弹性也大,易于进入较深的倒凹区,多用于最后一颗磨牙上(图 7-2-26)。由于解剖结构关系,下颌磨牙多向近中舌侧倾斜,上颌磨牙向近中颊侧倾斜,多数基牙存在重度磨耗,形成Ⅲ型导线。因此,倒凹多位于倾斜较大的一侧,较大倒凹的一侧因导线位置较高且向近中倾斜而无法设置卡环体。这种情况下常设计环形卡环,环形卡环体部在非倒凹区的颊侧或舌侧,卡环臂设置在磨牙远中,游离臂尖绕过磨牙远中进入颊侧或舌侧的倒凹区内。可在近、远中分别或同时放置𬌗支托,并可加宽非倒凹区的卡环体,以提高强度(图 7-2-27)。

(2) 回力卡环(back-action clasp):回力卡环为圆环形卡环的一种,多用于前磨牙或尖牙,适合后牙游离端缺失的修复。𬌗支托位于远中,卡环臂尖位于基牙颊面倒凹区,绕过基牙远中与𬌗支托相连,再转向基牙舌面非倒凹区,在基牙近中舌侧通过小连接体与基托或大连接体相连。由于远中𬌗支托不与基托或连接杆直接相连,力是通过人工牙和基托传至基托下组织上,起到应力中断的作用,𬌗力可沿牙体长轴传导,有效减轻基牙承受的扭力(图 7-2-28)。

(3) 对半卡环(half and half clasp):对半卡环由颊侧和舌侧两个相对独立的单臂卡(one arm clasp)与近、远中𬌗支托所组成,以各自的小连接体分别连接于树脂基托中或铸造支架上。主要用于前后都有缺隙的孤立前磨牙或磨牙上(图 7-2-29)。

(4) 间隙卡环:间隙卡环是通过相邻两个天然牙间隙的一种固位体,由卡环与邻间𬌗支托组成,是通过隙卡沟进入相邻基牙的颊面或舌面。不仅发挥固位作用,还具有辅助支持𬌗力的作用(图 7-2-30)。

（5）连续卡环（continuous clasp）：位于两个以上相邻牙的卡环称为连续卡环，其颊侧固位臂独立不相连，各自有独立的小连接体，而舌侧对抗臂则在末端相连并与舌侧导线平齐，起对抗和稳定的作用。在前牙区与切支托配合可发挥牙周夹板的作用（图 7-2-31）。

（6）联合卡环（combined clasp）：联合卡环由位于相邻两基牙上的两个卡环通过共同卡环体相连而成，可由两个三臂卡组成，或者是一个环形卡和一个三臂卡组成。卡环体交汇于相邻两基牙的骀面外展隙，形成两个相接的骀支托。适用于基牙与邻牙之间有间隙或食物嵌塞的病例（图 7-2-32）。

2. **杆形卡环**　杆形卡环又名 Roach 卡环，由 Roach(1934)提出。此类卡环最大特点是体部不从骀支托伸出，因此不受Ⅱ型或Ⅲ型导线对卡环体部的影响。它是从缺牙区的颊侧支架中伸出，沿牙龈缘下方 3mm 的位置平行向近中延伸至基牙根端下方适当位置，然后以直角转向骀方，其卡环臂越过基牙牙龈，卡臂尖进入基牙颊侧颈部 1/3 区的倒凹区内，只有卡环臂尖 2mm 与基牙表面接触，宽度约为 1.5mm，颊侧观多呈 Ⅰ 型，又称 Ⅰ 型杆卡（图 7-2-33）。Ⅰ 型杆卡其余部分绝不能进入倒凹区。

杆形卡环的优点是美观，金属外露少（图 7-2-34）；基牙外形磨改量少；对基牙远中所产生的扭力也较小，适用于游离端义齿。缺点是对于口腔前庭浅、软组织倒凹大、系带附着高的病例不宜使用；卡抱和稳定作用较圆环形卡环弱，因此常与一些相应设计的义齿部件组合应用。

根据基牙导线位置，杆形卡环的固位臂可分成 T 形、C 形、Y 形和 L 形。这四种类型可灵活应用于不同类型的倒凹，例如，尖牙颊嵴区倒凹较浅或无倒凹，而倒凹多集中在近远中的情况（图 7-2-35~ 图 7-2-38）。

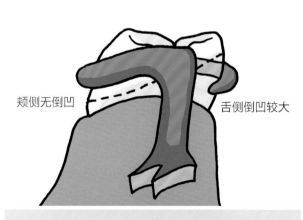

颊侧无倒凹　舌侧倒凹较大

图 7-2-26　环形卡环多用于一侧倒凹较大，另一侧无倒凹的第二磨牙（下颌第二磨牙冠状面）

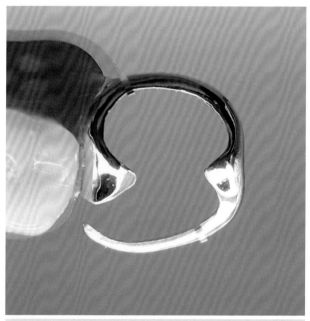

图 7-2-27　上颌环形卡环骀面

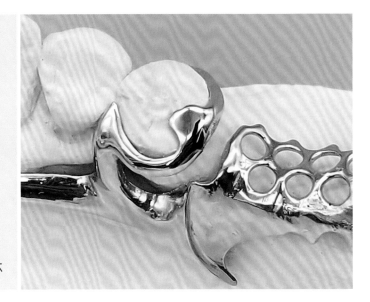

图 7-2-28　回力卡环

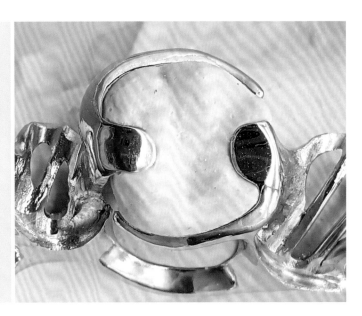

图 7-2-29　对半卡环

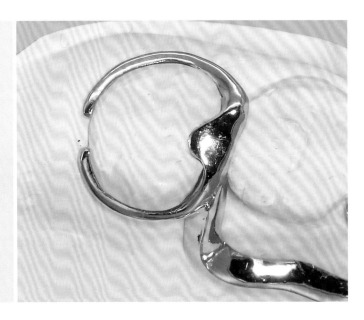

图 7-2-30　间隙卡环

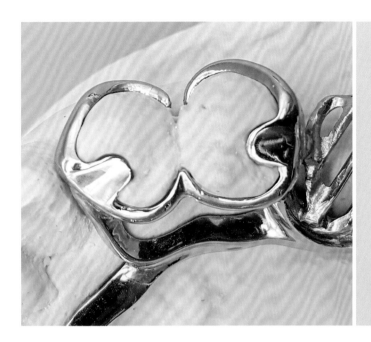

图 7-2-31 连续卡环

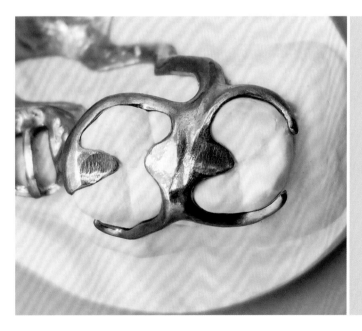

图 7-2-32 联合卡环

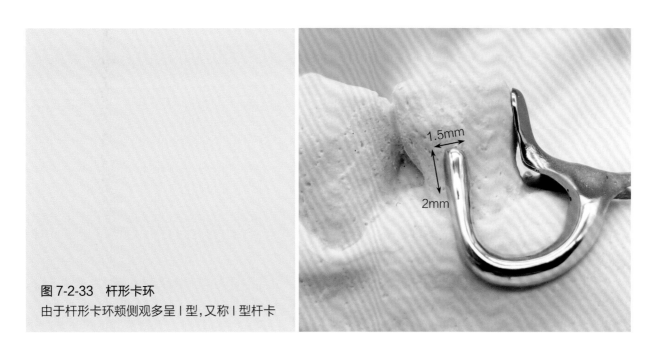

图 7-2-33 杆形卡环

由于杆形卡环颊侧观多呈 I 型,又称 I 型杆卡

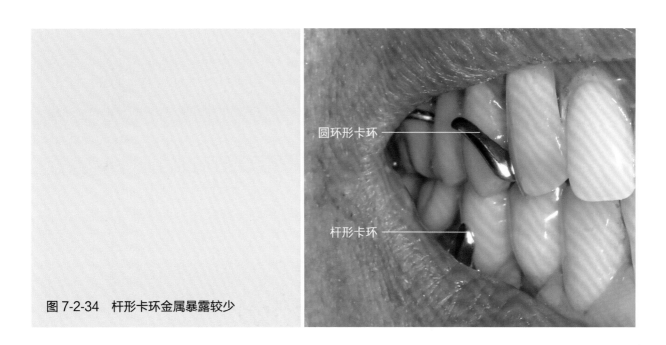

圆环形卡环

杆形卡环

图 7-2-34 杆形卡环金属暴露较少

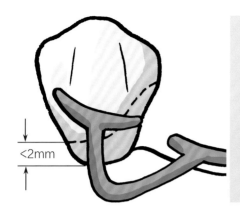

图 7-2-35 T 形固位臂

当基牙颊侧导线距龈缘 <2mm，基牙为 Ⅱ 型导线时，可选用 T 形固位臂，一侧臂端进入倒凹，一侧臂端在非倒凹区，它与环形卡环固位臂类似，没有与殆支托相连的卡环体，因此弹性较环形卡环大且具有应力中断作用，但稳定性较环形卡弱

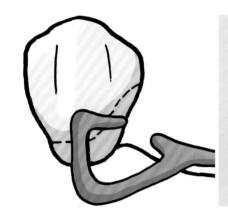

图 7-2-36 C 形固位臂

C 形固位臂又称为改良 T 形固位臂。当基牙颊嵴区无倒凹，基牙为 Ⅱ 型导线时，可将 T 形固位臂非倒凹区的卡环臂端去除，形成 C 形固位臂，且具有美观效果。固位力与 T 形固位臂一样

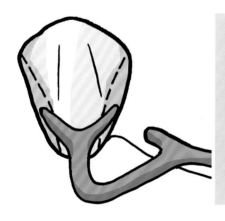

图 7-2-37 Y 形固位臂

当基牙颊嵴区无倒凹，倒凹位于近远中区且导线位置较高时可选用 Y 形固位臂，Y 形固位臂与 T 形固位臂并无本质区别

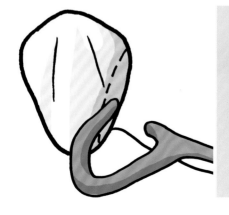

图 7-2-38 L 形固位臂

L 形固位臂是一种改良的 Y 形固位臂。当基牙颊嵴区无倒凹，倒凹位于近远中区且导线位置较高时，可将 Y 形固位臂非倒凹区的卡环臂端去除，形成 L 形固位臂，且具有美观效果，多用于尖牙

第三节 | RPI 型固位体

一、RPI 卡环组

临床上由于远中游离端义齿(distal extension denture)稳定性差,环形卡环因其结构特点,在杠杆力的作用下易对基牙造成不当的扭力,黏膜受力面积也不均匀。为了使游离端义齿骀力垂直作用于牙体长轴,分散游离端义齿对基牙扭力,使基托对黏膜组织受力均匀。Kratochvil(1963)根据游离端义齿的特点,提出近中支托,远中邻面导板及颊侧I型卡环的设计方案,Krol(1973)做了进一步作了说明,并将此卡环组称为 RPI 卡环组(rest,guiding plate,I-bar)(图 7-3-1)。

RPI 卡环组由近中骀支托(R)、远中邻面板(P)、颊侧I型杆式卡(I)三部分组成,是一种适用于远中游离端缺失的直接固位体(图 7-3-2)。

二、RPI 卡环组作用于游离端义齿上的优点

1. 游离端义齿受力时,位于近中的骀支托可防止基牙向远中移位,受力方向接近牙长轴,对基牙扭力小,支托上的小连接体起舌侧对抗臂的作用。

2. 邻面导板起着引导义齿就位和稳定义齿的作用。

3. I型杆卡与基牙接触面小,美观、龋患率低。

4. 骀力近似垂直于牙槽嵴,可使游离端基托下的组织受力均匀。

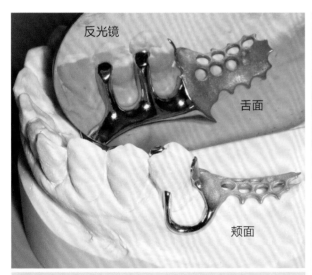

图 7-3-1 RPI 卡环组(颊舌面观)

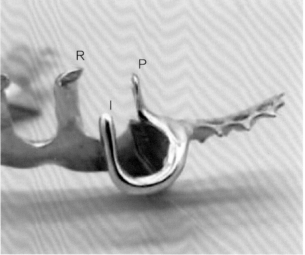

图 7-3-2 RPI 卡环的组成
R.近中骀支托 P.远中邻面板 I.颊侧I型杆卡

三、RPI 卡环组各部件的结构与作用

(一) 近中𬌗支托的作用

近中𬌗支托是指放置在基牙近中边缘嵴上的支托(图7-3-3),适用于远中游离端缺牙的义齿。近中𬌗支托与远中𬌗支托的作用力不同,有以下几点区别:

1. **转动半径与旋转弧** 与远中𬌗支托相比,由于近中𬌗支托将支点从远中移至近中,位置前移,加大了转动半径,旋转弧度也随之增加,对基牙扭力小,受力方向接近牙长轴与转动中心(图7-3-4)。

2. **𬌗力分散作用** 远中游离端义齿的近缺隙基牙若采用远中𬌗支托,当咬合力垂直作用于义齿时,基牙受力易向远中倾斜(图7-3-5A)。而采用近中𬌗支托则基牙向近中倾斜,但由于近中有邻牙支持,使基牙受力减少或被抵消(图7-3-5B)。

3. **压强作用** 支点前移会使游离距延长,基托下组织的受力方向接近垂直,且较均匀。因此在相同作用力下,基托的接触面积越大对黏膜的压强越小。

4. **对抗臂作用** 支托的小连接体位于两邻牙靠近基牙侧的舌外展隙处,可与基牙形成小的导平面并起着对抗臂的作用。

5. **应力中断作用** 远中𬌗支托受力时,应力集中在基牙远中,对基牙产生较大的扭力。近中𬌗支托使支点的位置发生了改变。杠杆力也发生了变化,将支点由𬌗力与固位体之间移至固位体的近中,使 I 类杠杆变成 II 类杠杆。同时延长了连接体,增加了连接体的弹性,因此中断或减小了基牙远中的应力,使应力集中在基牙近远中两侧。

(二) 导平面与邻面板的作用

前磨牙的邻接多为点状接触,接触面积小。当游离端义齿邻面与天然牙邻接点接触时,在𬌗力的作用下,天然牙邻接点与义齿接触部位形成支点,易产生旋转、下沉、摆动和翘起等不稳定因素(图7-3-6)。因此要将点状邻接改为面状接触,分别由导平面和邻面板构成,以增加义齿的稳定性。

1. **导平面(guide plate)** 导平面是在基牙近缺隙处邻面预备出的一个与就位道方向一致,位于𬌗向1/2~1/3,约 2~4mm 高的平面(图7-3-7),该平面颊舌向应保持一定的自然弧度(图7-3-8),外形应与基牙邻接点的形状匹配呈不规则卵圆形(图7-3-9)。常用于游离端义齿近缺隙侧基牙或缺牙区两端的基牙邻面。

2. **邻面板(proximal plate)** 邻面板是义齿上一块与基牙导平面紧密贴合的金属板或树脂板,同样与就位道方向一致,不能进入倒凹,以免影响义齿就位(图7-3-10)。导平面与邻面板是固位体上一个重要的组成部分,起着引导义齿就位和稳定义齿的作用。基牙预备时导平面向舌侧伸展至轴面角,还可起一定对抗臂的作用。

3. **邻面板与导平面的位置关系** 在相同咬合力的作用下,邻面板与导平面的位置不同所产生的作用力也不同,可分为以下三种:

(1) 邻面板与导平面接触面积越大,对基牙产生的水平向作用力和扭力也就越大,抗脱位力就越强。适用于临床牙冠短,基牙倒凹浅,固位力差的义齿(图7-3-11)。

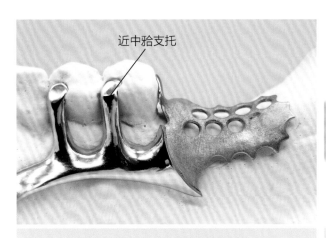

图 7-3-3　近中𬌗支托的位置

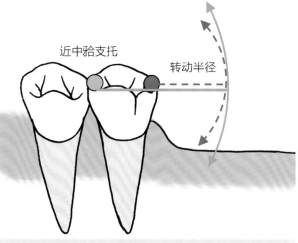

图 7-3-4　与远中𬌗支托相比,近中𬌗支托由于支点前移,加大了转动半径,因而使基托下组织的受力方向接近垂直,且较均匀

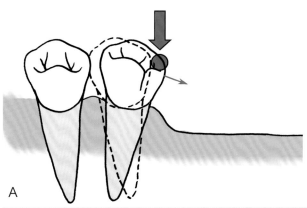

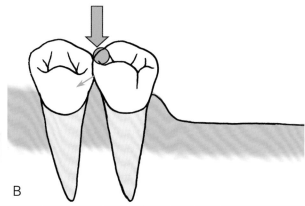

图 7-3-5　𬌗力分散作用

A. 基牙受力易向远中倾斜　B. 基牙向近中倾斜,邻牙可减少或被抵消倾斜力

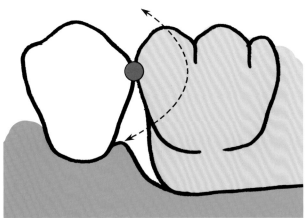

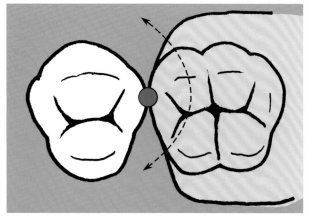

图 7-3-6　天然牙与游离端义齿邻接呈点状接触时,在𬌗力的作用下,易产生不稳定因素

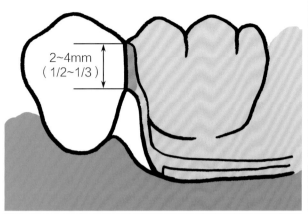

图 7-3-7 导平面与就位道方向一致,高约 2~4mm

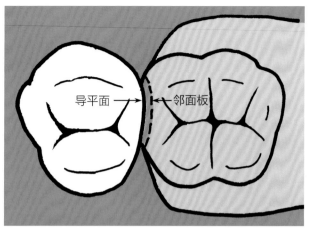

图 7-3-8 导平面与邻面板呈面状接触,并保持颊舌向的自然弧度

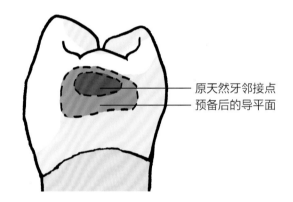

原天然牙邻接点
预备后的导平面

图 7-3-9 导平面与邻接点的形态

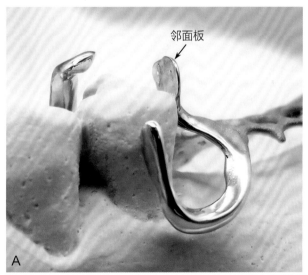

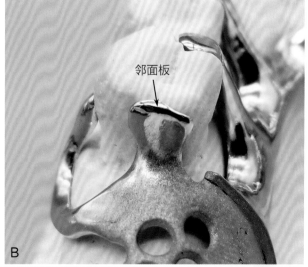

图 7-3-10 邻面板与基牙的关系
A. 就位前 B. 就位后

（2）邻面板与导平面接触面积小或无接触，对基牙产生的水平向作用力和扭力较小，基牙和牙槽嵴受到近似垂直的殆力，因此抗脱位力较差。适用于临床牙冠长，基牙倒凹深，固位力强的义齿（图7-3-12）。

（3）邻面板与导平面位于殆面 1/2~1/3 处，在咬合力的作用下，邻面板与导平面可发生脱离，这时基牙和牙槽嵴受到近似垂直的殆力，抗脱位力适中。适用于临床牙冠高度适中的大多数基牙（图7-3-13）。

4. **导平面的预备方法与要求** 导平面的方向已在模型分析步骤中确定，导平面的方向与就位道的方向一致（图7-3-14）。基牙预备时需反复对比和确认模型上导平面的方向和角度，预备时车针方向与就位道一致，沿着基牙远中外形均匀而少量的磨除牙釉质，形成一个与邻接点形态基本一致的弧形平面，预备的深度应在牙釉质范围内（图7-3-15）。

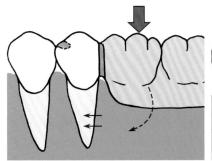

图 7-3-11 邻面板与导平面接触面积大，对基牙水平力和扭力大，抗脱位力强

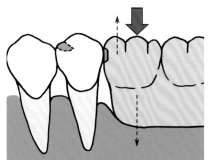

图 7-3-12 邻面板与导平面接触面积小或无接触，对基牙扭力小，但义齿不稳定，易脱位

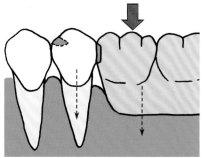

图 7-3-13 邻面板与导平面位于殆面 1/2~1/3 处，基牙和牙槽嵴受到近似垂直的殆力

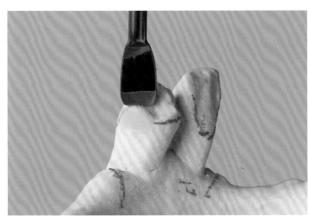

图 7-3-14 导平面的方向与就位道的方向一致，可利用修整刀在研究模型远中预先制备导平面

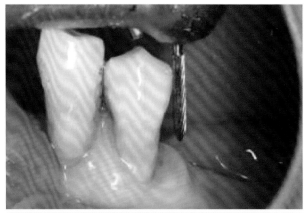

图 7-3-15 预备时车针方向与就位道一致，形成一个与邻接点形态基本一致的弧形平面

（三）I 型杆卡在 RPI 卡环组中的作用

前面章节已介绍了 I 型杆卡，I 型杆卡也是 RPI 卡环组重要的组成部分，起固位作用。I 型杆卡位于倒凹内，在咀嚼作用力下与牙体脱离接触（图 7-3-16），不会对基牙产生支点和扭力，使游离端压力分配更均匀，因此适用于远中游离端义齿。

由于支点前移，转动半径与旋转弧度的位置发生改变，使基牙上的 I 型杆卡的卡环臂尖位于支点同侧，因此在𬌗力作用下，当基托与卡环臂尖同时下沉时、卡环与基牙脱离接触、虽然对基牙无扭力作用，但易失去固位和稳定性（图 7-3-17），因此 I 型杆卡的卡抱和稳定作用不如圆环形卡环。如果患者基牙区的口腔前庭浅、软组织倒凹大、系带附着高则不宜使用，会造成倒凹区食物滞留或摩擦系带等黏膜组织（图 7-3-18）。

（四）I 型杆卡的其他设计——RPA 卡环组

为了弥补 I 型杆卡的不足，很多学者在 RPI 卡环组基础上，根据基牙颊侧观测线的不同与固位力的需要，将 I 型杆卡固位臂更换成其他不同类型的固位体。例如，将 I 型杆卡固位臂改为圆环形卡环则为 RPA 卡环组；改为 T 形卡则为 RPT 卡环组；改为 C 形卡则为 RPC 卡环组；改为 Y 形卡则为 RPY 卡环组；改为 L 形卡则为 RPL 卡环组等。这里将重点介绍 RPA 卡环组，RPA 卡环组与 RPI 卡环组有较大的不同。其余类型的杆形卡环已在前一章节介绍过。

RPA 卡环组是由 Eliason（1983）在 RPI 卡环组基础上提出的，A 为 Aker 的前缀，是以圆环形卡环来替代 I 型杆卡（图 7-3-19）。其特点是卡环体由导面板伸出，卡环体、卡环臂与导线平齐。卡环臂尖进入倒凹区。而非倒凹区无卡环体部，义齿在咬合力的作用下，卡环体不会对基牙远中形成支点和较大的扭力，导线上的卡环臂克服了 I 型杆卡稳定性差与支持力不足的问题（图 7-3-20）。但基牙必须是 I 型导线且无咬合干扰。

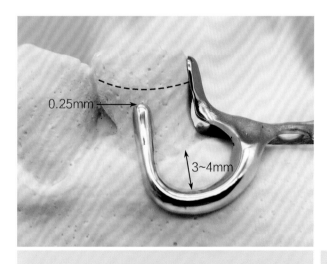

图 7-3-16 卡环臂距龈缘下方 3~4mm，卡臂尖位于导线下约 0.25mm，与黏膜组织面保持约 0.5mm 的缓冲

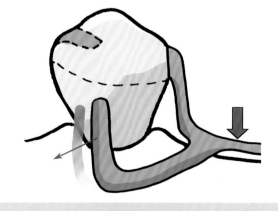

图 7-3-17 I 型杆卡位于近中，当基托与卡环臂尖同时下沉时、卡环与基牙脱离接触

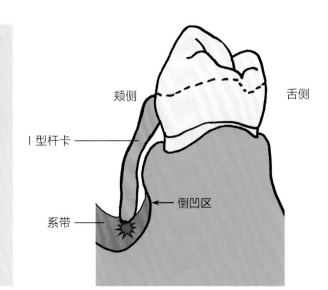

图 7-3-18 I型杆卡不适宜基牙颊侧口腔前庭浅、软组织倒凹大、系带附着高的患者（冠状面）

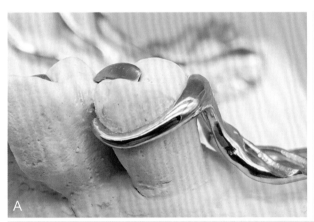

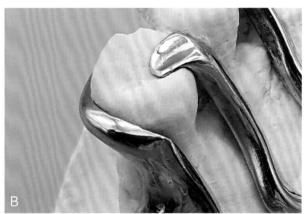

图 7-3-19 RPA 卡环组
A. 颊面　B. 殆面

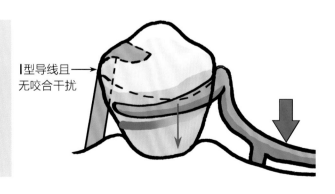

图 7-3-20 RPA 卡环臂与导线平齐，在咬合力的作用下，卡环体不会对基牙远中形成支点和较大的扭力

第四节 | 固位力设计

固位力是抵抗义齿脱位的力,主要由直接固位体提供,不受唇颊舌肌、食物黏着及重力作用脱位的力,是义齿各部件与天然牙产生的摩擦力,下面主要介绍卡环型直接固位体的固位力设计。

一、固位力的影响因素

(一)环抱原则

固位力设计时卡环必须围绕基牙最大周径180°以上(图7-4-1)。如果卡环从𬌗支托开始,颊、舌侧固位臂尖未超过180°就不能起到固位作用,在扭力的作用下基牙会与卡环移位分离。如果采用I型杆卡,至少还要设计两个固位体(𬌗支托、邻面板或对抗臂)与I型杆卡尽量呈对角线分布,从而至少包绕基牙三个面,并与基牙至少有3点以上接触,才能保证良好的平衡与稳定作用(图7-4-2)。这就是环抱原则(principle of encirclement)。

(二)脱位力大小与方向

义齿脱位力(displacement force)是指义齿从就位道相反方向脱出的力,例如食物的黏脱力等。在脱位力相等的条件下,脱位方向与牙面所构成的角度 α 越大,对牙面的正压力越大,所获得固位作用的摩擦力也越大(图7-4-3)。但过大的脱位力不利于义齿的摘戴,过小则不利于固位,因此脱位力的大小必须通过设计来控制。

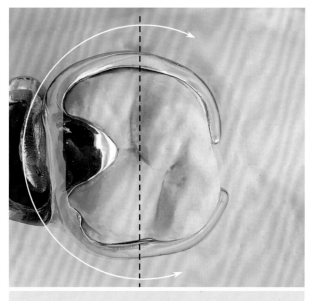

图7-4-1 卡环颊、舌侧固位臂尖必须超过180°

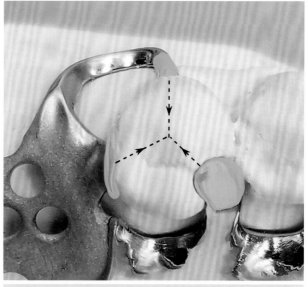

图7-4-2 卡环至少包绕基牙3个面

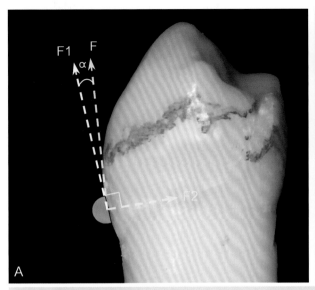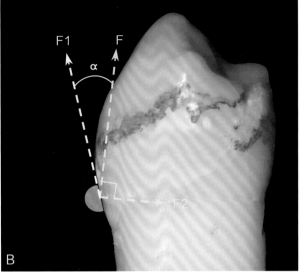

图 7-4-3 脱位力的大小与方向(F. 脱位力;F1. 脱位力在切线方向的分力;F2. 脱位力在垂直方向的正压力)
A. α 角小,脱位力小 B. α 角大,脱位力大

(三)基牙倒凹深度与角度

基牙倒凹(undercut)的深度是指导线分析杆(就位方向)头部边缘至基牙倒凹区牙面间的垂直距离。在卡环臂的弹性限度内,倒凹深度越大,则产生的正压力越大,固位力也越大。

倒凹角度指倒凹区牙面与基牙长轴间构成的坡度。该角度越大,坡度则越大。在倒凹深度相同情况下,坡度越大,固位力就越大(图 7-4-4)。

(四)卡环的弹性与长度

一般而言,同一合金相同横截面下,卡环臂越长,弹性(elasticity of clasp)越大,脱位时对基牙的正压力就越小,所获得的摩擦固位力也就越小(图 7-4-5);相反,卡环越短,弹性越小。卡环的横截面积由合金材料的性能所决定,临床上锻造卡环的弹性要大于铸造卡环。也可将卡环臂尖稍向𬌗面弯曲来增加卡环长度,该设计比平直卡环臂尖的弹性大(图 7-4-6)。

(五)卡环截面比例

卡环横截面高度与宽度的比例多为 8∶10(图 7-4-7),从卡环体部至尖部的比例应保持不变(图 7-4-8)。当倒凹深度不变的情况下,可以通过减小卡环的长度来降低卡环的弹性,从而提高卡环的刚性与固位力。但是该比例在卡环的任意一段发生变化,其弹性也将会发生改变,狭窄处会因应力集中导致卡环折断(图 7-4-9)。

(六)卡环材料的刚度和弹性限度

卡环的刚度指材料位移的力与位移程度之比。该比值越大,在相同位移下所产生的正压力越大,所能获得的固位力也越大。目前临床常用铸造钴铬合金作为义齿卡环的材料,其刚性多适用于 0.25mm 深的倒凹,一般情况下卡环臂在任何方向上强迫位移超过 1mm 时,则可能会超过材料的弹性限度而发生永久变形。

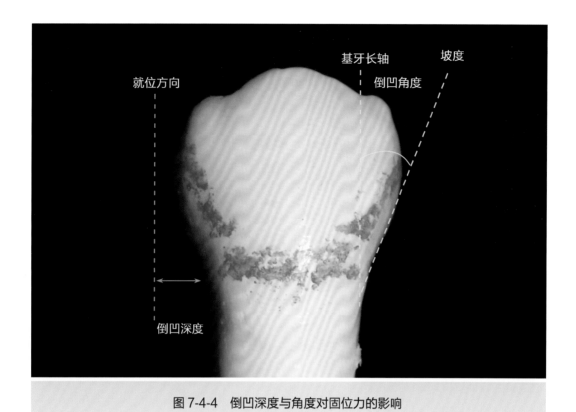

就位方向　　　　　　　　　基牙长轴　　坡度

倒凹角度

倒凹深度

图 7-4-4　倒凹深度与角度对固位力的影响

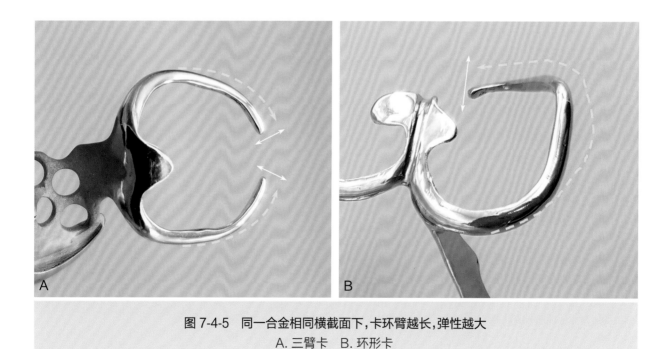

A　　　　　　　　　　　　　B

图 7-4-5　同一合金相同横截面下,卡环臂越长,弹性越大
A. 三臂卡　B. 环形卡

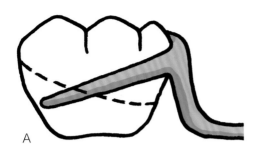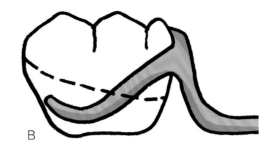

图 7-4-6　弯曲卡环比平直卡环的弹性大
A. 平直卡环臂尖　B. 弯曲的卡环臂尖

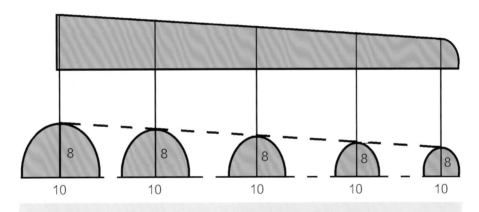

图 7-4-7　卡环截面高度与宽度比例为 8:10

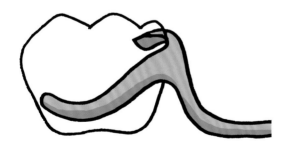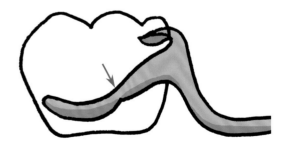

图 7-4-8　卡环体部至尖部横截面的比例应保持
不变

图 7-4-9　横截面比例发生变化,狭窄处会因应力
集中而导致卡环折断

二、固位力的设计方法

（一）倒凹深度测定方法

倒凹深度测量由专用的倒凹深度测量尺完成,倒凹深度测量尺由头部和杆部组成,安置于模型观测仪分析杆所在位置,其杆部的作用与分析杆一致,测量时紧贴基牙导线与就位道方向一致,可上下移动(图7-4-10)。头部分别由宽度(倒凹深度)为0.25mm、0.5mm和0.75mm圆盘形指针所组成,测量时杆部与头部指针均要紧贴于基牙表面(图7-4-11)。

固位力的大小由基牙倒凹的深度与角度所决定。如果进入倒凹的深度越大,固位力越大。例如,当卡环臂的弹性限度在相同范围内时,倒凹角度相同,深度不同,固位力也不同。导线至卡环臂尖的距离也会随深度加大而加长(图7-4-12)。当基牙倒凹角度不同,深度相同,固位力不会发生变化。但导线至卡环臂尖的距离也会随角度的增大而减小(图7-4-13)。因此为了获得有效固位力,可以通过调节倒凹角度来获得倒凹深度(卡环臂尖)的位置。

卡环壁尖进入倒凹的深度主要由合金材料弹性所决定的,对于钴铬合金铸造的卡环,通常位于基牙0.25mm的倒凹深度便可获得有效的固位力,位置越深固位力越强,义齿越不易摘戴。

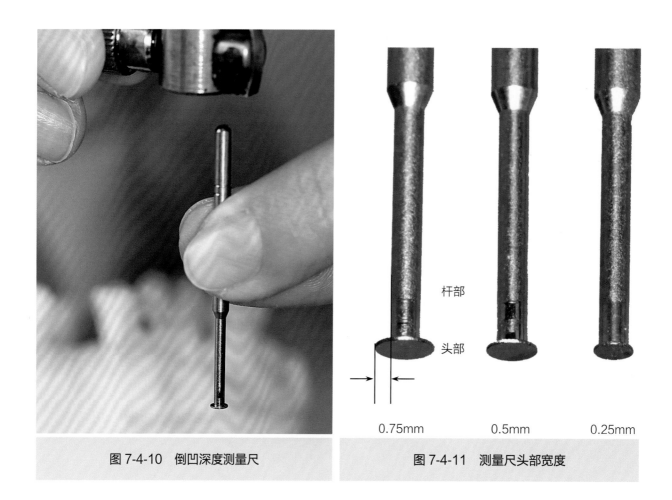

图7-4-10 倒凹深度测量尺　　　　图7-4-11 测量尺头部宽度

杆部

头部

0.75mm　　　0.5mm　　　0.25mm

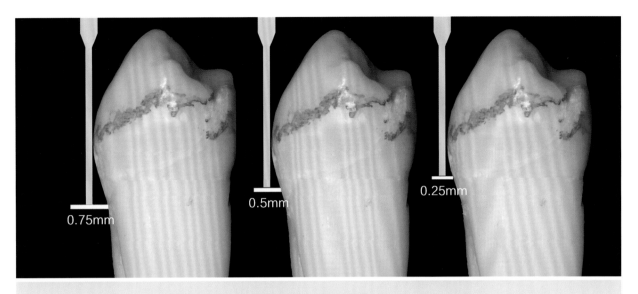

图 7-4-12 倒凹角度相同,测量尺深度不同,固位力也不同

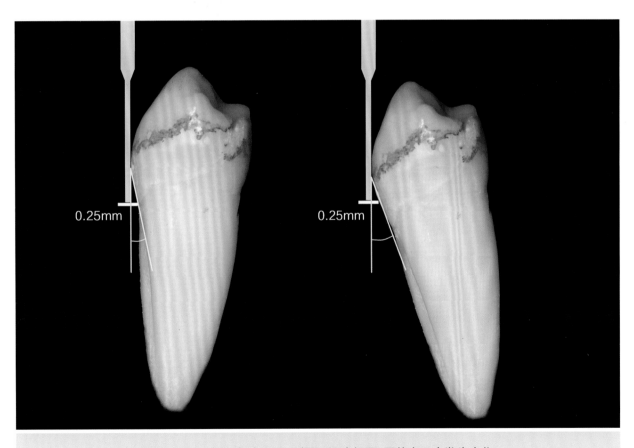

图 7-4-13 倒凹角度不同,测量尺深度相同,固位力不会发生变化

（二）固位力计算方法

固位力是由卡环臂尖进入倒凹而获得的。一个卡环臂固位力的大小（K）可通过以下计算公式计算获得：

$$K = \frac{Q \times E \times T}{L}$$

其中 Q 为卡环臂横截面，E 为合金材料的弹性模量，T 为倒凹深度，L 为卡环长度。需要注意的是，合金材料不同，弹性模量也不同。其中四个变量（L, Q, E, T）中的任何一个发生变化，则卡环固位力将会随之发生改变。以上公式只计算了一个卡环的固位力，如果两个卡环进入倒凹，必须将两个卡环的固位力相加，以此类推，可获得卡环总的固位力。

（三）卡环型固位体位置测量与绘制

前面已在导线观测仪上选择了义齿的共同就位道，并用红笔标记出导线。下一步再根据卡环弹性来选择相应深度的倒凹测量尺，以下图为例，选用 0.25mm 的测量尺进行测量。测量时要求杆部紧贴导线，头部紧贴基牙，并沿导线移动，在卡环臂尖区域寻找最适深度作为最佳固位力所在位置，并用笔做标记（图7-4-14）。最后再根据导线位置用笔将卡环臂尖、卡环臂和卡环体部连接成弧形，便形成了卡环的位置线（图7-4-15）。

一般情况下只需在基牙颊侧设计固位臂，起固位作用（图7-4-16）。在基牙舌侧设计对抗臂，起对抗作用（图7-4-17）。无需颊、舌两侧都设置固位臂，以免造成固位力过大，导致义齿摘戴困难。只有当基牙倒凹浅，固位力弱的时候，才可在基牙颊、舌侧设置固位臂，以增大义齿固位力。

（四）I型杆卡固位力设计特点

I型杆卡放置于基牙颊面倒凹区，起固位作用，卡环臂尖仅 2mm 的区域与基牙表面接触。与圆环形卡环臂尖位置相比，其固位力的范围在接触面底部至顶部，其底部为实际固位力点所在位置（图7-4-18）。固位作用是由下向上呈推型固位，故又称推型卡环（push type clasp）。I型杆卡其余部分绝不能进入倒凹区，卡环臂必须与黏膜组织面保持约 0.5mm 的缓冲。

I型杆卡与圆环形卡环使用相同的材料，均为金属铸造，因此深度要求一致，约为 0.25mm 便可获得有效的固位力，但其卡环臂长度不受基牙外形限制，可根据固位力的大小来调节卡环臂的长度，卡环臂越长弹性越大，固位力越弱，反之则越强。

三、影响固位力的其他因素

（一）基牙固位力的其他调节法

在就位道方向和角度不变的情况下，个别基牙因错𬌗或倾斜等原因与共同就位道方向差异较大，呈现倒凹过深、角度过大或过小等现象，导致无法设计固位力，此时又不能再通过模型倾斜来改变就位道方向。因此对于个别倾斜牙，同样可以通过选磨的方法来改变倒凹的深度和角度，从而调节卡环臂尖的固位力。

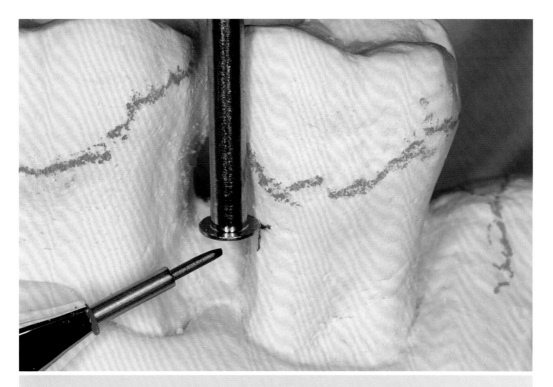

图 7-4-14　测量尺寻找卡环臂尖最适深度与位置,并用笔做标记

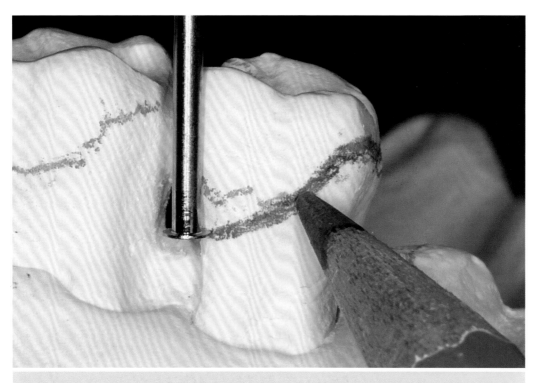

图 7-4-15　根据导线位置用笔将卡环臂尖、卡环臂和卡环体部连接成弧形,便形成了卡环的位置线

　　选磨时,可以用金刚砂车针在倒凹较大的区域进行适当的修整以获得理想的固位深度和角度(图7-4-19)。如果倒凹过小或无固位倒凹,也可在基牙颊侧颈1/3处(相对于卡环尖位置)用超细金刚砂车针直接制备出约0.3mm深、0.5mm宽的浅倒凹,再进行高度抛光,并做防龋处理。但由于该方法破坏了牙釉质,易导致继发龋,因此临床上需谨慎使用。

　　在基牙较多的情况下,根据固位力计算方法,每增加一个固位臂,义齿所获得的固位力也就成倍增加。因此在义齿需要3~4个基牙时,如果颊侧舌侧均设置固位臂,将产生较大的固位力,使义齿摘戴时较为困难(图7-4-20)。对于双侧非游离端缺失的病例,可根据基牙导线类型设计固位体的种类,常用三臂卡或环形卡,在基牙的一侧设置固位臂,另一侧设置对抗臂,义齿便可获得适中的固位力(图7-4-21)。

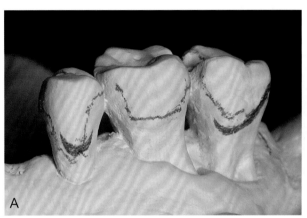
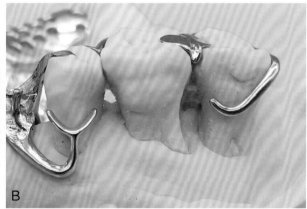

图7-4-16　颊侧固位臂
A. 根据倒凹深度与导线位置设计完成的卡环形态　B. 铸造完成的固位臂

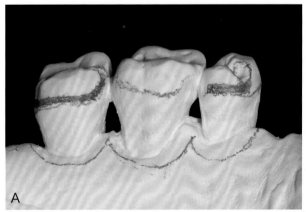
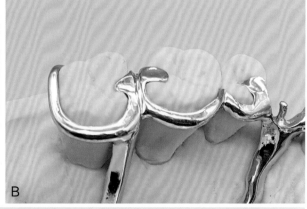

图7-4-17　舌侧对抗臂
A. 对抗臂位于导线上,起稳定义齿作用　B. 铸造完成的对抗臂

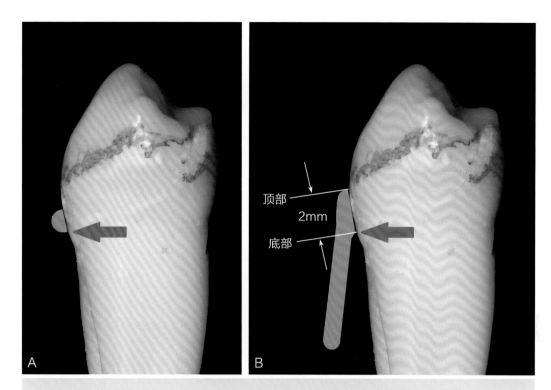

图 7-4-18 I型杆卡与圈型卡深度与固位力范围
A. 圆环形卡环臂尖的实际位置　B. I 形杆卡卡环臂尖的实际位置

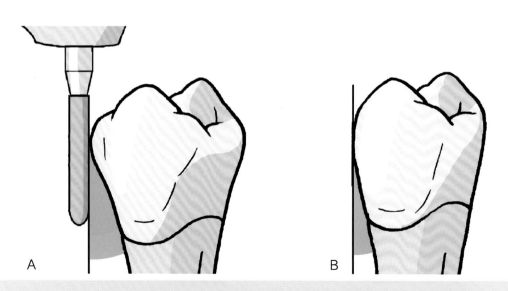

图 7-4-19　倒凹的深度和角度调节方法
A. 调节前　B. 调节后

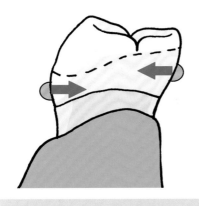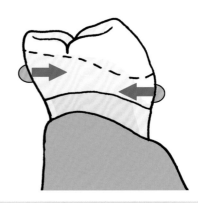

图 7-4-20　颊、舌侧均设置固位臂,易产生较大的固位力(下颌第二磨牙冠状面)

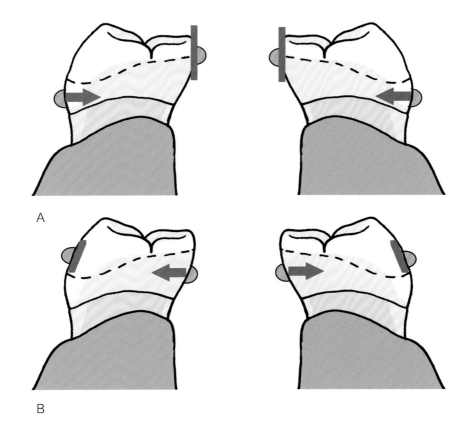

A

B

图 7-4-21　一侧设置固位臂,另一侧设置对抗臂,便可获得适中的固位力(下颌第二磨牙冠状面)

A. 基牙颊侧设置固位臂、舌侧设置对抗臂(多为三臂卡)　B. 基牙颊侧设置对抗臂、舌侧设置固位臂(多为环形卡)

（二）导平面对固位力的影响

邻面板是卡环组中与基牙邻面紧密贴合的金属或树脂板,相接触的基牙邻面称导平面,与义齿就位道方向平行,通过基牙预备形成。邻面板与导平面相接触的主要作用是控制义齿就位道方向、防止义齿脱位。

由于义齿就位时邻面板与导平面产生摩擦力,因此,义齿固位力的大小还因导平面的数量、面积、相互间的平行程度等因素所决定(图7-4-22)。缝隙越多,基牙的导平面数量越多,固位力就越大(图7-4-23)。但要注意,邻面板一定不能进入倒凹,以免造成就位困难。

因此,可以通过调节导平面与邻面板的接触面积与角度来调节固位力大小,例如导平面与邻面板接触面积大且平行,其摩擦力与固位力最大,较大的固位力还能减少卡环的使用,也是提高美观修复的重要措施之一。导平面与邻面板接触面积大且平行,多适用于临床牙冠短,义齿固位力差的病例(图7-4-24);如果导平面与邻面板接触面积小且平行,其摩擦力与固位力适中(图7-4-25);如果导平面与邻面板接触面积小且不平行,其摩擦力与固位力最小,适用于缺牙间隙多,临床牙冠长的病例(图7-4-26)。临床上可根据临床牙冠高度与固位力灵活掌握。

（三）制锁角对固位力的影响

制锁状态是指义齿就位道与实际的脱位方向不一致而造成的约束状态,义齿与相邻牙约束的部分称制锁区,就位道与脱位道方向之间所形成的角度,称为制锁角。进入制锁角内的邻面板或基托与牙体组织之间产生摩擦力称制锁力。制锁角越大,制锁力越大。而要维持稳定的制锁状态,还必须有良好的卡环固位来制约。

通常后牙游离端缺失,义齿多设计为后斜方就位。前牙缺失时,义齿多采用前斜方就位道。这时的义齿与邻牙处于一种制锁状态,当义齿脱位方向与就位方向不一致时,基托与天然牙之间因制锁角的增加而增大了义齿的制锁力,固位力也随之加大(图7-4-27)。

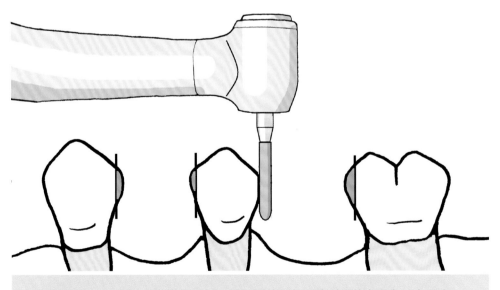

图7-4-22　导平面的数量、面积、相互间的平行程度对固位力具有一定影响

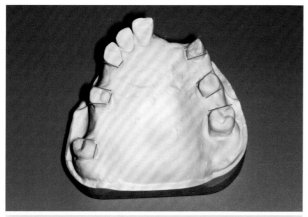

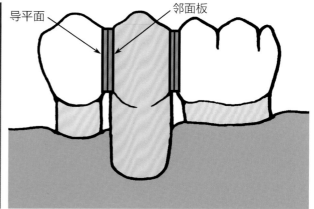

图 7-4-23 导平面数量越多(红线),固位力越大,如果设计不当,易造成义齿的取戴困难

图 7-4-24 导平面与邻面板接触面积大且平行,固位力最大

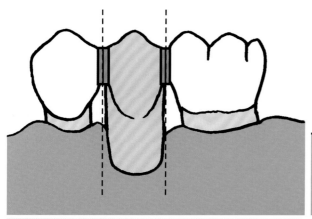

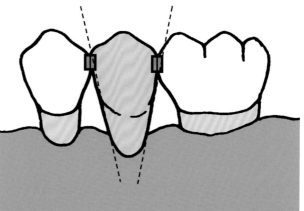

图 7-4-25 导平面与邻面板接触面积小且平行,固位力适中

图 7-4-26 导平面与邻面板接触面积小且不平行,固位力最小

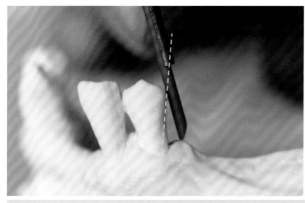

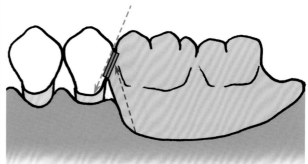

图 7-4-27 红色箭头为义齿脱位方向,绿色箭头为就位道与制锁角

（四）导平面的预备方法

导平面一定要与就位道平行，否则将失去导平面的意义。因此，基牙导平面预备尤为重要。如何依据口外设计的就位道方向来预备基牙导平面，是基于预备的重点。James S. Brudvik 教授曾提出两种口内导平面的预备方法，分别是导杆预备法与导板预备法。

1. **导杆预备法** 首先在设计好就位道的研究模型上制作树脂导板，导板做在健康天然牙体组织导线以上，以便取戴。再将导杆固定在导线测量仪的垂直壁上，待树脂凝固前将导杆按插在导板顶端，导杆尽量靠近基牙。待树脂凝固后将导杆与垂直臂分离，此时导杆与就位道平行（图 7-4-28）。

然后将带有导杆的导板从研究模型上取下，戴入患者牙列相应位置上。基牙预备时，车针的角度便可依据导杆的方向来放置研磨（图 7-4-29），依此角度预备的导平面将与就位道基本平行。导杆预备法多适用于前牙或前磨牙导平面的预备。

2. **导板预备法** 首先在研究模型上设计好就位道，并在基牙上制作树脂或硅胶导板，要求树脂或硅胶将基牙待预备区域完全包裹，并且稳定、密合，便于取戴（图 7-4-30）。取下导板后，用平行研磨仪研磨石膏基牙，使导平面与就位道一致（图 7-4-31），再将树脂导板带入模型。用平行研磨仪器按照就位道方向研磨切割树脂导板，直至暴露石膏基牙并且与石膏基牙的导平面平行，此时，导板加工完毕。导板上的导平面区域便形成一个开放的窗口（图 7-4-32）。

基牙导平面预备时，将制备好的树脂导板戴在口内的基牙上，此时天然牙体组织便暴露在导板窗口外。基牙预备时，只需按照树脂窗口平面磨除暴露的牙体组织即可。要求牙体组织与导板窗口平整一致，避免呈角度（图 7-4-33）。去掉导板后，基牙上便可呈现一个与就位道一致的导平面。

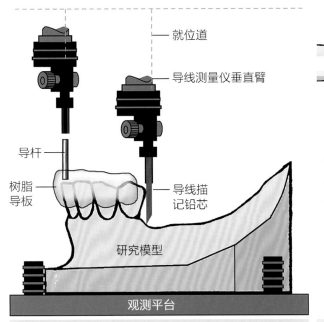

图 7-4-28 在模型上制作导杆，要求导杆与就位道平行

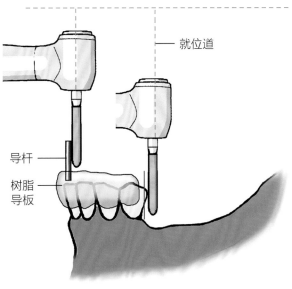

图 7-4-29 将导杆戴入口内。导平面预备时，要求车针角度与导杆平行

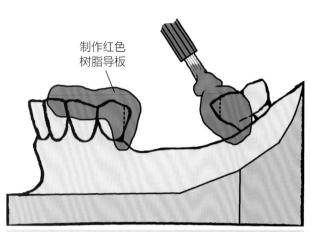

图 7-4-30　在导平面区制作红色树脂导板

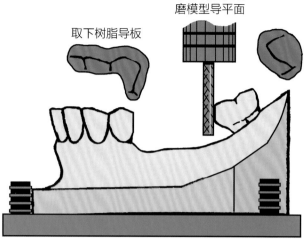

图 7-4-31　卸下导板。用平行研磨仪,按导线方向在模型上预备导平面

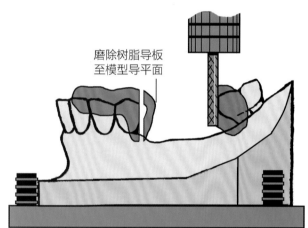

图 7-4-32　将导板复位,研磨树脂导板直至暴露模型导平面,导板上便形成一个导平面窗口

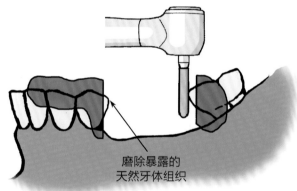

图 7-4-33　将导板戴在基牙上,按照窗口平面磨除暴露在导板窗口外的牙体组织,即可获得导平面

第八章　基托与连接体设计

基托在可摘局部义齿中起着修复缺损的牙槽骨、颌骨与软组织的作用,并为人工牙的附着提供条件。而连接体主要起着连接义齿各个部分的作用,同时起到传导和分散咬合力的作用。设计合理的基托与连接体,不但能提高患者佩戴义齿的舒适性,减少龋齿与牙周病的发生,还能提高义齿的支持力与稳定性作用。

第一节 | 基托设计

基托(base plate)又称基板,覆盖在缺牙区牙槽嵴唇颊舌侧及部分硬腭区上,其主要作用是为人工牙提供附着,以及修复缺损的牙槽骨、颌骨与软组织,并传导和分散咬合力至其下的支持组织。为义齿提供支持和稳定作用。临床上多采用与牙龈颜色一致的树脂材料制作。

一、基托范围设计

基托范围大小受𬌗力、缺牙部位、数目、基牙健康状况、牙槽嵴吸收程度,以及软组织缺损情况所决定。根据支持形式不同,基托设计范围也不同。

1. **牙支持义齿**　𬌗力主要由基牙承担,设计时基托范围应尽量小,使患者感到轻巧、舒适、美观(图8-1-1)。

2. **混合支持或黏膜支持式**　基托需要承担部分咬合力,因此面积范围较大。在不影响系带等软组织活动的前提下,基托尽量伸展,尽可能多获得黏膜组织支持,以分散𬌗力,减小黏膜组织的压强。例如,上颌游离端义齿基托应盖过上颌结节、伸展至翼上颌切迹的中部,下颌游离端义齿的后缘应覆盖磨牙后垫的前1/2~1/3并在颊翼区充分伸展(图8-1-2)。

为了便于后期制作,建议采用红色水性铅笔在模型上画出基托覆盖范围。注意树脂基托应与龈缘保持约2mm的距离,黏膜薄的地方需要适当缓冲(图8-1-3)。

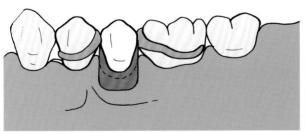

图 8-1-1　牙支持义齿
基托范围应尽量小

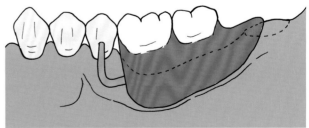

图 8-1-2　混合支持或黏膜支持式义齿
基托面积范围应尽量大

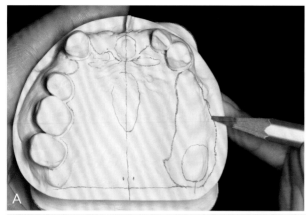
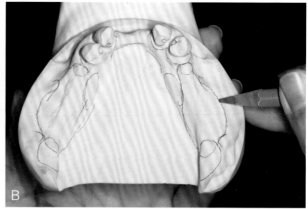

图 8-1-3　用红色水性铅笔在模型上画出基托覆盖范围
A. 上颌　B. 下颌

二、基托与天然牙体组织关系

由于树脂基托坚硬无可让性,因此不能进入倒凹区,边缘应位于导线处。位于基牙舌侧的基托可起到对抗臂的作用,而位于龈缘区的基托必须做缓冲,以避免刺激游离龈,影响牙周组织健康(图 8-1-4)。

三、基托与牙槽黏膜组织关系

1. 可摘局部义齿的基托边缘应避免进入软组织倒凹区,以免摘戴时摩擦软组织外形高点导致黏膜损伤(图 8-1-5A)。还要注意边缘封闭性,防止基托边缘过短,导致食物进入或滞留(图 8-1-5B)。如果牙槽嵴倒凹过大且丰满,基托边缘可以平齐导线,但美观会受到影响(图 8-1-5C)。如果牙槽嵴高度尚可或与邻牙平齐,可不设计基托来恢复牙龈高度,人工牙颈部与邻牙外形协调一致即可(图 8-1-5D)。软组织导线描记方法与基牙共同就位道的描记方法相同。

基托组织面为保证与其下黏膜外形一致、密合,不能打磨抛光,但必须无小树脂瘤。而基托磨光面必须高度抛光,在颊、舌(腭)侧形成凹面形,并且还要位于中性区内,以利于颊舌肌力平衡固位。基托边缘应光滑圆钝,位于黏膜前庭沟底转折线处。

2. 下颌姿势位时基托与黏膜应密合且无压力。而在咬合力的作用下,某些区域应做适当的缓冲,例如上颌结节颊侧、上颌隆突区、上颌结节、内斜嵴、骨尖等部位,以免因黏膜厚度差异造成基托对组织压迫而产生疼痛。因此,对于混合支持式与黏膜支持式义齿建议采用压力印模技术,具体将在第十六章第二节中重点介绍。

3. 类桥体设计　如果是牙支持式义齿,缺牙间隙小且牙槽嵴丰满的患者,可不必设置基托,此时的基板对于稳定义齿的作用不大。我们可以设计一种类似于固定桥桥体的盖嵴结构,简称类桥体结构(图 8-1-6),以减小基托覆盖面积,降低牙龈刺激。这种桥体组织面多为金属材质,可高度抛光,与黏膜接触面积最小且无压力,能有效降低了牙龈炎症与龋病风险,有利于口腔健康与卫生。

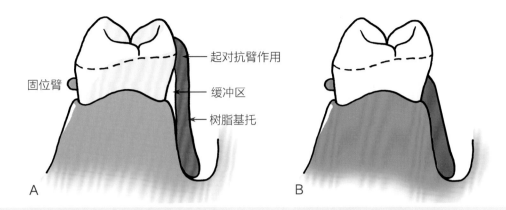

图 8-1-4　基托与天然牙舌面的位置关系（冠状面）
A. 正确的设计（基托边缘位于导线，龈缘区必须缓冲）　B. 错误的设计（基托进入倒凹，压迫龈缘）

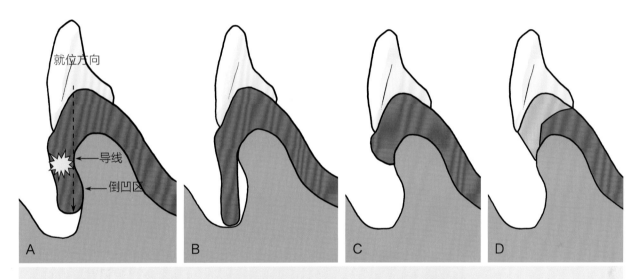

图 8-1-5　基托与牙槽嵴倒凹关系（以下颌前牙矢状面为例）
A. 避免基托进入倒凹与过短　B. 注意边缘封闭，以免食物进入　C. 基托边缘可平齐导线，但影响美观
D. 无基托设计，天然牙颈缘应与邻牙外形协调一致

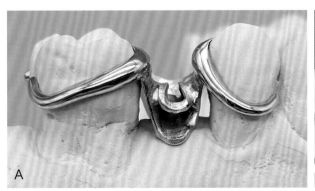
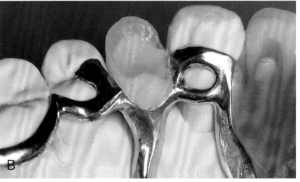

图 8-1-6　类桥体结构（适用于牙支持式义齿，缺牙间隙小且牙槽嵴丰满的患者）
A. 第二前磨牙唇侧　B. 第一前磨牙腭侧

四、基托形态设计

基托形态设计是以恢复缺损组织为目的,又称为义龈。同时还要具有一定抗挠曲强度。过薄易折裂,过厚会影响舒适度。树脂基托厚度一般不少于 2mm。

前牙区设计时,还应考虑患者笑线位置。如果是高位笑线,缺牙区牙槽嵴丰满且倒凹较大时,不应将基托边缘设计在导线上,以免将影响美观。可将边缘线置于前庭沟底并适当缓冲组织面倒凹区,还可做无基托设计来隐藏边缘线。

基托除了颜色要与天然牙龈颜色一致外,还要制作一定的仿真形态,技术人员需要在唇颊侧通过造型技术来制作牙龈根面的解剖形态,在腭面需要制作腭隆凸、龈乳头及腭皱,这些解剖形态利于气流控制与发音定位(图 8-1-7)。该病例义龈的颜色与形态修复是失败的,并不健康和美观,义龈的彩度与饱和度较高,龈乳头呈现出红肿的炎性特征(图 8-1-8)。因此牙龈的比色与个性化制作也很重要。

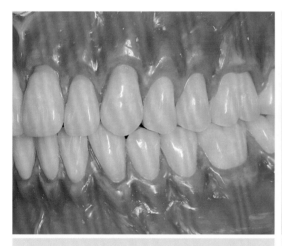

图 8-1-7　牙龈的根面解剖形态的仿真造型艺术

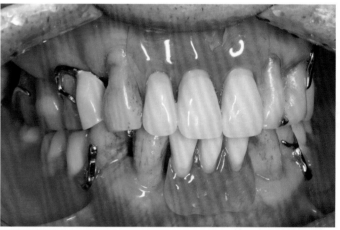

图 8-1-8　修复失败的义龈,形态与颜色并不健康和美观

第二节 | 连接体设计

连接体(connector)起到连接义齿各个部分的作用,同时还具有增强、传递、分散𬌗力和稳定义齿的作用。连接体分大连接体(major connector)和小连接体(minor connector)两类。大连接体依所处颌骨部位又可分为上颌大连接体和下颌大连接体。

一、连接体设计原则

1. 连接体应轻薄,但不能低于所选合金材料强度的最小厚度。连接体的挠曲变形性应随长度的增加而加厚、加宽,以防变形。

2. 连接体应具有一定刚性与弹性,能承担及传递𬌗力。

3. 连接体应与所在部位的解剖形态相适应。边缘圆钝,不影响周围组织的功能性活动,如唇、颊、舌的运动。

4. 连接体不能进入软组织倒凹区,以免影响义齿就位及压伤软组织。组织面黏膜较薄处应缓冲,不能压迫腭隆突、下颌舌隆突及其他骨性突起,避让龈乳突和游离龈区。

5. 缺牙较少基牙健康的病例,应采用刚性连接。缺牙多基牙健康情况差的病例,应采用弹性连接或应力中断式连接,尤其是游离端缺牙。

6. 连接体体积尽量小巧,以减小异物感和对发音的影响。

二、上颌大连接体设计

(一)上颌大连接体支持形式与面积

连接体的设计除上述原则外,其面积大小与义齿的支持形式紧密相关,尤其是上颌大连接体的设计。

1. **黏膜支持式** 连接体同样起到支持𬌗力的作用,因此面积较大。连接体与黏膜的接触面积越大,对黏膜的压强越小。

2. **牙支持式** 连接体只起到传递与分散𬌗力、连接基牙与义齿的作用,黏膜对义齿无支持作用。连接体的体积应尽可能减小,从而减轻患者的异物感,增加义齿使用舒适度。

3. **混合支持式** 上颌大连接在起着连接义齿与传递𬌗力的作用同时,还承担部分黏膜支持作用,需要适当增加连接体与黏膜的接触面积,保证黏膜对连接体具有一定支持和稳定的作用。

(二)腭杆与腭板的设计

由于上颌大连接体的形态与作用不同,牙支持式大连接体多称为腭杆,黏膜支持式或混合支持式大连接体多称为腭板。

1. **腭杆(palatal bar)** 体积较小,多用于牙支持式义齿,起到分散𬌗力、连接基牙与义齿的作用。因所在位置与作用不同,腭杆又分前、后腭杆及侧腭杆三种,三者可单独使用也可联合使用(图 8-2-1)。

(1)后腭杆(posterior palatal bar):体积较小,多用于牙支持式义齿,用于连接两侧的修复体。后腭杆位于腭隆突之后、颤动线之前,两端微弯向第一、第二磨牙之间,前缘尽量位于腭隆突后缘;后缘与硬腭后缘形态一致,呈 M 形,以免位置过后引起恶心,对敏感者其位置可适当向前调整。厚度为 1.5~2.0mm,中间较两端稍厚,宽度约 3.5mm。两端密合,腭中缝区组织面需缓冲。基牙支持力差或牙槽黏膜松软致义齿容易下沉者,也可适当缓冲。

(2)前腭杆(anterior palatal bar):多用于前牙有缺失的牙支持式义齿,其位于腭隆突之前,约位于双侧第一前磨牙之间。薄而宽,厚度约 1mm,宽度为 6~8mm,离开龈缘至少 4~6mm,如果向前伸展至前牙即为前腭板。前腭杆与黏膜组织密合而无压力,但对发音有一定影响。

(3)中腭杆(middle palatal bar):常用于双侧非游离端的前磨牙或磨牙缺失,其优点在于不影响发音,所引起的异物感最小。中腭杆位于上颌前、后腭杆之间的腭弓的最顶端,宽度与后腭杆相当,厚度为 1.2~1.5mm。中腭杆在硬腭区应适当缓冲。

(4)侧腭杆(lateral palatal bar):多用于连接前、后腭杆,位于腭隆突的两侧。为了利于牙龈组织健康,侧腭杆必须离开龈缘 4~6mm,并且与牙弓并行,厚度为 1~1.5mm,宽度为 3~3.5mm,设在一侧或两侧。注意当前、后、侧腭杆联合使用时,前腭杆后缘和后腭杆前缘间的距离应不少于 15mm。

2. **腭板(palatal plate)** 与腭杆相比,腭板体积大而薄,多用于黏膜支持式或混合支持式义齿(图 8-2-2)。

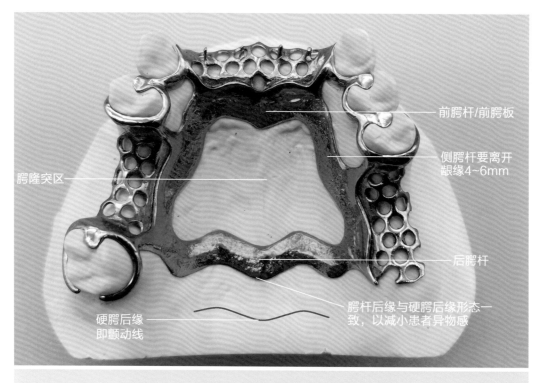

前腭杆/前腭板

侧腭杆要离开
龈缘4~6mm

腭隆突区

后腭杆

腭杆后缘与硬腭后缘形态一
致，以减小患者异物感

硬腭后缘
即颤动线

图 8-2-1 后腭杆、前腭杆和侧腭杆与解剖位置关系

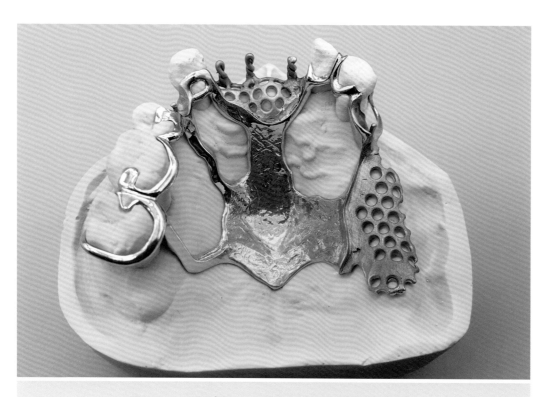

图 8-2-2 腭板（多用于黏膜支持式或混合支持式义齿）

除了连接基牙与义齿之外,主要起着承受与分散𬌗力的作用。按照位置与形态不同可分为后腭板、前腭板、U 型腭板、前 - 后板联合连接体和全腭板。

(1) 后腭板:后腭板常用于游离端缺失的混合支持式义齿设计中,其宽度不应小于缺失牙近远中径的长度,并可随缺牙区游离臂的长度加大而增宽(图 8-2-3A),或者腭板宽度约为游离端基板长度的 2/3(图 8-2-3B),以确保义齿的稳定。腭板宽度的增大不但增加了刚性,还加大了腭板对黏膜的支持面积,减小了对黏膜组织的压强。

后腭板的位置与后腭杆基本相同,也可适当前移,位于腭弓的最顶端,以减小患者的异物感和对发音的影响,例如双侧磨牙游离端缺失(图 8-2-3A)。但要确保义齿具有一定的刚性与稳定性,还要在硬腭区做适当缓冲。

(2) 前腭板:前腭板多用于前牙缺失的混合支持式义齿,由前腭杆向前伸展至前牙而形成(图 8-2-4)。

(3) U 型腭板:如果前牙缺失较多,并伴有两侧后牙缺失,前腭板向左右两侧延伸形成马蹄形状称为 U 型腭板(图 8-2-5)。

(4) 前 - 后板联合连接体:如果前腭板再与后腭板相连接即称前 - 后板联合连接体(图 8-2-6)。

(5) 全腭板:如果腭板覆盖全腭区,呈黏膜支持式义齿,则称为全腭板(图 8-2-7)。

(三) 上颌连接体位置对发音与舒适度的影响

合理安排连接体的位置不仅影响力的传递方式,还会影响发音与舒适度。多数情况下,舌体与腭隆突最高处不接触,尤其在下颌姿势位时,只有在发音吞咽时有接触。因此,腭弓最顶端同样适合放置大连接体。有研究表明,位于腭弓最顶端 b 位置的连接体不影响发音,所引起的异物感最小,多为中腭杆或腭板所处位置;位于腭部 a 和 c 位置的连接体会影响发音,易造成明显异物感,多为前、后腭杆或腭板所处位置。而 d 与 d' 位置的连接体则对发音与舒适度影响较小,此处多为侧腭杆所在位置(图 8-2-8)。因此,在设计上颌大连接体时,不仅要确保义齿的稳定性和强度,还要尽量提高患者配戴义齿的舒适性。

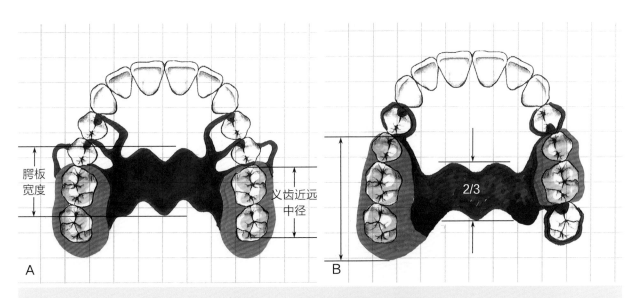

图 8-2-3 后腭板宽度与位置要求
A. 宽度不应小于缺失牙近远中径的长度 B. 宽度为游离端基板长度的 2/3

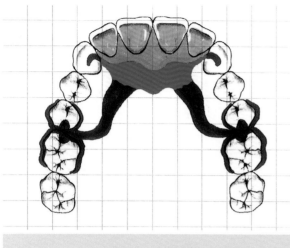

图 8-2-4 前腭板

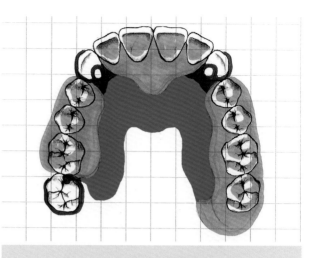

图 8-2-5 U 型腭板

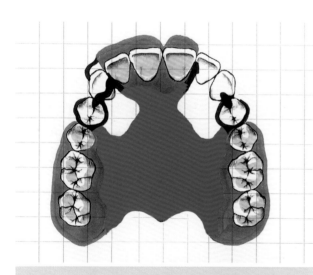

图 8-2-6 前 - 后板联合连接体

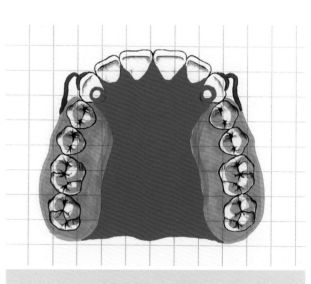

图 8-2-7 全腭板

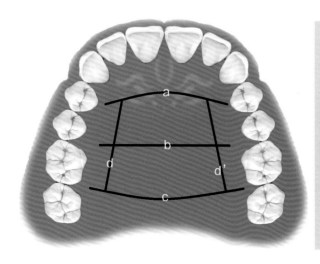

图 8-2-8 上颌连接体与腭部位置关系

a. 位于双侧第一前磨牙之间(多为前腭杆 / 板) b. 位于腭弓的最顶端(多为中腭杆或后腭板) c. 位于双侧第一、第二磨牙之间(多为后腭杆 / 板) d 和 d'. 位于腭隆突的两侧,离开龈缘 4~6mm,且与牙弓并行(多为双侧或单侧的侧腭杆)

三、下颌大连接体设计

下颌大连接体同样具有连接两侧固位体和义齿的作用。但因解剖结构与上颌不同,其设计结构也完全不同,分为舌杆与舌板两类。

(一)舌杆

1. **舌杆(lingual bar)的结构**(图 8-2-9) 舌杆的横截面呈半梨形,宽度为 3~4mm、厚度为 2~3mm,舌杆上缘距龈缘约 3~4mm,下缘较上缘厚而圆钝,以减小对牙龈组织的刺激,并具有一定的强度。因此,适用于下颌舌侧龈缘至口底深度 6~8mm 的病例(图 8-2-10)。舌杆的下缘不能进入口底倒凹区,还要与舌系带、黏膜皱褶保持适当的缓冲间隙。

2. **舌杆的位置与口底解剖结构的关系** 为防止舌杆进入倒凹或因义齿翘动、下沉导致黏膜受到压迫,舌杆与黏膜间应预留适当的缓冲间隙。横截面的结构与缓冲量可根据下颌舌侧牙槽骨的三种不同形态来设计。

(1)垂直形:舌杆与黏膜平行接触,缓冲量最小,舌杆随义齿下沉时不会压迫黏膜(图 8-2-11)。

(2)斜坡形:为避免义齿下沉对底部黏膜造成的压迫,舌杆可与黏膜略微分离,缓冲量一般为 0.3~0.5mm(图 8-2-12)。

(3)倒凹形:如果舌侧口底存在倒凹,舌杆下缘应设计在导线之上,绝不能进入倒凹区。如果导线位置较高,致使舌杆上缘距龈缘小于 3mm,舌杆可适当下移,使其上缘位于导线上,并在骨突区做充分缓冲,而下缘可位于导线下,仍不能进入倒凹区并且要与倒凹区形成一定空隙。但该种设计容易造成明显的异物感与食物滞留(图 8-2-13)。

(二)双舌杆

双舌杆(Kennedy bar)是由舌隆突杆(连续舌杆,cingulum bar,continuous)与舌杆联合设计而成。适用于双侧游离端缺失,基牙固位力不足,前牙轴向排列不齐,需要大量填补邻面倒凹的患者(图 8-2-14)。

舌隆突杆位于舌隆突的导线以上,可增加固位体强度起间接固位作用,并由多个前牙共同分担𬌗力,还起到稳定义齿的作用。舌隆突杆与切支托组合使用,可对前牙松动的患者起到夹板固定作用。但异物感大,影响发音,不适用于牙冠短小的患者。

(三)舌板

舌板(lingual plate)(图 8-2-15)适用于下颌舌侧龈缘至口底距离不足 6mm,舌系带附着或软组织附着高、舌隆突明显且倒凹过大无法安置舌杆的患者(图 8-2-16);或者双侧游离端缺失,仅剩前牙的黏膜支持式义齿,位于前牙舌隆突的基板边缘可有效的起到固位与稳定义齿的作用。

舌板宽度较舌杆大,厚度较舌杆薄,因此患者的异物感较舌杆小。舌板上缘位于舌隆突导线之上,起着与舌隆突杆相同的作用,均不能进入倒凹区。由于舌板覆盖了下颌前牙舌侧龈缘,其下的倒凹区存在较大空隙,如果边缘封闭不良易造成食物滞留与菌斑附着,不利于口腔卫生与牙周组织健康,因此有牙周疾病的患者需谨慎使用。

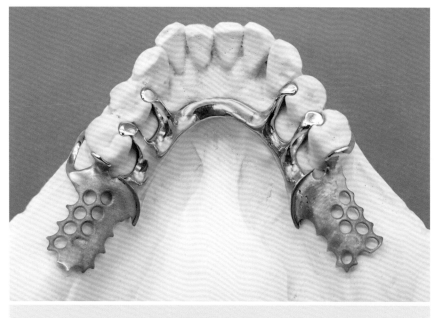

图 8-2-9 舌杆

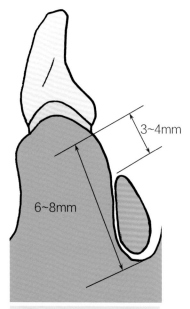

图 8-2-10 舌杆横截面形态与位置

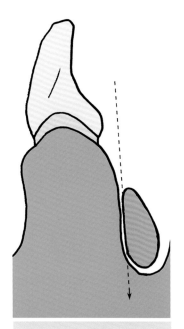

图 8-2-11 垂直形舌杆

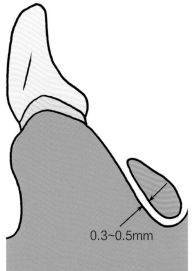

图 8-2-12 斜坡形舌杆

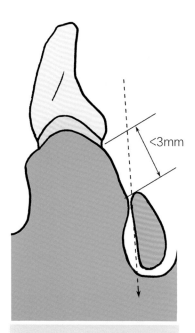

图 8-2-13 倒凹形舌杆

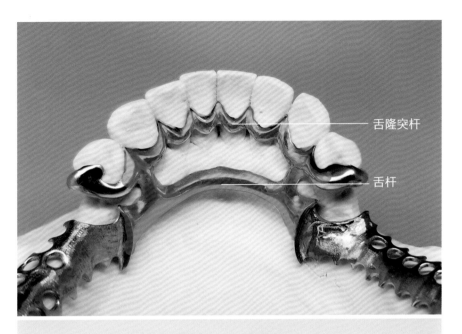

舌隆突杆

舌杆

图 8-2-14　双舌杆

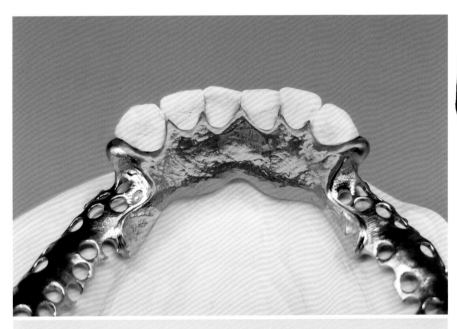

图 8-2-15　舌板

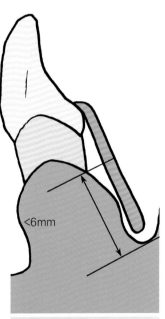

<6mm

图 8-2-16　舌板横截
面形态与位置

（四）下颌大连接体的临床选择

下颌大连接体根据解剖结构与支持形式不同，其设计要求也不同，形态也不尽相同。临床工作中必须了解下颌各类大连接的结构特点与作用，才能根据患者口内实际情况进行选择与设计（表8-2-1）。

表8-2-1　下颌大连接体的区别

	龈缘至口底深度	支持形式	牙周健康影响	舒适度
舌杆	6~8mm	基牙支持或混合支持式	良	良
双舌杆	6~8mm	混合支持或黏膜支持式	优	差
舌板	<6mm	黏膜支持式	差	优

四、小连接体设计

小连接体同样是可摘局部义齿重要的组成部分，起着将义齿各部件相连接的作用，如卡环、支托、大连接体与基托等。小连接体具有较大的强度和刚度，表面光滑，与大连接体呈垂直相连，相连之处的转角线圆钝，离龈缘不少于3mm，即使有接触，接触面积要小且具有一定缓冲；小连接体绝不能进入倒凹区，以免影响义齿就位；需要放在相邻牙间外展隙内的小连接体，表面应光滑细小，但要有足够的强度，以便传递与分散殆力；与树脂基托相连的小连接体（简称金属网状支架），表面应粗糙或成一定网状结构，利于树脂基托紧密包绕（图8-2-17）。

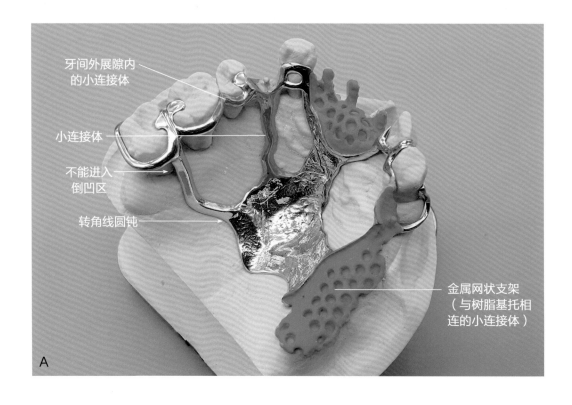

牙间外展隙内的小连接体

小连接体

不能进入倒凹区

转角线圆钝

金属网状支架（与树脂基托相连的小连接体）

A

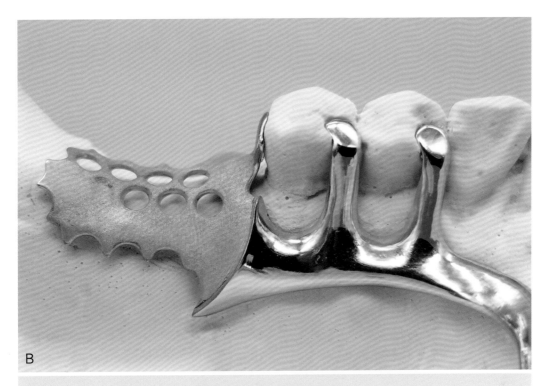

图 8-2-17 小连接体的位置与作用（蓝色部分为小连接体）
A. 上颌腭板与小连接体 B. 下颌舌杆与小连接体

五、在模型上绘制连接体

只有将连接体形态，按照要求精准绘制到模型上才能进行义齿制作。在模型上绘制连接形态同样需要一定的技巧，图 8-2-18~ 图 8-2-23 将详细讲解模型上绘制连接体的步骤与方法。

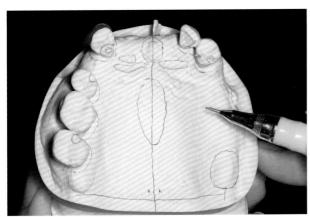

图 8-2-18 在模型上标出解剖结构，例如腭中线、腭隆突、腭小凹、切牙乳头、腭皱襞和上颌结节等

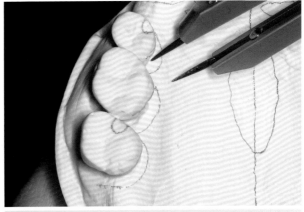

图 8-2-19 测量龈缘至连接体的最小距离，至侧腭杆 4~6mm，至舌杆 3~4mm，至小连接体约 3mm

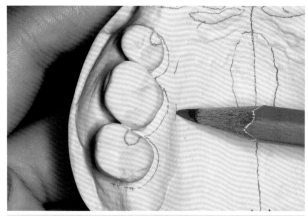

图 8-2-20　用水性彩笔做标记

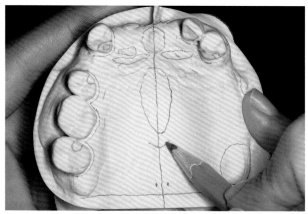

图 8-2-21　按结构要求标记出腭杆前、后缘位置

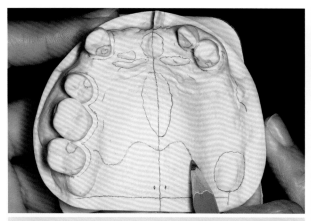

图 8-2-22　将标记点按照解剖形态连接成均匀的弧线

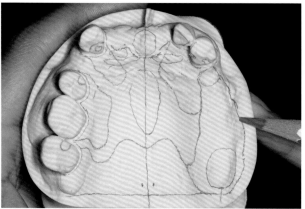

图 8-2-23　按照连接体的宽度要求将图绘制完成（蓝色线条为金属连接体部分，红色线条为树脂基托部分）

第九章 义齿稳定性设计

可摘局部义齿的稳定性是指义齿行使功能时,始终保持平稳,无脱位与旋转等不稳定现象的发生。固位良好的可摘局部义齿不一定稳定性也好,而良好的稳定性则有利于义齿的固位与咀嚼功能的发挥。义齿若不稳定,不但影响咀嚼的功能,还可能造成基牙和基托下组织的损伤。

第一节 | 影响义齿稳定性的因素

一、解剖学因素

(一)牙槽嵴形态

牙齿缺失后,牙槽骨会出现不同程度的吸收,吸收后的牙槽嵴形态与结构对义齿稳定性影响较大,尤其是混合支持式和黏膜支持式义齿。如果牙槽嵴为马鞍型,具有一定高度和宽度,对义齿的支持和稳定作用最好,因此位于该处的基托又称为鞍基(图9-1-1A)。如果牙槽嵴呈刃状,虽然具有一定高度,因其支持力差,对义齿的稳定性也会造成较大的影响(图9-1-1B)。而低平的牙槽嵴虽然对义齿有较好的支持作用,但稳定性远不及前两者(图9-1-1C)。

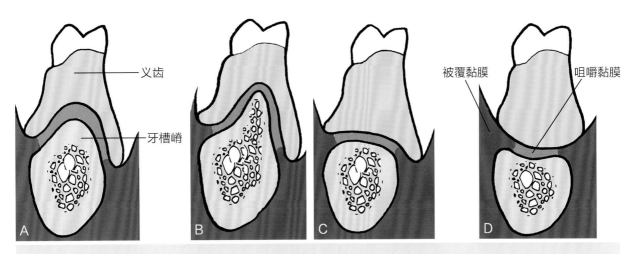

图 9-1-1

A. 马鞍型牙槽嵴,粉红色为咀嚼黏膜,深红色为被覆黏膜 B. 刃状牙槽嵴 C. 低平的牙槽嵴 D. 牙槽嵴吸收至基骨以下,嵴顶出现大量松弛活动的被覆黏膜

（二）软组织特征

殆力通过义齿作用于牙槽嵴黏膜上，厚而质韧的咀嚼黏膜对义齿能起到较好的支持与稳定作用。如果牙槽嵴吸收至基骨以下，肌肉附丽与系带接近牙槽嵴顶，并出现大量松弛活动的被覆黏膜，将会明显影响义齿的固位与稳定性。如果牙槽嵴上的咀嚼黏膜薄，并且有可移动的瘢痕或结缔组织，对义齿的稳定作用也会产生较大的影响（图 9-1-1D）。

（三）组织可让性差异

可摘局部义齿是建立在基牙与咀嚼黏膜的基础上，基牙与咀嚼黏膜具有不同的可让性，不同组织所产生的差值就是义齿的另一种不稳定因素。牙周膜的生理移动范围约为 0.03mm，而牙槽嵴黏膜的可动范围为 0.14~0.35mm，平均为 0.2mm。牙周膜与黏膜形变相差 5~10 倍，这种差值将对义齿稳定性造成较大的影响，会形成支点与杠杆力（图 9-1-2）。

黏膜组织部位不同，厚度也不同，这些差异也会影响义齿的稳定性。例如上颌双侧游离端，腭隆突有明显凸起且黏膜较薄，两侧因结缔组织与腺体组织较厚，牙槽嵴顶黏膜厚度次之，在咬合力的作用下，腭隆突便成为支点，易对义齿中线处造成较大应力（图 9-1-3）。

（四）中性区概念

中性区（neutral zone）由 Fish 于 1931 年提出，是唇（颊）舌之间构成的潜在空间，下颌姿势位时，唇、颊、舌肌肉力量处于相对平衡状态，此时天然牙及牙槽嵴所占据的位置称为中性区。牙齿的唇、颊、舌侧包括牙槽嵴所受到的肌肉作用力相等，牙齿便处于一种相对平衡的位置。如果出现牙列缺损或缺失，人工牙与基托磨光面的范围也应恢复到同中性区一致的范围内，否则会打破这种牙弓内外的动力平衡的状态，不利于口颌系统的健康，以及义齿的固位和稳定（图 9-1-4）。

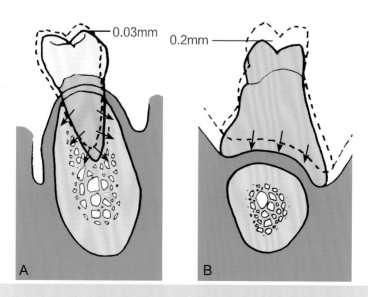

图 9-1-2　黏膜与天然牙在相同力的作用下的生理移动范围
A. 牙周膜的生理移动范围约 0.03mm　B. 牙槽嵴黏膜可动范围平均为 0.2mm

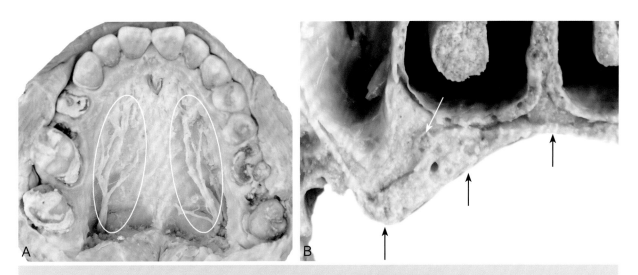

图 9-1-3　黏膜组织的部位不同,厚度也不同

A. 牙槽嵴顶至腭隆突间黏膜最厚,内有知名血管神经和大量的结缔组织(实体标本)　B. 腭隆突区黏膜最薄,临床上必须通过触诊来判断腭隆突位置与黏膜厚薄(磨牙区冠状切面实体标本)

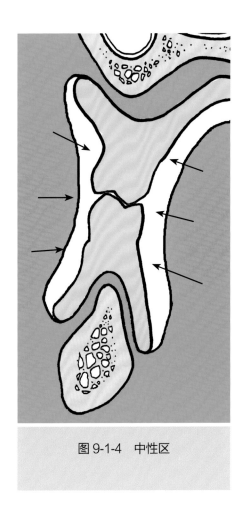

图 9-1-4　中性区

二、机械力学因素

（一）义齿杠杆力的产生

由于基牙与黏膜的组织可让性存在差异,当基牙作为支持义齿的重要组织结构时,基牙的可让性小于黏膜,因此在承受咬合力与稳定义齿的同时也产生了支点。在咬合力或食物黏着力作用下,义齿绕着基牙转动而产生了杠杆力(图9-1-5)。两个支点的连线便成了转动轴(axis of rotation,AR)(图9-1-6)。

单根牙受到侧向外力(水平力)时,以根尖与根中1/3交界处为支点,易形成转动轴,使基牙发生倾斜。不良的外力可造成殆创伤,使牙松动,甚至脱落(图9-1-7)。因此垂直于牙体长轴的力有利于牙周组织健康。

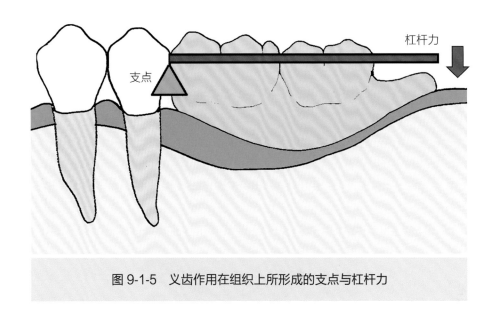

图9-1-5　义齿作用在组织上所形成的支点与杠杆力

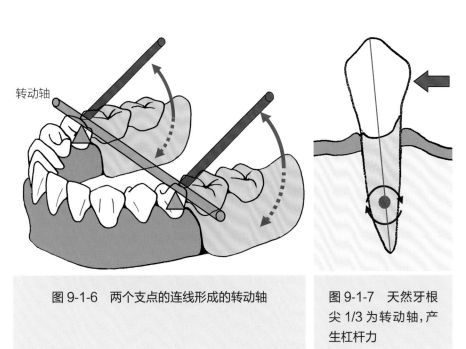

图9-1-6　两个支点的连线形成的转动轴

图9-1-7　天然牙根尖1/3为转动轴,产生杠杆力

（二）不稳定现象的临床表现

义齿因支点与转动轴而产生杠杆力,临床上常表现为摆动、旋转、下沉、翘起等不稳定现象。以下四种不稳定现象多集中在游离端义齿上(图9-1-8):

1. **摆动** 义齿游离端受侧向力作用而造成颊、舌向的水平摆动。

2. **旋转** 义齿绕支承线轴转动,如横线式和斜线式支点线形成前后(近远中)向旋转,纵线式支点线形成颊舌向旋转。

3. **下沉** 义齿受𬌗力作用时基托压向其下的黏膜组织,该种现象多见于黏膜支持式义齿与某些混合支持式义齿。

4. **翘起** 游离端义齿受食物黏着力、上颌义齿重力等作用,义齿的游离端易向𬌗方移位,称为翘起。

只有当支点和转动轴构成一个面时,义齿才是稳定的(图9-1-9),因此,非游离端义齿的稳定性远高于游离端义齿。例如,三、四条腿的桌子。

（三）齿杠杆力的分类

由于天然牙与黏膜的可让性不同,义齿在组织上形成支点或转动,所以易产生杠杆力。义齿杠杆力的类型与作用可分为以下三类:

一类杠杆:是等臂杠杆,指支点 F 位于动力点 E 与阻力点 R 之间(图9-1-10)。例如,当游离端义齿设置远中𬌗支托时,𬌗支托(支点)就位于𬌗力或重力(动力点)与固位体(阻力点)之间。因此,当阻力臂 (R,F) = 动力臂 (F,E),既不省力,也不费力(图9-1-11)。例如,生活中的跷跷板、天平等。但是游离端义齿动力臂大于阻力臂,易对基牙产生不良的杠杆力和扭力。

二类杠杆:是省力杠杆,指阻力点位于支点与动力点之间(图9-1-12)。例如,当游离端义齿设置近中𬌗支托时,固位体(阻力点)就位于𬌗支托(支点)与𬌗力或重力(动力点)之间,可防止义齿脱位。因此,动力臂大于阻力臂时,动力臂越长越省力(图9-1-13)。例如,生活中常见扳手、开瓶器等。

三类杠杆:是费力杠杆,指动力点位于支点与阻力点之间(图9-1-14)。例如,当义齿受到黏性食物作用(动力点)而产生脱位力时,义齿的𬌗支托和固位体位于其两边,可防止义齿脱位。因此,当阻力臂大于动力臂时,阻力臂越长越费力(图9-1-15)。动力移动距离比阻力移动距离小,省了距离。例如,生活中常见镊子、扫帚。

（四）人工牙的位置与形态对力学的影响因素

人工牙(artificial tooth)是可摘局部义齿中用以代替缺失天然牙的部分。临床上多选用成品人工牙制作,也可单独定制。

1. **人工牙的位置** 混合支持或黏膜支持式义齿,上下颌后牙功能尖应排在牙槽嵴顶上。否则,𬌗力、牙体长轴与牙槽嵴顶方向不一致,义齿会以牙槽嵴顶为支点形成转动轴,从而影响义齿的固位和稳定(图9-1-16),并加速牙槽骨吸收,且易造成基托折裂。该现象多见于上颌牙槽骨吸收较多,嵴顶腭向移位,上下颌嵴顶不在同一咬合作用力线上的病例。此时人工牙可排成反𬌗关系。排牙时还要注意尽量将𬌗力最大处放在牙槽嵴最低点,以减小义齿在𬌗力作用下的翘动(图9-1-17)。

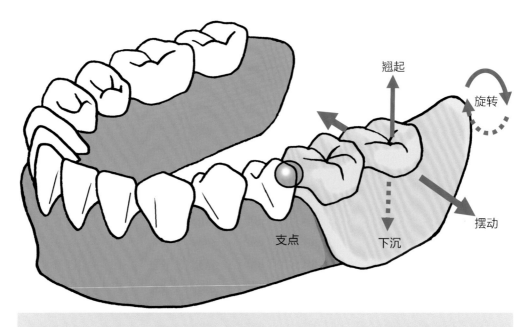

图 9-1-8　游离端义齿因支点与转动轴而产生的摆动、旋转、下沉和翘起等不稳定现象

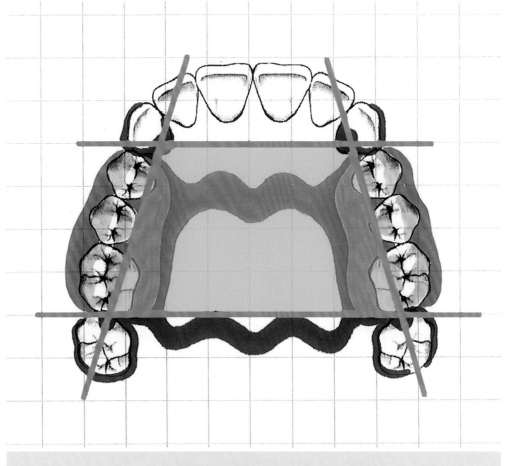

图 9-1-9　当支点和转动轴构成一个平面时义齿才稳定

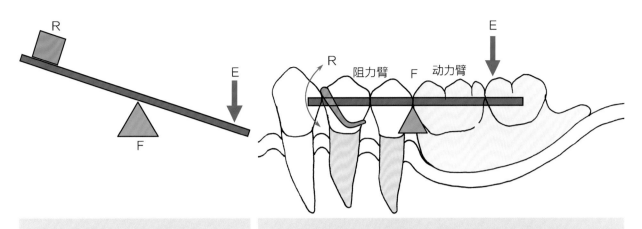

图 9-1-10　一类杠杆
F:支点;E:动力点　R:阻力点

图 9-1-11　𬌗支托位于固位体与𬌗力或重力之间

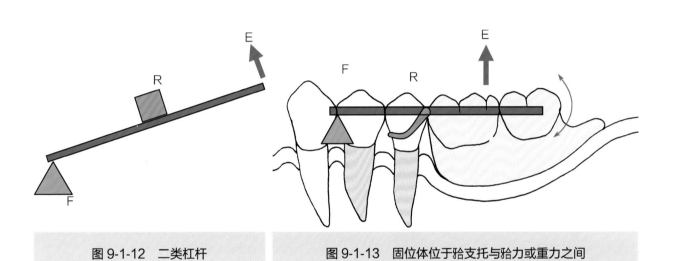

图 9-1-12　二类杠杆

图 9-1-13　固位体位于𬌗支托与𬌗力或重力之间

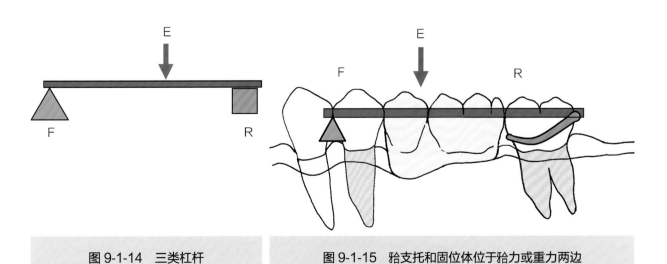

图 9-1-14　三类杠杆

图 9-1-15　𬌗支托和固位体位于𬌗力或重力两边

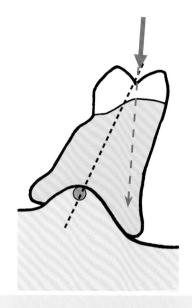

图9-1-16　拾力、牙体长轴与牙槽嵴顶方向不一致,易形成分力

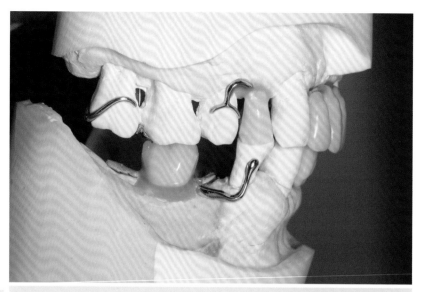

图9-1-17　尽量将拾力最大处放在牙槽嵴最低点

2. 人工牙拾面解剖形态与稳定性　人工牙拾面的解剖形态对义齿的稳定性也具有一定影响。人工牙的拾面形态可分为三种类型,即解剖式牙、半解剖式牙和非解剖式牙(图9-1-18),可以根据患者的咀嚼功能与牙槽嵴条件来选择。

(1) 解剖式牙(anatomic tooth):解剖式牙亦称有尖牙,与初萌出的天然牙拾面相似。牙尖斜面与底面的交角即牙尖斜度为30°~33°,牙尖交错拾时有尖窝交错的广泛接触关系,咀嚼功能较好,但对牙槽嵴的侧向力大,不适宜牙槽嵴低平的患者,义齿易产生不稳定现象。解剖式牙多用于牙支持式义齿(图9-1-18A)。

(2) 半解剖式牙(semi-anatomic tooth):非解剖式牙牙尖斜度为20°左右,上下颌牙间有一定尖窝交错的接触关系,咀嚼效能较好,侧向力适中,临床应用较广(图9-1-18B)。

(3) 非解剖式牙(non-anatomic tooth):非解剖式牙无牙尖或斜面,牙尖斜度可为零,故又称无尖牙、平尖牙或零度牙,但拾面仍有溢出沟。其颊舌轴面形态与解剖式牙类似。牙尖交错拾时,上下颌牙拾面没有尖窝交错的接触关系,咀嚼运动时,对牙槽嵴的侧向力最小,适用于牙槽嵴低平对颌天然牙已显著磨损或为人工牙的患者。多用于混合支持或黏膜支持式义齿(图9-1-18C)。

(五) 口腔解剖形态对支架力学结构的影响因素

当游离端缺失时,下颌因舌体组织的存在,不能像上颌一样在腭部设置横向大连接体来消减义齿的不稳定因素。在不影响口腔组织健康与功能的前提下,只能在下前牙舌侧安置窄而长呈U型连接体,因此舌杆在咀嚼力作用下,易摆动,稳定性较上颌差(图9-1-19)。

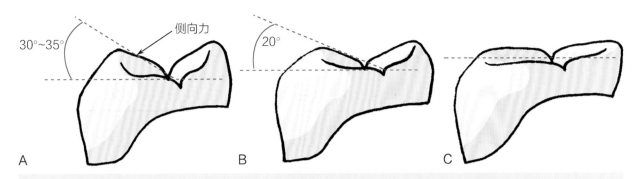

图 9-1-18　人工牙殆面解剖形态与稳定性
A. 解剖式牙,侧向力大　B. 半解剖式牙,侧向力适中　C. 非解剖式牙,侧向力最小

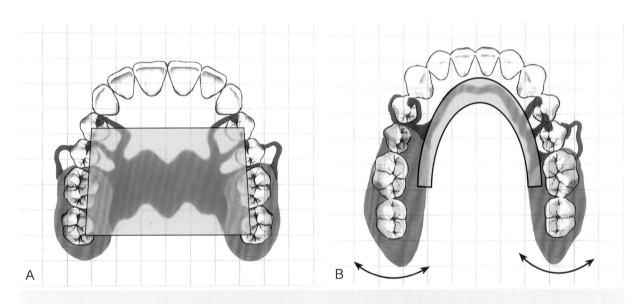

图 9-1-19　相同缺牙条件下,U 型的舌杆较上颌腭板稳定性差
A. 上颌双侧游离端缺失　B. 下颌双侧游离端缺失

第二节 | 不稳定因素消减法

一、设置平衡力

　　为了使义齿获得稳定的平衡力,必须从消除支点和获得力矩平衡两方面着手。首先需要通过间接固位体来设置平衡力,义齿的平衡力是指杠杆力中的阻力,用以对抗咬合力或脱位力而产生的一种动力。

　　杠杆的平衡条件为:殆力(动力 F1)× 游离端义齿长度(动力臂 L1)= 平衡力(阻力 F2)× 间接固位体长度(阻力臂 L2)。但这种理想的平衡条件在义齿设计中很难实现,我们需要通过寻找平衡力,尽量避免或者消除不良的杠杆力,利用有益杠杆力来解决义齿不稳定现象,从而获得最大平衡力。下面我们以游离端义齿为例,分析如何寻找和设置平衡力。

（一）延长阻力臂

在临床上,通常希望拾力(动力臂)小于平衡力(阻力臂)来对抗拾力所造成的不稳定因素,使之达到一种平衡(图9-2-1)。对于游离端义齿来说,缺牙越多动力臂越长,稳定性越差(图9-2-2)。因此需要尽量延长阻力臂,减小动力臂来获得抗平衡力,例如,在第一前磨牙近中增加间接固位体或减小人工牙近远中径(图9-2-3)。

（二）调整支点位置

在有限的牙弓内,可以通过调整支点位置来设计平衡力。例如在游离端义齿上设置近中拾支托,将一类杠杆变为二类杠杆。并选择离支点或支点线较远的天然牙作平衡基牙,通过延长阻力臂(间接固位体)来获得义齿最大的平衡力,义齿作用于牙槽嵴的力也越垂直(图9-2-4)。

（三）上颌 Cummer 分类法与平衡力设置

平衡力的设置由连接体来完成,在义齿的支点或支点线对侧设置间接固位体来增加平衡力。间接固位体作用力大小与其放置的位置有关;而它的设计位置又与支点线(fulcrum line),又叫支承线(主要指起支点作用的支托或卡环连线)密切相关。由于平衡力与拾力位于支点线的两侧,一般从间接固位体到支点线的垂直距离(阻力臂)最好能等于或大于从人工牙列远端到支点线的垂直距离(动力臂),即 L2≥L1,义齿便处于稳定状态。因此游离端义齿的间接固位体距支点线的距离愈远,则平衡矩愈大,对抗转动的力愈强。

牙列缺失 Cummer 分类法根据可摘局部义齿直接固位体(主要是起支点作用的支托)的连线与牙弓的位置关系进行分类,按支点线或转动轴划分,可分为四类。下面根据 Cummer 分类介绍临床上常见的几种平衡力设置法。

第一类:支点线斜割牙弓,即斜线式。例如,当单侧后牙区游离端缺失义齿支点线位于患侧第一前磨牙远中和对侧第二磨牙近中,易出现前后(近远中)向旋转。可在对侧第一前磨牙近中设置垂直于支点线的间接固位体来获得平衡(图9-2-5);当前牙区游离端缺失,支点同样线斜割牙弓,可在余留牙较多的一侧第二或第三磨牙远中设置垂直于支点线的间接固位体来获得平衡力(图9-2-6)。

第二类:支点线横割牙弓,即横线式。例如,当双侧后牙区游离端缺失(图9-2-7),易出现前后(近远中)向旋转,可在第一、第二前磨牙近中设置垂直于支点线的间接固位体来获得平衡力;当前牙区游离端缺失(图9-2-8),义齿支点线同样为横线式,可在第一磨牙近中或远中设置垂直于支点线的间接固位体来获得平衡力;如果缺牙涉及前磨牙,可通过延长间接固位体长度至第二磨牙远中来获得最大平衡力。

第三类:支点线位于牙弓的一侧而成前后方向者,即纵线式。例如,当单侧后牙非游离端缺失(图9-2-9)义齿易出现颊舌向旋转,可在对侧第二前磨牙与第一磨牙之间设置垂直于支点线的间接固位体来获得平衡力。

第四类:支点线构成多边形,即平面式,多见于上颌双侧后牙区非游离端缺失(图9-2-10),该类型的义齿最稳定,只需通过大、小连接体将双侧义齿连接,不用设置额外的平衡力。

（四）下颌平衡力的设置

1. **下颌不稳定因素**　上、下颌游离端义齿中,上颌形态较下颌宽敞平坦且硬腭黏膜较厚,因此上颌义齿基托与连接体面积较大。而下颌牙槽嵴低平或称尖嵴状,基托与连接体面积小。因此在相同拾力作用下,下颌

阻力臂　动力臂

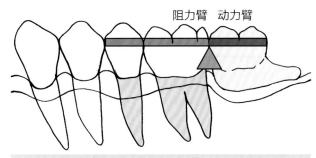

图 9-2-1　阻力臂＞动力臂,有利于游离端义齿的稳定(臂蓝色为阻力臂,红色为动力臂)

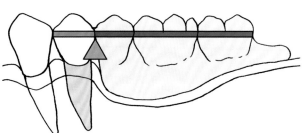

图 9-2-2　游离端缺牙越多,义齿动力臂越长,稳定性越差

图 9-2-3　尽量延长阻力臂,减小动力臂(义齿近远中径)来获得平衡力

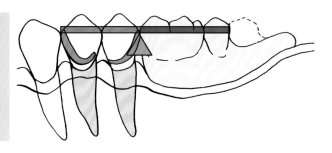

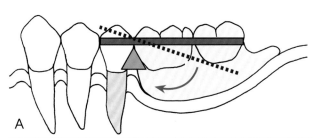

A

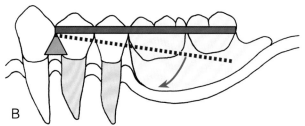

B

图 9-2-4　将一类杠杆变为二类杠杆,延长了连接体,增加了连接体的弹性

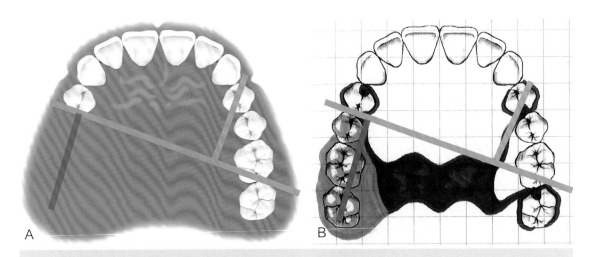

图 9-2-5 Cummer 第一类(斜线式)单侧后牙游离端缺失
A. 绿色线条代表支点线或转动轴,红色线条代表动力臂(𬌗力矩),蓝色线条代表阻力臂(平衡矩)
B. 支点线斜割牙弓的义齿设计

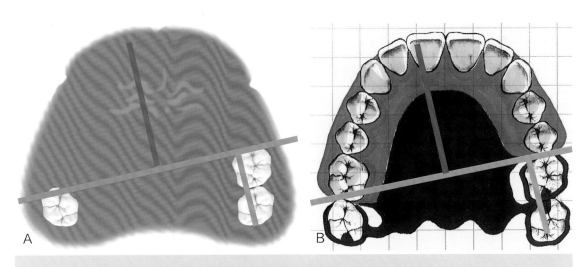

图 9-2-6 Cummer 第一类(斜线式)前部区游离端缺失
A. 前部区游离端缺失 B. 支点线斜割牙弓的义齿设计

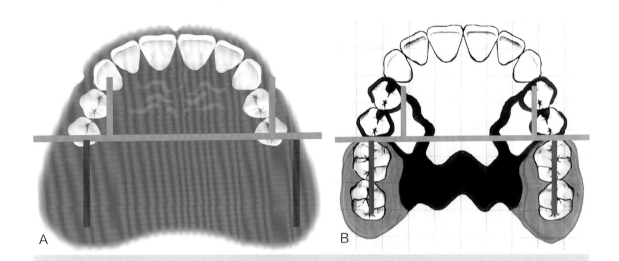

图 9-2-7　Cummer 第二类（横线式）双侧后牙游离端缺失
A. 双侧后牙区游离端缺失　B. 支点线横割牙弓的义齿设计

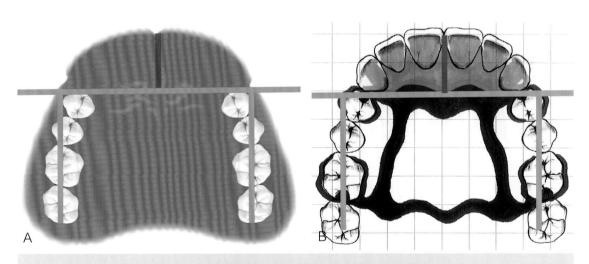

图 9-2-8　Cummer 第二类（横线式）前牙区游离端缺失
A. 前牙区游离端缺失　B. 支点线横割牙弓的义齿设计

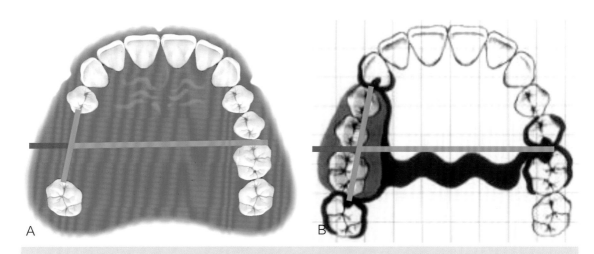

图 9-2-9 Cummer 第三类(纵线式)单侧后牙非游离端缺失
A. 单侧后牙非游离端缺失　B. 支点线位于牙弓的一侧,而成前后方向的义齿设计

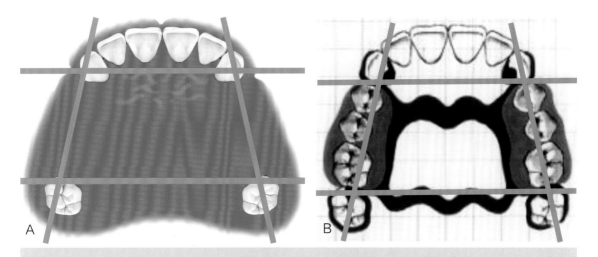

图 9-2-10 Cummer 第四类(平面式)双侧后牙区非游离端缺失
A. 双侧后牙区非游离端缺失　B. 支点线构成多边形的义齿设计

基托对牙槽嵴的压强大于上颌。又因解剖结构特点,鞍形牙槽嵴两侧易受义齿不稳定因素的挤压而出现压痛的现象,所以下颌平衡力的设置更为重要(图9-2-11)。

尤其是稳定性较差的游离端义齿,当游离端义齿下沉后,近缺隙处基牙易形成支点,致使基托远中压迫下颌舌骨嵴及其下方舌侧翼缘区与舌侧支点下黏膜组织(图9-2-12)。义齿翘起可导致舌杆前部压迫舌侧软组织(图9-2-13),因此需要可通过增加间接固位体(对抗臂)的位置与数量来成平衡力(图9-2-14)。根据口底深度,还可设置舌隆突杆或舌板来起到稳定义齿的作用,因为双舌杆中的舌隆突杆或舌板位于舌隆突的导线以上,可形成对抗臂,起到稳定义齿的作用(图9-2-15)。

在消除下颌游离端义齿不稳定因素中,除了设置平衡力,还可以增加基托面积,减小人工牙近远中与颊舌径来减小𬌗力,以对抗义齿不稳定因素造成的黏膜压痛。

下颌易造成压痛的解剖区域分别是下颌前牙舌侧、舌隆突区和下颌舌骨嵴及其下方的舌侧翼缘区(图9-2-16)。因此,根据下颌游离端义齿不稳定因素特点,在设计前就应预先标出易压迫的解剖位置以便缓冲(图9-2-17)。

2. **下颌平衡力的设置方案** 下颌牙列缺失Cummer分类法,同样是按支点线或转动轴划分为以下四类,如图9-2-18~图9-2-21所示。但由于下颌的解剖形态与上颌不同,因此支架的形态设计有所区别。下面根据Cummer分类法介绍临床上常见的几种下颌平衡力设置方案。

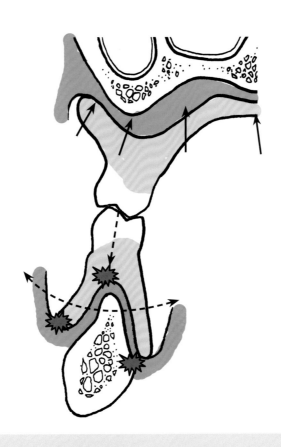

图 9-2-11 下颌因解剖结构特点较上颌稳定性差,易导致组织压痛

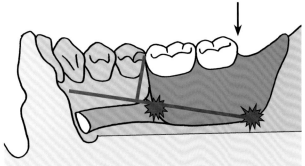

图 9-2-12 游离端义齿下沉压迫下颌舌骨嵴，易造成舌侧支点下与舌侧翼缘区的组织压痛

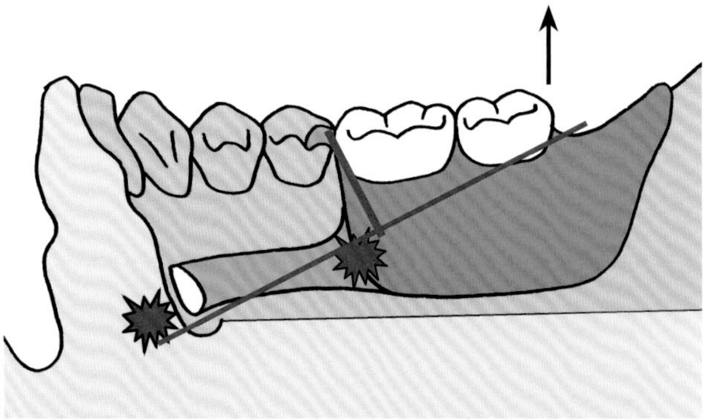

图 9-2-13 游离端义齿上翘可导致舌杆压迫前牙舌侧软组织，舌侧支点下同样会造成摩擦或压痛

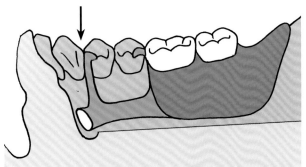

图 9-2-14 增加间接固位体（对抗臂），形成平衡力

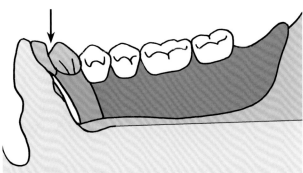

图 9-2-15 舌板上缘位于舌隆突的导线之上，可形成对抗臂，起到稳定义齿的作用

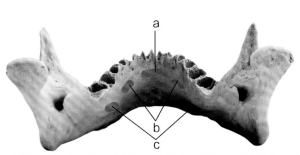

图 9-2-16 下颌游离端义齿易造成压痛的解剖区域 a. 下前牙舌侧 b. 舌隆突区 c. 下颌舌骨嵴及其下方的舌侧翼缘区

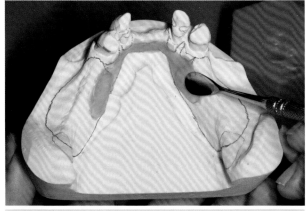

图 9-2-17 下颌游离端义齿制作前，必须先缓冲易造成压迫的解剖区域

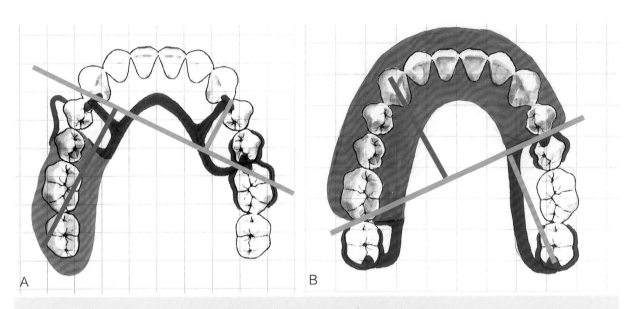

图 9-2-18 Cummer 第一类:斜线式义齿设计
A. 单侧后牙区游离端缺失 B. 前牙区游离端缺失

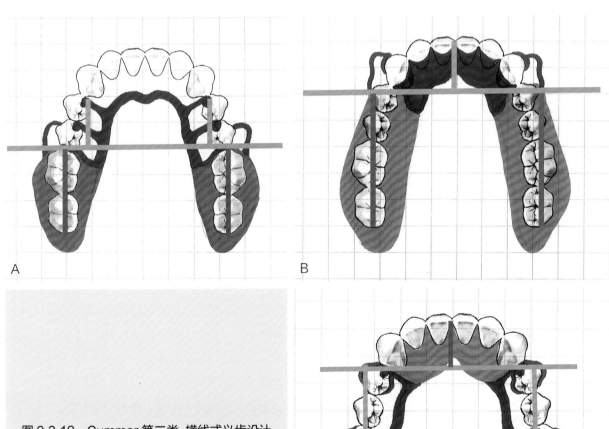

图 9-2-19 Cummer 第二类:横线式义齿设计
A. 双侧后牙区横线式游离端缺失,平衡矩设计
在双侧后牙区 B. 双侧后牙区游离端缺失,平
衡矩设计在前牙区 C. 前牙区游离端缺失,平
衡矩设计在双侧后牙区

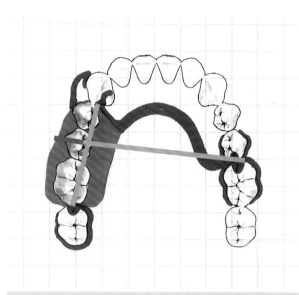

图 9-2-20 Cummer 第三类：单侧后牙非游离端缺失，纵线式义齿设计

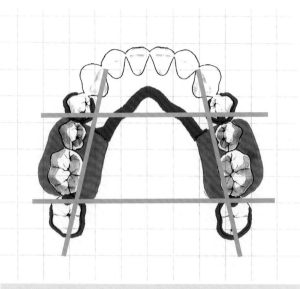

图 9-2-21 Cummer 第四类：双侧后牙区非游离端缺失，平面式义齿设计

二、增加支持力

对于远中无基牙的游离端义齿来说，除了增加义齿游离端基托面积来获得最大黏膜支持外，还可以通过远中覆盖基牙和第三磨牙来获得有效支持力，可将游离端变为非游离端。

临床上，在义齿支点线同侧增加支持力的方法包括两种，即利用健康残根和利用第三磨牙。

（一）利用缺牙区的健康残根，作为覆盖基牙来增加游离端义齿支持力

以覆盖义齿或磁性覆盖义齿的形式对抗游离端下沉，起到稳定义齿的作用，还能起到维持牙槽骨高度，保留牙周本体感受器的作用（图 9-2-22）。磁性覆盖义齿不但可以稳定义齿，还能增加义齿固位力（图 9-2-23）。

（二）利用健康非完全埋藏的第三磨牙来增加游离端义齿支持力

实践证明，健康的第三磨牙无论是否牙位正常，在无咬合干扰的前提下，对游离端义齿都能起到非常有效的辅助支持作用（图 9-2-24）。因此，健康的第三磨牙对于游离端义齿修复有着极大的意义（图 9-2-25）。

（三）在游离端植入种植体来增加可摘局部义齿游离端支持力

种植体支持式可摘局部义齿（图 9-2-26）是利用种植体来增加可摘局部义齿游离端的支持力，可有效提高游离端义齿的支持力，适用于游离端义齿远中黏膜无法解决的压痛问题。James S. Brudvik 教授认为种植体对植入的深度与角度要求不高，只需使用高度为 3~4mm 植体便可获得较大的支持力，因此也适用于下颌骨量不足的患者。

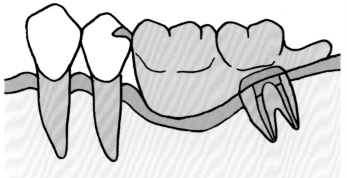

图 9-2-22 起支持作用的覆盖基牙

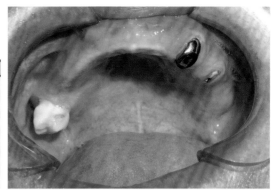

图 9-2-23 左侧尖牙残根上设置磁性附着体可将游离端变为非游离端义齿

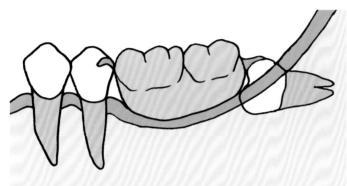

图 9-2-24 起支持作用的第三磨牙

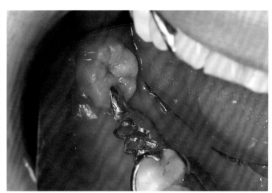

图 9-2-25 利用健康第三磨牙作为基牙来增加义齿的支持力

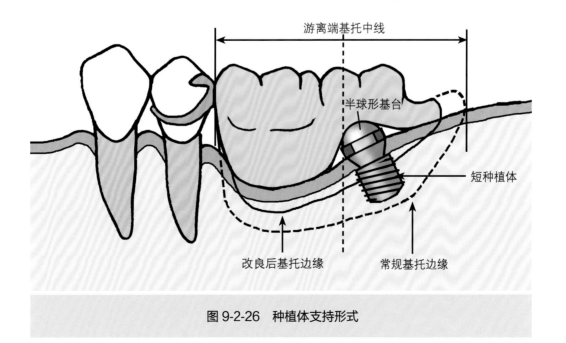

图 9-2-26 种植体支持形式

181

由于种植体受力后的动度小于天然牙与可摘局部义齿,因此,种植体基台设计成半球形,并与游离端义齿基托组织面呈点状接触,以最小的侧向力进行垂直向加载。义齿与种植体基台之间还需一定缓冲,以解决天然牙与种植体之间在咀嚼力下的动度差异问题。

种植体位置必须安置在游离端基托中线的远中区域,以形成三类杠杆力,避免因一类杠杆引起翘动。由于支持形式发生改变,因此可适当减小基托面积,提高患者舒适度。但目前仍需要实验论证。

三、减少不稳定作用力

游离端义齿除了设置平衡力矩(阻力臂 L2)来获得稳定性外,可通过减小游离端人工牙的近远中径、颊舌径或者人工牙数目来降低咬合力作用力获得平衡力。例如,对颌是天然牙时,可将第二磨牙近远中径减半;如果对颌是人工牙时,可不安置第二磨牙以减小游离距(动力臂 L1)。此外,可以通过降低人工牙的牙尖高度以减小侧向力,例如,可选用半解剖式人工牙,以减小义齿的侧向力;还可以通过增加人工牙的沟窝点隙来加大义齿穿透力与咀嚼效率。

四、消除或减弱支点作用

对于仅剩孤立牙的黏膜支持式义齿,𬌗支托、卡环体等部件如果集中在 1 颗或 2 颗余留孤立牙上,易形成不利于基牙健康的支点。或者一侧牙列缺失并且过中线,基牙全部集中在另一侧,如果不消除支点,义齿在𬌗力的作用下将产生较大杠杆力和扭力(图 9-2-27)。

为了减小不良杠杆力与扭力,可采用全消除支点法,在基牙上不设置𬌗支托与卡环体,仅设计卡环臂和卡环臂尖。义齿在咬合力的作用下可均匀下沉,此时卡环脱离基牙(图 9-2-28),基牙所受到的扭力也最小。但要注意,只有在𬌗力的作用下基牙与对颌牙有接触,而下颌姿势位时无接触,因为基牙与黏膜可让性差异较大,因此在排列人工牙或者咬合调整时也需要缓冲基牙咬合。

由于上腭解剖结构特点导致黏膜厚度存在差异,因此,如果腭隆突宽敞平坦,易形成支点与杠杆力,从而影响黏膜支持式义齿的稳定性,尤其是双侧游离端缺失。这种杠杆力也是树脂基托中线处折断的主要因素(图 9-2-29),设计不当还会导致金属腭板后缘压迫黏膜组织,引起溃疡(图 9-2-30)。临床上可触诊来判断腭隆突区与牙槽嵴顶黏膜厚度,并适当对腭隆突进行缓冲(图 9-2-31)。对于孤立基牙的黏膜支持式义齿,还要消除𬌗支托以减小基牙因杠杆力产生的较大扭力(图 9-2-32),或者通过制取功能印模来补偿黏膜可让性差值。只有当义齿受力均匀,无支点,才可获得黏膜支持的平衡力(图 9-2-33)。

如果余留的孤立牙牙体组织不健康,或者高于咬合平面,可行牙髓治疗后改为覆盖基牙,以防止不良冠根比对基牙造成的损害。同时,还要考虑软组织与天然牙之间的可让性差异。因此,无论是何种覆盖基牙,都要与义齿之间有所缓冲(图 9-2-34)。

如果是游离端缺失的混合支持式义齿,为了减小游离端义齿不同支持组织间可让性的差异,可以设计近中𬌗支托,采用半消除支点法来改变杠杆力,使一类杠杆变成二类杠杆。同时延长了连接体,增加了连接体的弹性。或者采用回力卡环,回力卡环也可起到应力中断的作用,𬌗力可沿牙体长轴传导,能有效减轻基牙承受的扭力。

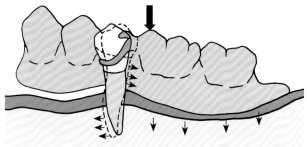

图 9-2-27 殆支托与卡环体在余留孤立牙上易形成支点,基牙所受扭力最大

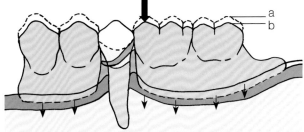

图 9-2-28 消除殆支托与卡环体后义齿在咬合力的作用下可均匀下沉,孤立基牙所受扭力最小
a. 下颌姿势位时 b. 殆力作用时(矢状面)

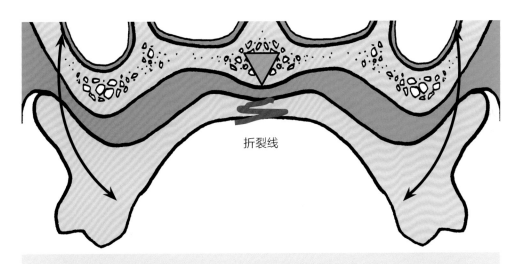

图 9-2-29 腭隆突易形成支点与杠杆力,是树脂基托中线处折断的主要因素

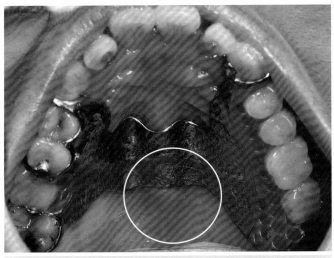

图 9-2-30 腭隆突未缓冲或腭板设计不合理,易导致游离端义齿腭板后缘压迫黏膜组织

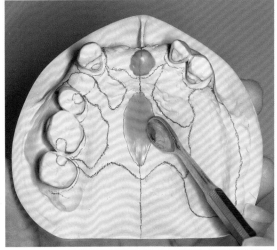

图 9-2-31 在工作模型上,对游离端义齿腭隆突区进行占位缓冲

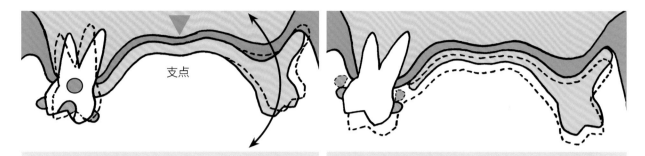

图 9-2-32 腭隆突、殆支托、卡环体均可在上颌游离端义齿上形成支点（冠状面）

图 9-2-33 缓冲腭隆突，消除殆支托、卡环体，义齿可获得平衡力，并能减小孤立基牙扭力（冠状面）

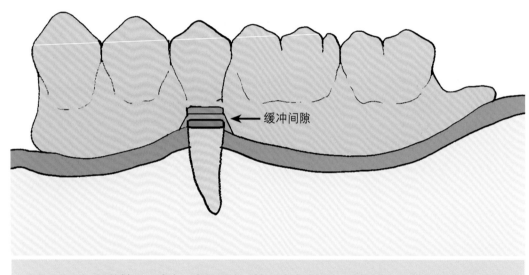

图 9-2-34 覆盖基牙可防止不良冠根比对基牙造成的损害，覆盖基牙与义齿之间要有缓冲

五、应力中断设计

应力中断式设计（又称分裂式基板）（图 9-2-35）是通过在大连接体上制造一定的"裂隙"，来阻断应力的传导，以避免基牙受到较大扭力。其主要目的是将作用在近游离端基牙和牙槽嵴的两种力量分散，避免义齿在行使功能时游离端不平衡，导致基牙产生较大扭力而损伤。因此多适用于双侧游离端缺失的混合支持式或黏膜支持式义齿。

Morris、Aydin 等学者分别在 1986 年和 1989 年通过有限元分析，多次报道当游离端缺失，采用分裂式基板可减小游离端基牙的扭矩。裂隙越大，游离端基牙受力越趋向垂直，基牙扭力越小，游离区受力越大。此时基牙的作用更多的是在引导基托，而非直接参与支持。

这种以分裂大连接体为基础的应力中断设计多采用高弹性的支架合金来制作，以减小金属支架变形的风险。分裂式基板如果弹性过大，游离端下沉较大，易导致缺牙区黏膜组织负担重，咀嚼效率低；如果弹性过小，应力中断效果不明显，基牙扭力损伤未被分散。因此分裂式基板在设计时应具有适当的弹性。

应力中断理论在小连接体与固位体上也有所体现,例如,近中殆支托、回力卡环(图9-2-36)和T形卡等(图9-2-37)。近中殆支托与远中殆支托相比,加大了义齿对基牙的转动半径,减小了对基牙的扭力。再次延长的游离距使黏膜的受力方向更接近于垂直,使刚性连接变为弹性连接,使义齿获得最大平衡力并增加了义齿弹性应力中断设计再次消除和减弱了支点的不利作用。

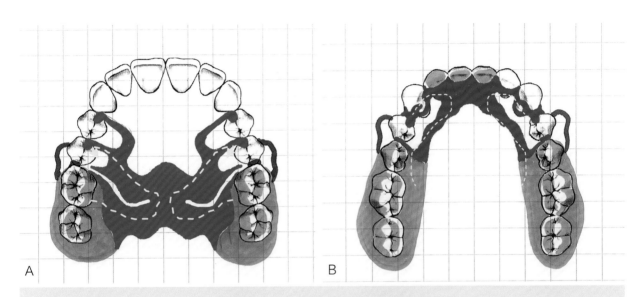

图9-2-35 大连接体应力中断设计
A.上颌分裂式基板 B.下颌分裂式基板

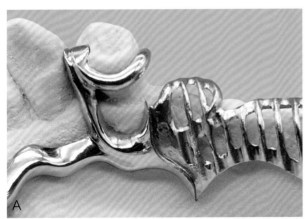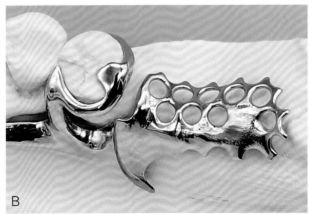

图9-2-36 下颌游离端小连接体应力中断式设计
A.近中殆支托 B.回力卡环

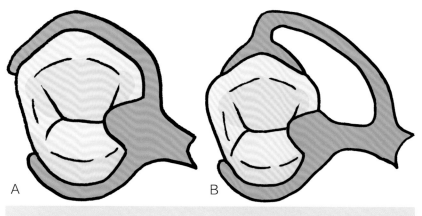

图 9-2-37　卡环体部应力中断设计
A. 三臂卡　B. T 形杆

第三节 | 义齿不稳定因素的临床解决方案

针对可摘局部义齿因支点与转动轴而产生不稳定现象,前面分析了其主要产生因素以及如何消减这种不稳定因素的理论与方法。以下将针对临床上可摘局部义齿,尤其是游离端义齿易出现的摆动、旋转、下沉、翘起等不稳定现象的解决方案加以小结(图 9-3-1)。

一、义齿摆动的解决方案

1. 单侧游离端义齿可在对侧的基牙上设置直接或间接固位体,以对抗义齿游离端的颊舌向摆动。

2. 双侧游离端义齿可通过大连接体连接两侧基牙的固位臂和舌侧对抗臂来对抗义齿游离端摆动。

3. 降低牙尖斜度来减小侧向力,从而减小义齿颊、舌向的水平摆动度。

二、义齿旋转的解决方案

个别后牙或前牙缺失修复后,在行使功能时易发生沿横线或纵线轴旋转现象。为防止义齿发生旋转可采取以下几种措施:

1. 通过直接或间接固位体设置平衡力,对抗义齿的旋转。

2. 减小人工牙𬌗面的颊舌径,增宽𬌗支托,使基牙𬌗面功能尖到支托连线的距离缩短,即缩小了𬌗力力矩。

3. 利用卡环体部环抱稳定作用可增加义齿的抗旋转能力。

三、义齿下沉的解决方案

1. 尽量伸展义齿游离端区的基托面积,充分利用牙槽嵴区的对抗作用。

2. 利用游离端区健康牙根或第三磨牙作为基牙,或以种植体作覆盖基牙来增加义齿的支持力。

3. 通过人工牙减径减数以减小𬌗力。

4. 制取选择性压力印模。

四、义齿翘起的解决方案

1. 在支点的另一端设置间接固位体并尽量加大其与支点线的距离以增加平衡力矩。

2. 利用远中邻面板来限制游离端义齿末端的翘起，以提高义齿稳定性。

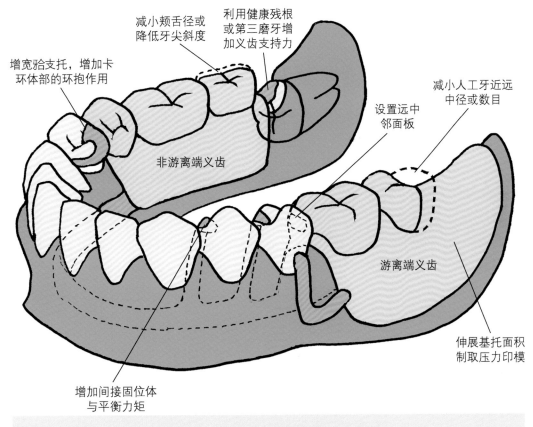

图 9-3-1 义齿不稳定因素的临床解决方案

第十章　设计图绘制法

支架设计的结构需要图形来表现,设计图是传递设计思路的重要手段。支架的设计思路至关重要,需要按照一定逻辑关系分步骤进行。设计时需要将各类信息加以汇总分析,除了掌握患者缺牙情况,还要了解患者的身体与牙周健康状况、基牙松动度、咬合情况、覆𬒘覆盖、缺牙区𬒘龈高度、天然牙牙冠高度等诸多影响因素。而支架绘制又是义齿设计的关键一环,设计思路与支架绘制往往同时进行。因此本章将总结义齿设计的相关知识点,并指导如何用简易的作图方式将设计方案与思路表达出来。

可摘局部义齿的绘制是传递设计思路的有效手段,可利用口腔科技术公司提供的成品设计单来绘制,也可自制,例如本书中的设计单。医师可通过设计单上的牙列线图将设计思路绘制出来,并传递给工艺技术人员。这种方法简单有效,下面将介绍可摘局部义齿的设计思路与绘制方法。

第一节 │ 支架设计思路

支架绘制思路也是义齿的设计思路(图 10-1-1)。将义齿的支持、固位与稳定性设计放在首位,并需要按照设计步骤与原则一步步来实现。首先在研究模型上通过导线测量仪确定义齿的就位道方向,按此方向选择好模型的倾斜角度,并画出导线区分软硬组织倒凹区与非倒凹区。然后根据就位道和导线位置在设计单上进行绘制。固位与稳定设计贯穿始终。

第一步:选择支持形式。根据缺牙数目来选择义齿的支持形式,首选牙支持式,因为天然牙支持式义齿的固位力与稳定性最佳;其次在考虑混合支持式和黏膜支持式,后两者的舒适度与稳定性远不如前者。支持形式决定了支架的结构。

第二步:选择基牙、设计𬒘支托。选择健康天然牙作为基牙,一般不超过 4 个。在缺牙间隙两端的天然牙上设计𬒘支托,要考虑𬒘面有无充填物、有无缺损和磨耗程度等因素。所有支托的𬒘力方向均应沿牙体长轴传递。游离端义齿一般在近缺隙的基牙上设置近中𬒘支托或联合支托,以避免或减少基牙所受到的侧向力。

但对于黏膜支持式义齿,如果仅剩少量孤立基牙,可不设置支托以消除支点对余留基牙产生的不良杠杆力。

第三步:固位体设计。必须根据基牙导线类型与倒凹位置来设计卡环的种类,例如三臂卡、圆环形卡环、回力卡环、对半卡环和杆型卡等。再根据倒凹的深度与角度来设计卡环的固位力,固位体的数目一般不超过 4 个。游离端义齿的基牙多采 RPI 卡环组,以减少对基牙不利的扭力和侧向力。

第四步:稳定性设计。义齿因支托而产生转动轴和杠杆力,在行使咀嚼功能过程中出现的翘起、摆动、旋转和下沉等现象,需要通过设计间接固位体来消减义齿的不稳定现象。主要从设计平衡力和消除支点两方面着手。例如游离端义齿,可在旋转轴的对侧通过设置间接固位体,如尖牙(前牙)舌隆突支托、切支托、前磨牙近中𬒘支托等来对抗义齿的不稳定因素,也可在基牙上设计导平面和在义齿上设计邻面板。还可适当减小人工牙的颊舌径近远中径或数目,同时还可以降低牙尖高度以减小义齿的侧向力作用。应尽量伸展基托边缘至黏膜翻折线处,以便获得最大的黏膜支持面积。

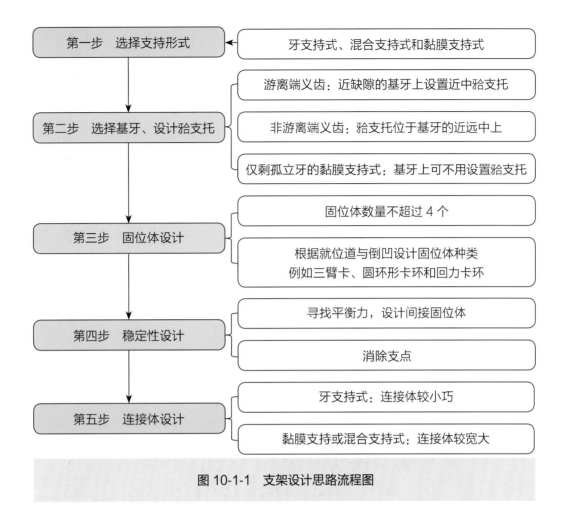

图 10-1-1 支架设计思路流程图

第五步:连接体设计。连接体的作用是将固位体、基托与人工牙相连,起到支撑和稳定义齿的作用。牙支持式义齿的连接体在不影响强度前提下尽量设计小巧,以减少对黏膜的覆盖面积、增加舒适感。黏膜支持式或混合支持式义齿,为减少义齿下沉,降低基牙所受侧向力的危害,多采用较宽大的连接体来承受和分散咬合力。

第二节 | 支架绘制过程

支架绘制的过程就是设计思路的表现过程。根据义齿设计要点,按照以下步骤和顺序将设计思路绘制出来,按照绘制的技术手段可分为图纸绘制法和数字影像绘制法。

一、图纸绘制法

图纸绘制法又分为单色绘制法和彩色绘制法两种。

(一) 单色绘制法

单色绘制法是利用单一颜色的笔在纸上进行绘制的一种方法。这类画法的线条较细,颜色单一,简便快捷,是临床最常用的方法之一,所用画笔多为单色圆珠笔、签字笔或铅笔。

例一:腭杆型支架的画法(图 10-2-1~ 图 10-2-8)

设计时根据患者口内情况或石膏模型上的倒凹信息,直接在设计单上进行设计与绘制。并始终贯穿义齿设计时所要思考的支持、固位与稳定三个方面。

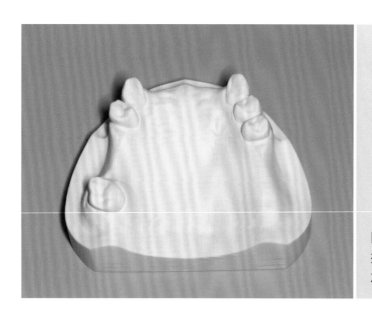

图 10-2-1　以此模型为例,展示基托、𬌗支托、腭杆与腭板的画法。模型 16—15、12—22、26—27 缺失,17、14、24、25 为基牙

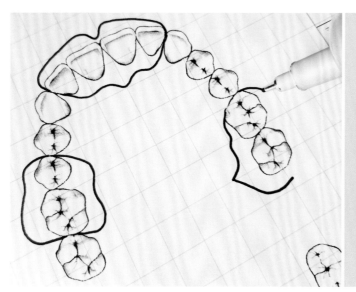

图 10-2-2　第一步:绘制基托覆盖的范围
基托范围的标出等同于标定了缺牙牙位,清晰的缺牙范围便于分析支持形式,同时也画出了基托的形态与人工牙位置。不用刻意将缺牙涂成黑色或者画"×"来表示。如果是黏膜支持式同样可用此方法。注意:只要游离端缺失,哪怕设计单上依然有第三磨牙,绘制基托范围时也要将第三磨牙包含进去,基托后缘应位于上颌结节最后方

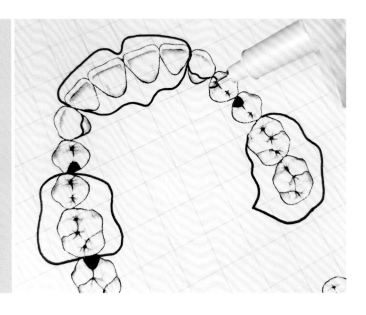

图 10-2-3 第二步：绘制𬌗支托
根据缺牙范围与支持形式，我们来选择基牙，并在基牙上画出黑色的𬌗支托形态，此时需要根据义齿的稳定性设计原则考虑选择近中𬌗支托还是远中𬌗支托

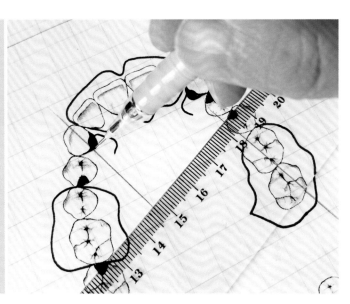

图 10-2-4 第三步：绘制间接固位体
在设计𬌗支托的同时，还需要分析义齿的不稳定因素，考虑如何设计间接固位体来寻找义齿的平衡力，具体方法在义齿稳定性章节中已详细介绍

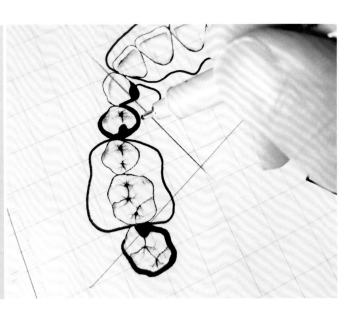

图 10-2-5 第四步：绘制直接固位体
根据基牙导线类型与不稳定因素来设计固位体的种类。例如三臂卡、环形卡和 I 形卡等，游离端基牙可设计 RPI 卡或者回力卡

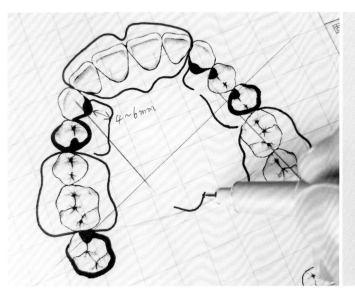

图 10-2-6　第五步：绘制腭杆型连接体边缘位置

按照比例先标出大小连接体的边界范围。依据设计原则避开游离龈缘、倒凹和硬腭后缘，例如侧腭杆必须离开龈缘 4~6mm，腭杆后缘位于第一、第二磨牙之间，两端微弯向前，呈 M 形

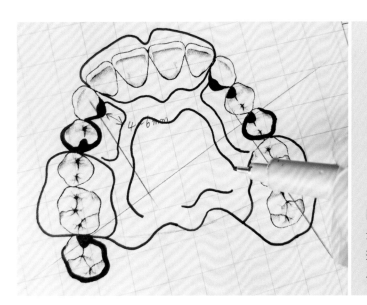

图 10-2-7　第六步：绘制腭杆型连接体形态

最后通过连接体将各个部件有序连接起来，连接体的形态大小必须符合设计原则。可画成单线条，可以涂成实心的

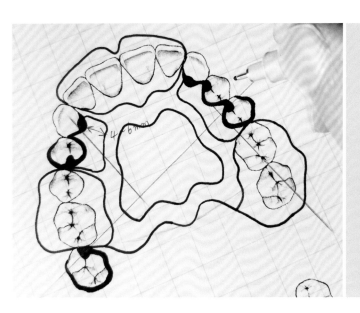

图 10-2-8　完成后的上颌义齿设计单

例二：腭板型支架的画法（图 10-2-9~ 图 10-2-12）

腭杆与腭板的作用不同，其设计方案与画法也有所差别，但设计原则不变。

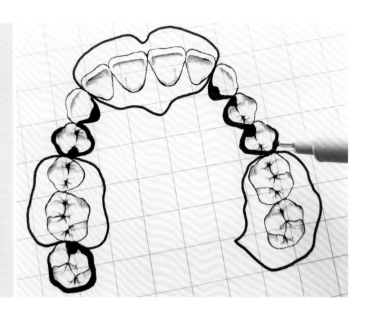

图 10-2-9 对于混合支持式义齿，可通过增加大连接体的面积来获得一部分的黏膜支持力。本例主要介绍腭板的画法，首先设计𬌗支托和固位体，画法与前例相同

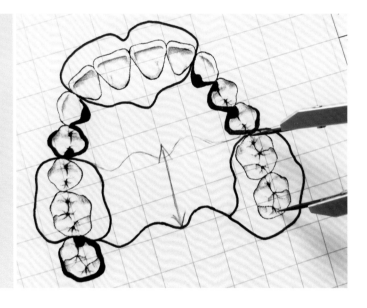

图 10-2-10 由于本例前后牙均有缺失，并且需要通过支架将前后缺牙连接起来，因此设计"前 - 后腭板联合体"。首先用铅笔标记出后腭板的宽度。对于游离端义齿，后腭杆宽度不应小于缺失牙近远中径的长度，或者是游离端基板长度的 2/3。如果前牙无缺失，腭板可设计成宽 M 形，后缘位置同腭杆

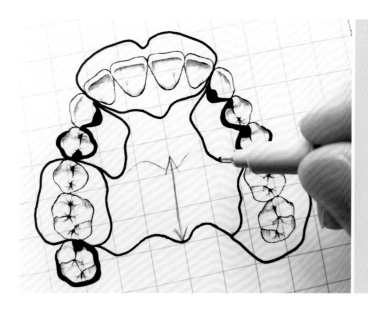

图 10-2-11 如果前牙有缺失,可将前、后腭板连接起来,形成"前 - 后腭板联合体"

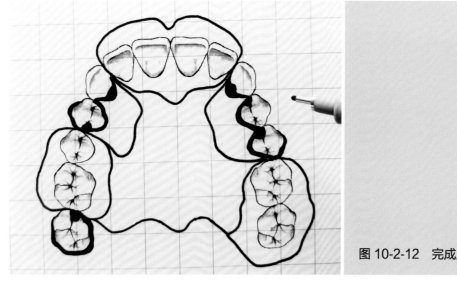

图 10-2-12 完成后的腭板型支架

例三:舌杆的画法(图 10-2-13~ 图 10-2-18)

舌杆画法较为简单,只需在前牙舌侧画两条等宽的线条,上缘与游离龈离开一段距离即可。而模型上的画法需要严格遵循设计原则,例如,下缘必须避让舌系带或倒凹。上缘要与龈缘连线的弧度一致并离开3~4mm 等。

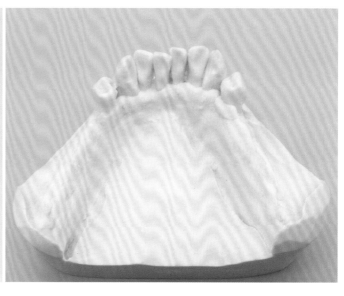

图 10-2-13 以此模型为例,展示舌杆、双舌杆和舌板的画法。模型 35—37、45—47 缺失,下颌前牙龈缘至口底约 6~8mm,34、44 为基牙

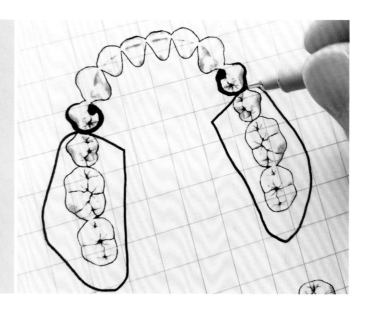

图 10-2-14 按照之前介绍的方法,先用基托边缘线来标记出缺失的牙位,再选择基牙并绘制出支托的位置与固位体的类型

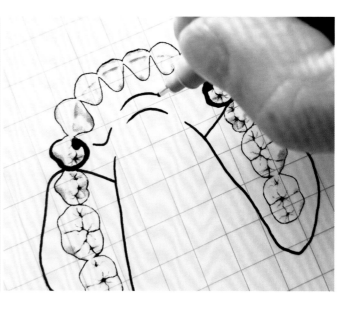

图 10-2-15 最后标记出舌杆上下缘的位置,并按照龈缘弧度画出两条等宽的线条,或者一条实心的粗线

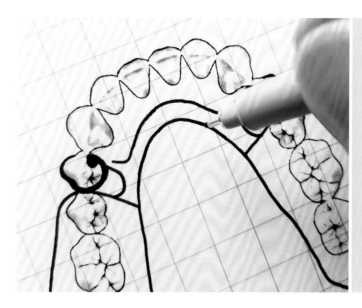

图 10-2-16　再绘制小连接体将各个部件连接起来即可

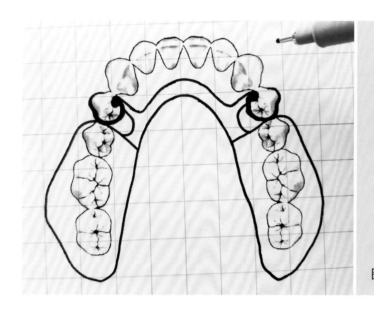

图 10-2-17　完成后的舌杆

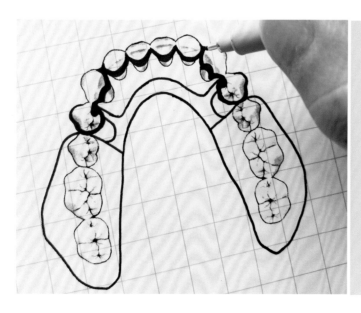

图 10-2-18　双舌杆的画法与舌杆一样,只需在舌隆突上画一条粗的连线即可。切支托多位于侧切牙与尖牙之间

例四:舌板的画法(图 10-2-19~ 图 10-2-22)

舌板同样分上下缘,上缘画一条位于舌隆突上的连线,下缘画一条与龈缘弧度一致的连线即可。而模型上的画法同样需要严格遵循设计原则。

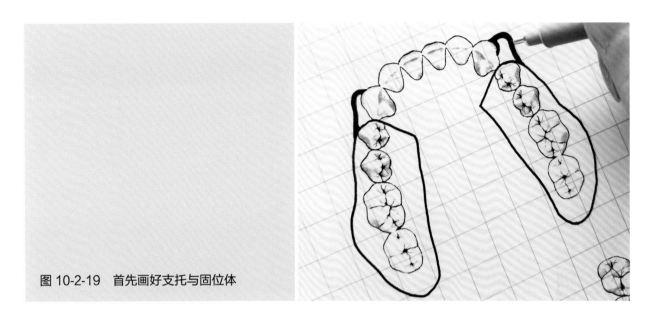

图 10-2-19　首先画好支托与固位体

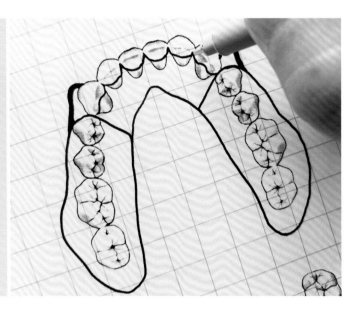

图 10-2-20　再按舌板的设计原则标记出上下缘的位置,并按照龈缘弧度画出两条等宽的线条

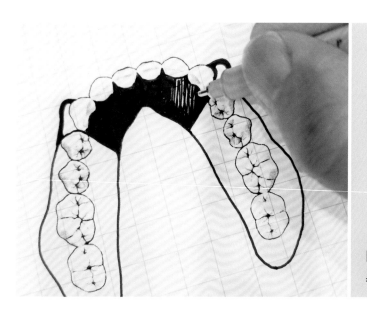

图 10-2-21　最后需要将两条线之间其涂成黑色实心，以区分双舌杆

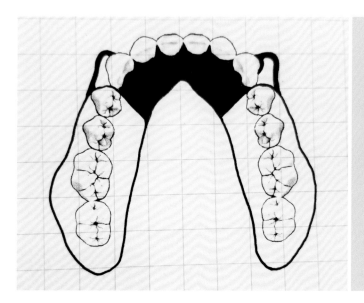

图 10-2-22　绘制完成后的舌板图形

（二）彩色绘制法

彩色绘制法是利用中性或油性彩色水笔进行绘制，其最大特点是清晰美观。但这种彩色水笔对复写纸作用较弱，为了清楚显示每一步设计与绘制过程，以下设计图多采用彩色绘制法。为了更清楚地显示义齿与支架的结构关系，可利用彩色笔在自制设计单上绘制，效果美观清晰，便于交流学习。

1. **基本绘画技巧**（图 10-2-23~ 图 10-2-27）

视频 1　彩色绘制法的基本绘画技巧

A. 首先标出缺牙位，缺失牙通过染色来区分余留牙，同时也表现出将要修复的人工牙。本书中缺牙的表现手法是用黄色水笔按照牙齿的立体形态来渲染，只需涂牙齿的暗面颜色便可表现出牙齿的立体感，也可将颜色简单涂满

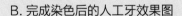

B. 完成染色后的人工牙效果图

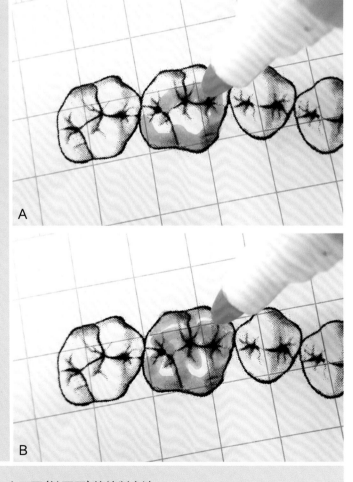

图 10-2-23　人工牙（缺牙区）的绘制方法

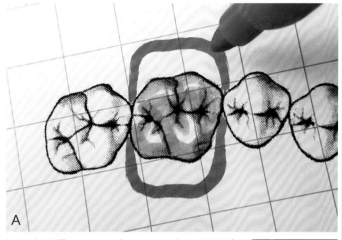

A. 标定出缺牙位置后,再用红色水笔画出基板覆盖的范围,基板范围按照设计原则绘制即可

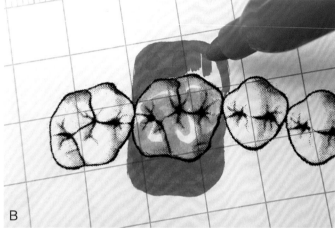

B. 用红笔将基托的空白处涂布均匀即可

图 10-2-24 基托的绘制方法

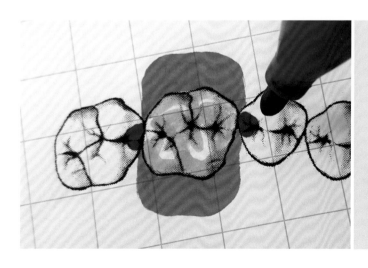

图 10-2-25 𬌗支托的绘制方法
𬌗支托用蓝色的水笔按照支托的设计要求,在基牙近中或远中边缘嵴上画出实心𬌗支托形态即可

A. 用蓝色水笔来画,卡环可由一根从细(卡环臂尖)到粗(卡环体)或者由粗到细的曲线来表现,通过用力大小来表现卡环体、臂、尖的的粗细特点。也可通过加粗线条来表现较粗的卡环体。所画线条需紧贴基牙

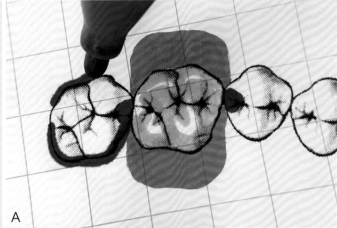

B. 由细到粗的绘制第二磨牙颊侧卡环。终点线止于𬌗支托

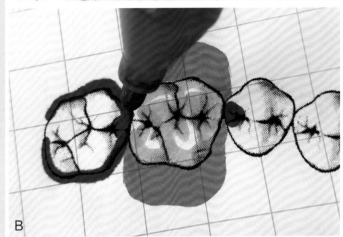

C. 也可以起笔于𬌗支托,由粗到细绘制,即可完成可摘局部义齿的主要部件的绘制

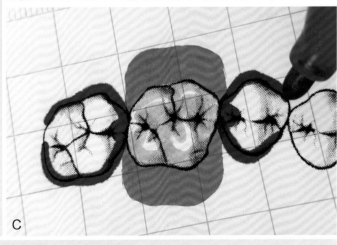

图 10-2-26 卡环的绘制方法

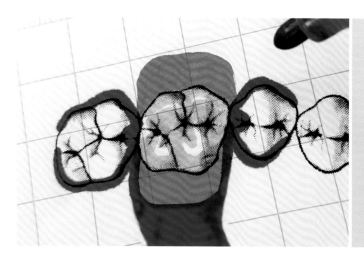

图 10-2-27 连接体的绘制方法
用蓝色水笔将殆支托、卡环与基托连接起来即可,起止点同样需要依据连接体的设计原则来绘制。具体的宽窄、形态与位置,需要根据义齿的稳定性来设计

2. 彩色绘制法(设计方案一)(图 10-2-28~ 图 10-2-36)

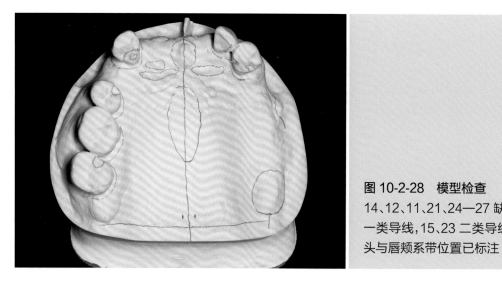

图 10-2-28 模型检查
14、12、11、21、24—27 缺失,22 松动Ⅱ°,17 一类导线,15、23 二类导线。腭隆突、切牙乳头与唇颊系带位置已标注

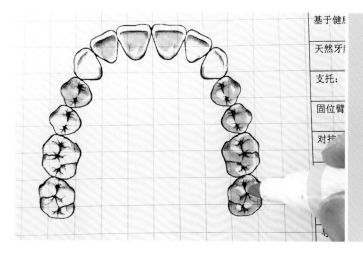

图 10-2-29 第一步:绘制人工牙
通过标记缺失牙位来表现待修复的人工牙,有助于突显缺牙范围,区别人工牙的与天然牙,为下一步绘制提供基础

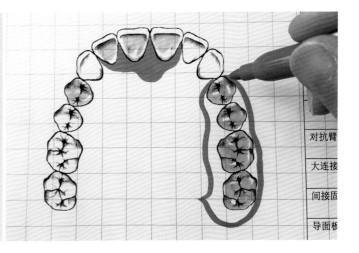

图 10-2-30　第二步：绘制基托覆盖的范围
先绘制基托覆盖范围，有助于分析义齿不稳定的因素。如果基托为游离端且面积较大，在下一步设计时可考虑义齿支持形式、不稳定因素与连接体种类

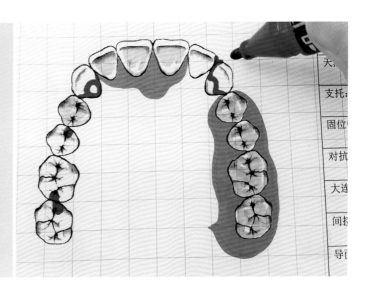

图 10-2-31　第三步：绘制殆支托
选择基牙，在所选基牙上绘制殆支托，设计殆支托时必须同时考虑义齿不稳定的因素。根据不稳定因素设计间接固位体，从而获得义齿的平衡与稳定

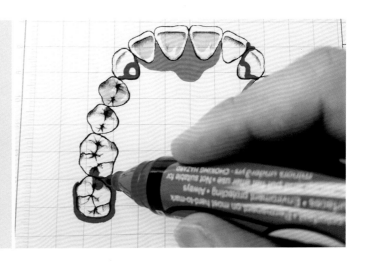

图 10-2-32　第四步：绘制固位体
根据共同就位道与支持形式设计直接固位体类型

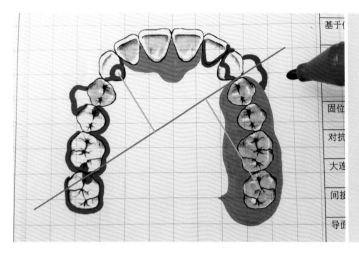

图 10-2-33 第五步:设计平衡力
思考与寻找义齿不稳定因素。可用铅笔标记出支点位置与转动轴,分析义齿不稳定的作用力方向,考虑如何利用间接固位体来获得义齿的平衡力

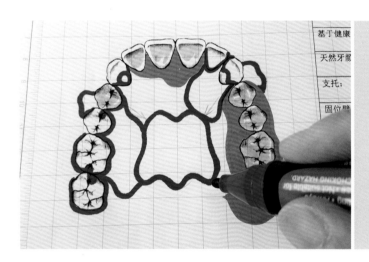

图 10-2-34 第六步:绘制大、小连接体位置
将固位体、基托、人工牙通过大、小连接体连接起来,连接体的位置必须符合设计原则

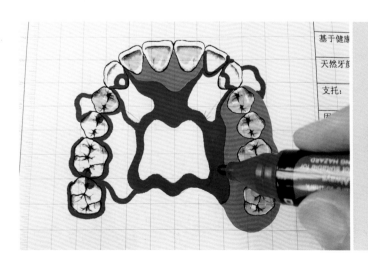

图 10-2-35 第七步:设计连接体的种类
根据义齿的支持形式确定连接体的面积大小。例如上颌黏膜支持式或混合支持式义齿也以通过加宽连接体来获得义齿的稳定性
本例中采用前腭杆、后腭杆、侧腭杆修复,在保证义齿稳固的前提下,提高患者的舒适度

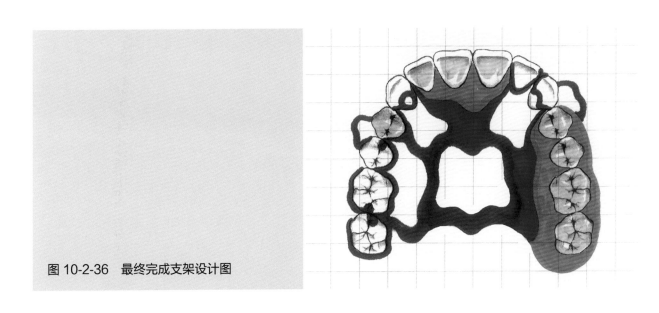

图 10-2-36 最终完成支架设计图

3. **彩色绘制法（设计方案二）** 可将模型上绘制的设计方案复制到设计单上，绘制方法与步骤同"设计方案一"。本例的区别在于连接形式不同，为前 - 后腭板联合体（图 10-2-37~ 图 10-2-40）。

①扫描二维码
②下载 APP
③注册登录
④观看视频

视频 2 彩色绘制法

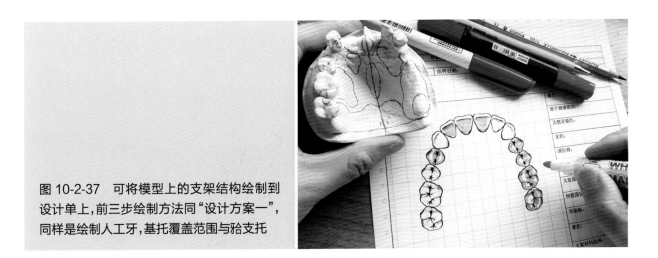

图 10-2-37 可将模型上的支架结构绘制到设计单上，前三步绘制方法同"设计方案一"，同样是绘制人工牙，基托覆盖范围与𬌗支托

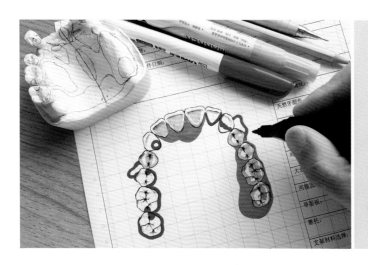

图 10-2-38 绘制固位体

此步与"设计方案一"稍有不同,去掉了右侧上颌第一磨牙颊侧卡环。可以看出,在不违反原则的前提下,支架设计较为灵活,可根据实际情况来选择,从而获得最佳的效果。对于较为复杂的病例可以准备多种设计方案

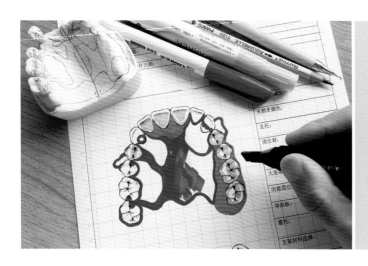

图 10-2-39 设置平衡力

此步与"设计方案一"完全不同,将腭杆连接改为腭板连接,为前 - 后腭板联合体,以增加混合支持式中连接体的承载面积,但患者舒适度将有所降低

二、数字影像绘制法

2020 年,王少海、周勇等人研发了一款可摘义齿设计方案程序,使用者可根据程序提示,通过点选患者缺失牙位(图 10-2-41),便可获得一个手绘的、最基本的初级设计方案(图 10-2-42)。但该程序并不能根据患者基牙倒凹与松动度等具体情况进行智能化设计,因此设计方案仅供参考。

随着互联网技术的发展,也可将实物模型的各个角度通过手机或者便携式平板设备拍摄下来(图 10-2-43),

①扫描二维码
②下载 APP
③注册登录
④观看视频

视频 3 可摘义齿设计程序使用方法与效果

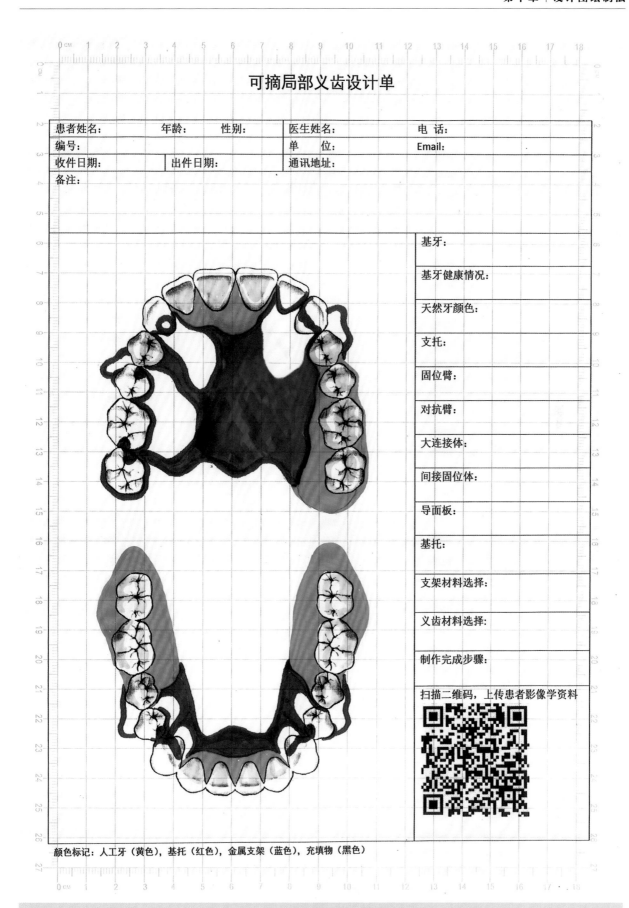

可摘局部义齿设计单

患者姓名：	年龄：	性别：	医生姓名：	电话：
编号：			单　位：	Email:
收件日期：	出件日期：		通讯地址：	
备注：				

基牙：

基牙健康情况：

天然牙颜色：

支托：

固位臂：

对抗臂：

大连接体：

间接固位体：

导面板：

基托：

支架材料选择：

义齿材料选择：

制作完成步骤：

扫描二维码，上传患者影像学资料

颜色标记：人工牙（黄色），基托（红色），金属支架（蓝色），充填物（黑色）

图 10-2-40　绘制完成的义齿支架设计单

再通过设备中绘图软件在照片上进行支架的绘制(图 10-2-44),设计完成后立刻通过互联网传递给技师,并可用语音或文字记录特殊设计要求(图 10-2-45)。这种方法既简便又高效,有助于病例资料的储存与交流,适合普及与推广,但支架的结构仍需要人工来设计和绘制。

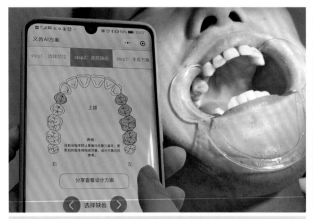

图 10-2-41 点选患者缺失牙位

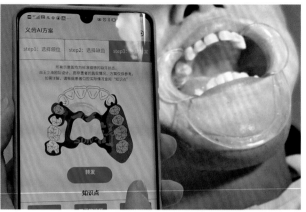

图 10-2-42 获得一个手绘的初级设计方案

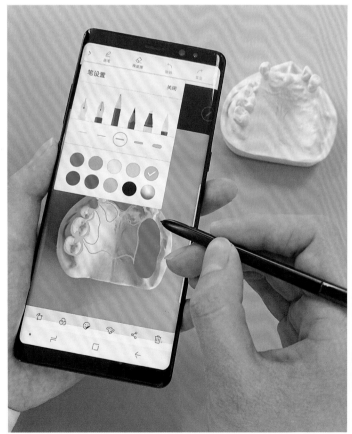

图 10-2-44 在所拍摄的照片上进行支架结构的绘制,可选择不同颜色与粗细的绘图笔

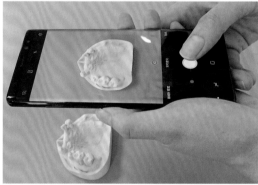

图 10-2-43 先用手机拍摄模型

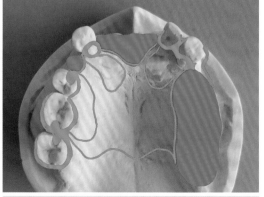

图 10-2-45 完成后的支架结构图,可直接通过互联网发送给技师

笔者相信,随着人工智能的发展,在不久的将来,人们只需通过便携式设备对口腔或者模型进行多角度扫描,随后应用软件便能自动生成支架的三维模型,其结构还可任意调整。再通过互联网将三维数据模型传递给制造部门,最终由计算机控制的快速成型设备制造出来。

第三节 | 各类支架设计示意图

下面通过 Kennedy 分类法和王征寿六类分类法列举几种常见的设计方案,供大家参考。所有设计结构图均为示意图,为突出其结构特点,略显夸张,切勿按照本图的结构比例来制作义齿支架。

(一) Kennedy I 类

1. 上颌(图 10-3-1~ 图 10-3-6)

①扫描二维码
②下载 APP
③注册登录
④观看视频

视频 4 Kennedy I 分类上颌支架设计

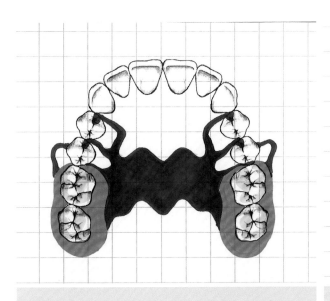

图 10-3-1 Kennedy I 类,王征寿分类法 520# 义齿

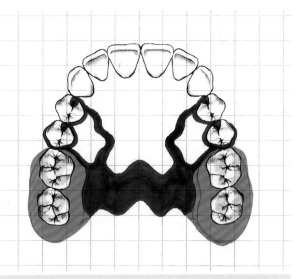

图 10-3-2 Kennedy I 类,王征寿分类法 520# 义齿

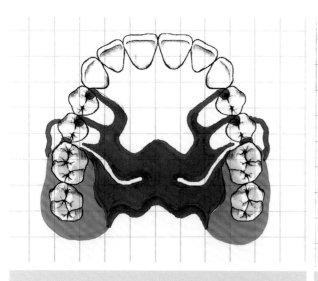

图 10-3-3　Kennedy I类,王征寿分类法 520# 义齿

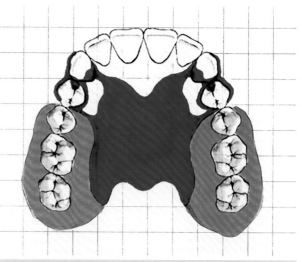

图 10-3-4　Kennedy I类,王征寿分类法 540# 义齿

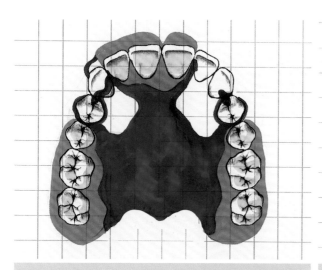

图 10-3-5　Kennedy I类第 1 亚类,王征寿分类法 541# 义齿

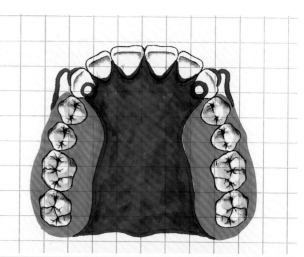

图 10-3-6　Kennedy I类,王征寿分类法 520# 义齿

2. **下颌**(图 10-3-7~ 图 10-3-12)

①扫描二维码
②下载 APP
③注册登录
④观看视频

视频 5　Kennedy I分类下颌支架设计

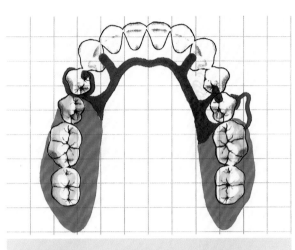

图 10-3-7　Kennedy I 类, 王征寿分类法 520# 义齿

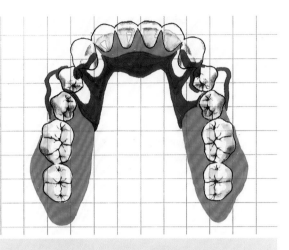

图 10-3-8　Kennedy I 类第 1 亚类, 王征寿分类法 521# 义齿

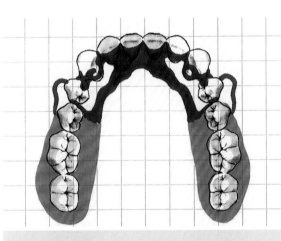

图 10-3-9　Kennedy I 类第 1 亚类, 王征寿分类法 521# 义齿

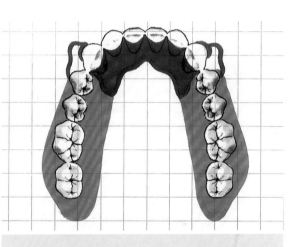

图 10-3-10　Kennedy I 类, 王征寿分类法 520# 义齿

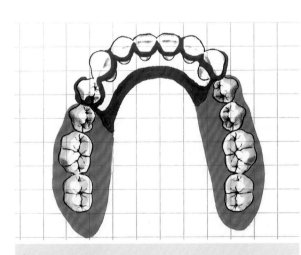

图 10-3-11　Kennedy I 类, 王征寿分类法 520# 义齿

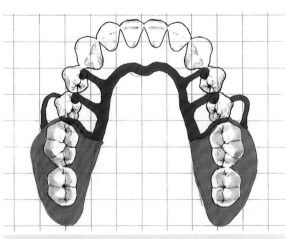

图 10-3-12　Kennedy I 类, 王征寿分类法 520# 义齿

（二）KennedyⅡ类

1. 上颌（图 10-3-13~ 图 10-3-24)

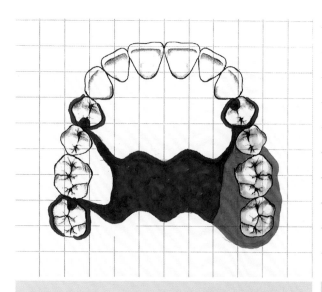

图 10-3-13 Kennedy Ⅱ类,王征寿分类法 330# 义齿

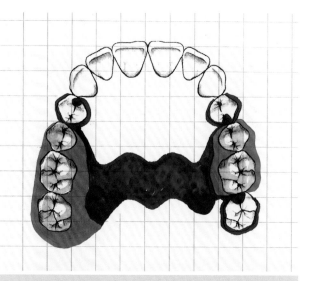

图 10-3-14 Kennedy Ⅱ类第 1 亚类,王征寿分类法 530# 义齿

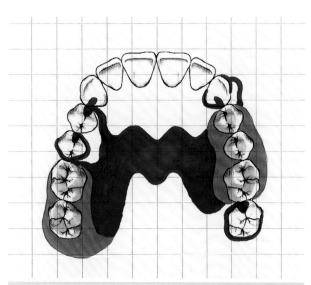

图 10-3-15 Kennedy Ⅱ类第 1 亚类,王征寿分类法 530# 义齿

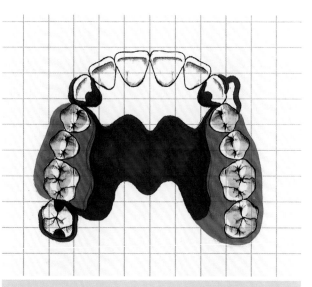

图 10-3-16 Kennedy Ⅱ类第 1 亚类,王征寿分类法 530# 义齿

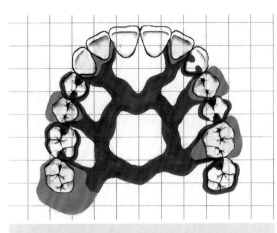

图 10-3-17 Kennedy Ⅱ类第 5 亚类,王征寿分类法 544[#] 义齿

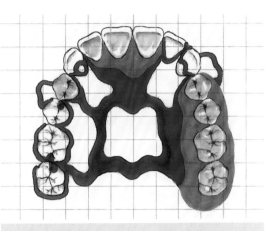

图 10-3-18 Kennedy Ⅱ类第 2 亚类,王征寿分类法 541[#] 义齿

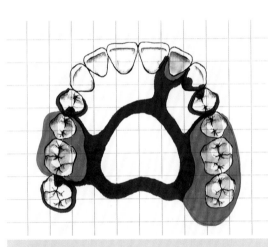

图 10-3-19 Kennedy Ⅱ类第 2 亚类,王征寿分类法 531[#] 义齿

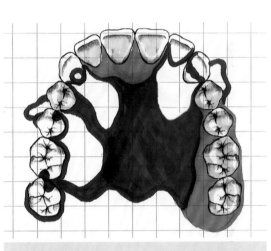

图 10-3-20 Kennedy Ⅱ类第 2 亚类,王征寿分类法 531[#] 义齿

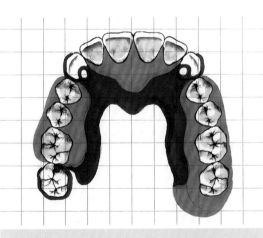

图 10-3-21 Kennedy Ⅱ类第 2 亚类,王征寿分类法 531[#] 义齿

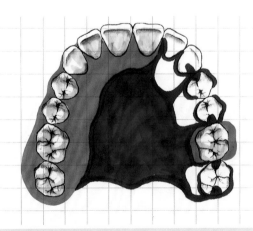

图 10-3-22 Kennedy Ⅱ类第 1 亚类,王征寿分类法 631[#] 义齿

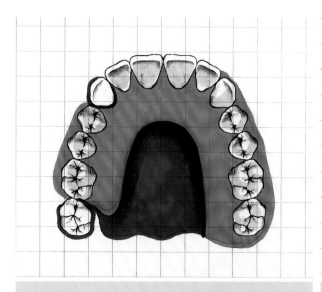

图 10-3-23　Kennedy II类第 1 亚类，王征寿分类法 621# 义齿

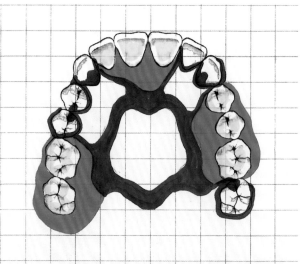

图 10-3-24　Kennedy II类第 2 亚类，王征寿分类法 531# 义齿

2. 下颌（图 10-3-25~ 图 10-3-35）

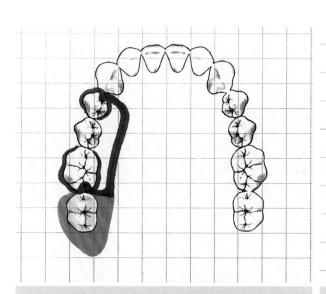

图 10-3-25　Kennedy II类，王征寿分类法 220# 义齿

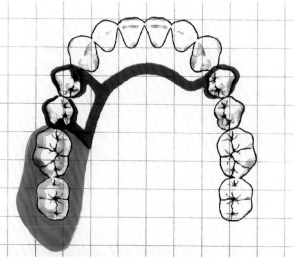

图 10-3-26　Kennedy II类，王征寿分类法 330# 义齿

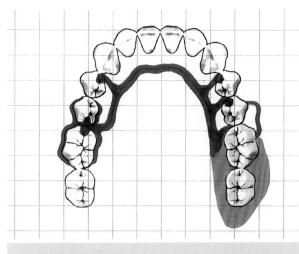

图 10-3-27　Kennedy II类,王征寿分类法 330# 义齿

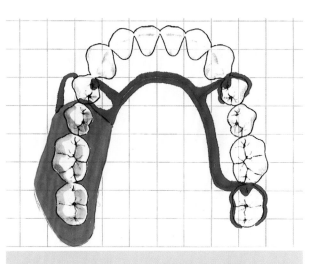

图 10-3-28　Kennedy II类,王征寿分类法 330# 义齿

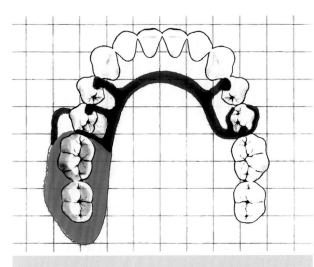

图 10-3-29　Kennedy II类,王征寿分类法 320# 义齿

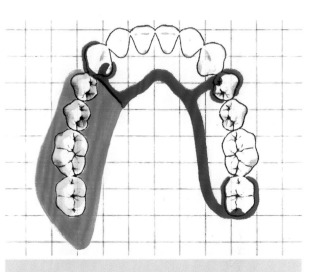

图 10-3-30　Kennedy II类,王征寿分类法 330# 义齿

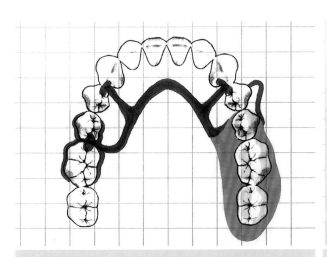

图 10-3-31　Kennedy II类,王征寿分类法 330# 义齿

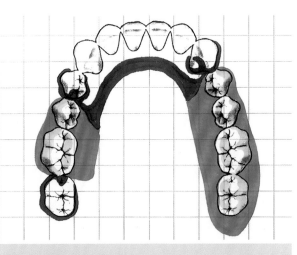

图 10-3-32　Kennedy II类 1 亚类,王征寿分类法 530# 义齿

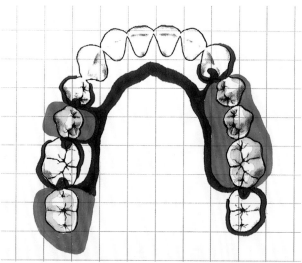

图 10-3-33 Kennedy Ⅱ类第 2 亚类,王征寿分类法 541# 义齿

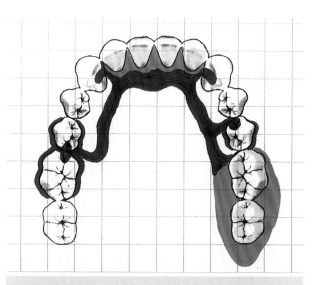

图 10-3-34 Kennedy Ⅱ类第 1 亚类,王征寿分类法 331# 义齿

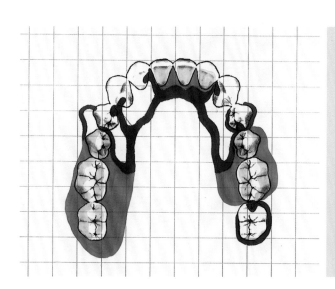

图 10-3-35 Kennedy Ⅱ类第 2 亚类,王征寿分类法 531# 义齿

(三) Kennedy Ⅲ类

1. 上颌(图 10-3-36~ 图 10-3-43)

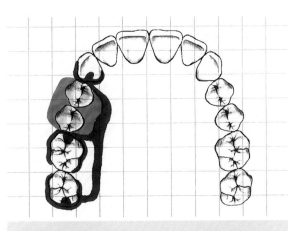

图 10-3-36　Kennedy Ⅲ 类,王征寿分类法 130# 义齿

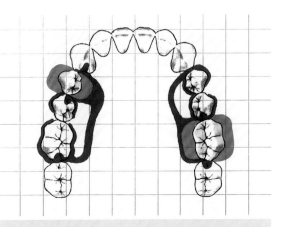

图 10-3-37　Kennedy Ⅲ 类,王征寿分类法 220# 义齿(双侧)

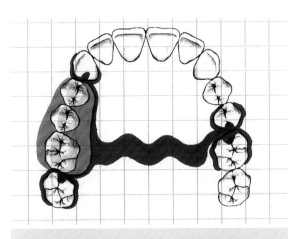

图 10-3-38　Kennedy Ⅲ 类,王征寿分类法 340# 义齿

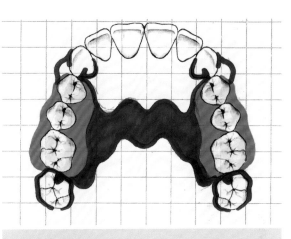

图 10-3-39　Kennedy Ⅲ 类第 1 亚类,王征寿分类法 540# 义齿

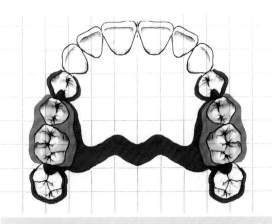

图 10-3-40　Kennedy Ⅲ 类第 1 亚类,王征寿分类法 54# 义齿

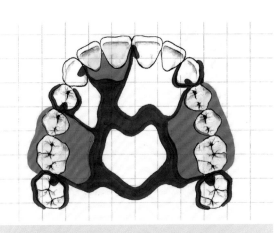

图 10-3-41　Kennedy Ⅲ 类第 2 亚类,王征寿分类法 541# 义齿

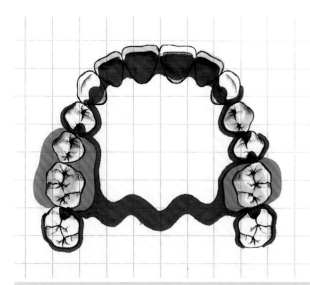

图 10-3-42 Kennedy Ⅲ类第 3 亚类,王征寿分类法 543# 义齿

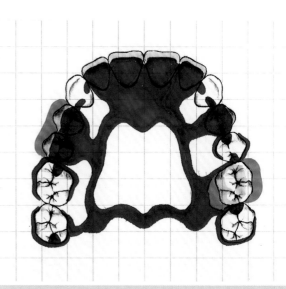

图 10-3-43 Kennedy Ⅲ类第 3 亚类,王征寿分类法 542# 义齿

2. 下颌(图 10-3-44,图 10-3-45)

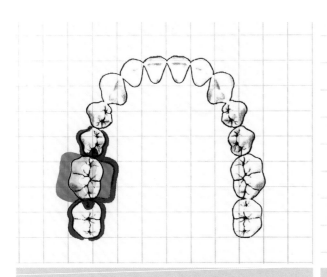

图 10-3-44 Kennedy Ⅲ类,王征寿分类法 120# 义齿

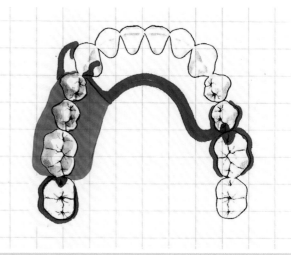

图 10-3-45 Kennedy Ⅲ类,王征寿分类法 340# 义齿

(四) Kennedy Ⅳ类

1. 上颌(图 10-3-46~ 图 10-3-50)

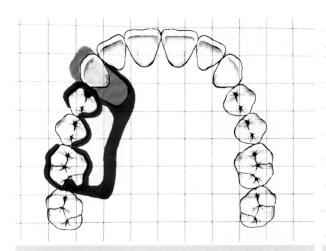

图 10-3-46　Kennedy Ⅳ类，王征寿分类法 430[#] 义齿

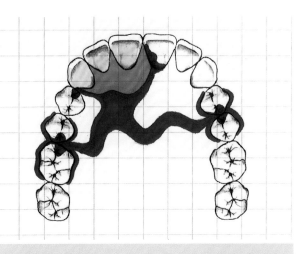

图 10-3-47　Kennedy Ⅳ类，王征寿分类法 440[#] 义齿

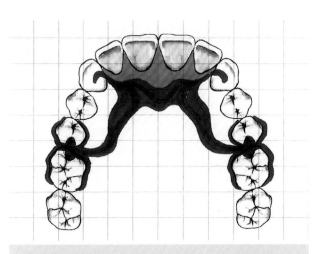

图 10-3-48　Kennedy Ⅳ类，王征寿分类法 440[#] 义齿

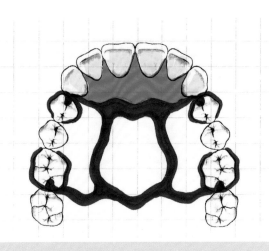

图 10-3-49　Kennedy Ⅳ类，王征寿分类法 440[#] 义齿

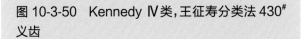

图 10-3-50　Kennedy Ⅳ类，王征寿分类法 430[#] 义齿

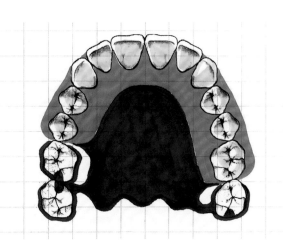

2. 下颌(图 10-3-51,图 10-3-52)

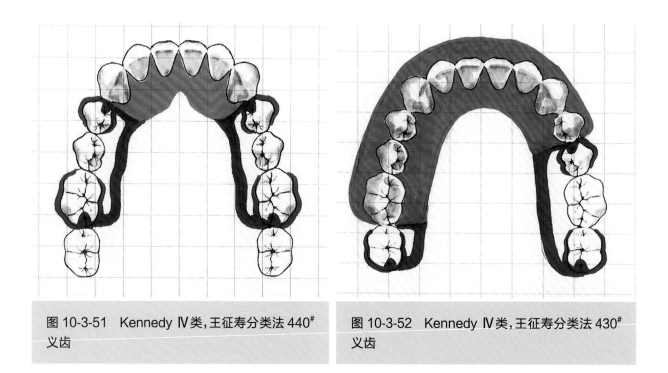

图 10-3-51　Kennedy Ⅳ类,王征寿分类法 440# 义齿

图 10-3-52　Kennedy Ⅳ类,王征寿分类法 430# 义齿

附:练习与思考

请按照支架设计思路与逻辑关系,对下列缺牙情况进行模拟设计与绘制,并写出任意一种分类法,从而巩固和拓展所学的知识内容。

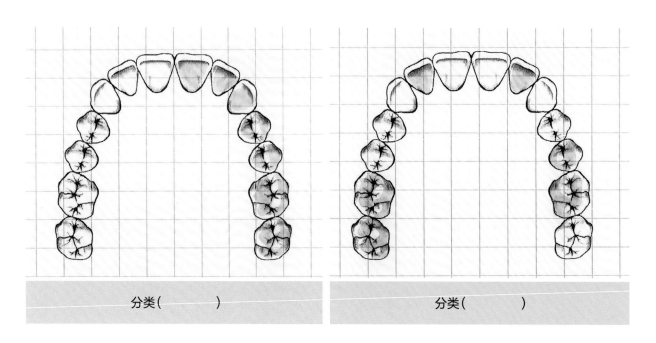

分类(　　　　)

分类(　　　　)

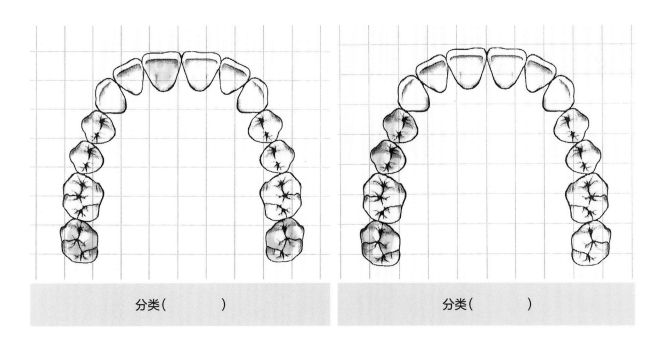

分类(　　　　)　　　　　　　　　分类(　　　　)

第十一章 基牙预备

基牙预备不仅包括殆支托、舌支托和邻面板等,还包括咬合关系与导线位置调整等,其目的是为可摘局部义齿修复空间、固位力和稳定性创造必要条件的一种手段,还要便于患者自行摘戴。

基牙预备前必须对患者口腔进行仔细检查与分析,根据导线位置设计出最佳的支架结构与方案,以及磨除的牙体组织位置。还要告知患者哪些余留牙需要调磨,为什么调磨,磨除量是多少,以及整体的治疗计划与修复后效果,得到患者同意后方可实施基牙预备,制备过程中还需反复对比设计方案。

基牙预备尽量在牙釉质范围内,深度约为 1.5mm。在保证固位体强度的最小空间外,以少磨牙为原则。

第一节 | 车针的选择

所谓"工欲善其事必先利其器",基牙预备前必须对车针有所认识,备牙时才能做到高效快捷。目前常用的车针有两类,一类是用于切割的金刚砂车针,另一类是用于抛光的钨钢车针。金刚砂车针切割力强,工作效率高,但容易造成牙体表面粗糙。钨钢车针抛光效果好,可使牙面光滑,不留打磨痕迹。可摘局部义齿基牙预备常用车针的种类与作用如图 11-1-1 所示。

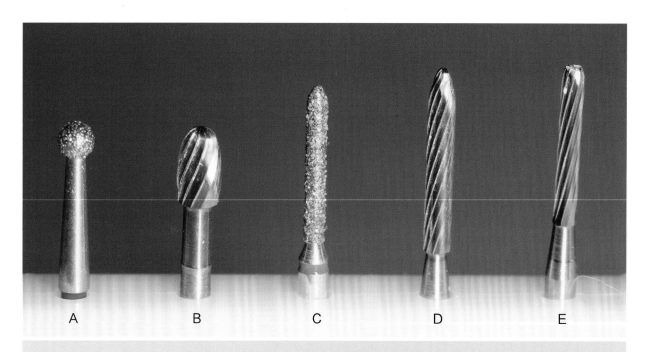

图 11-1-1 可摘局部义齿基牙预备常用车针的种类
A.球形金刚砂车针 B.卵圆形钨钢抛光车针 C.鱼雷形柱状金刚砂车针 D.鱼雷形柱状钨钢抛光车针 E.圆头柱状钨钢抛光车针

A. 球形金刚砂车针：直径约 1.8~2.0mm，中等或粗金刚砂颗粒，用于殆支托凹的预备

B. 卵圆形钨钢抛光车针：头部直径约 1.5mm，中部直径约 2.0mm，用于殆支托凹及类似形状的抛光

C. 鱼雷形柱状金刚砂车针：直径约 1.3~1.5mm，中等或粗金刚砂颗粒，用于调整导线，预备导平面板以及舌支托凹的预备，还可用于调整颊舌侧外展隙宽度

D. 鱼雷形柱状钨钢抛光车针：直径约 1.3~1.5mm，用于鱼雷形柱状金刚砂车针预备后相应位置的抛光

E. 圆头柱状钨钢抛光车针：直径约 1.3~1.5mm，作用同鱼雷形柱状钨钢抛光车针，也可抛光较小支托凹或舌支托凹

第二节 | 基牙预备步骤

基牙预备时必须反复对比研究模型上的设计方案，力求精准，避免误差。对于耐受性差的患者，在备牙时还应注意手法轻巧并尽量缩短操作时间。

基牙预备流程（图 11-2-1）与义齿设计思路基本相同，具体如下：

（1）调整咬合关系，磨改伸长的余留牙以及薄壁弱尖；

（2）根据研究模上的设计，调整口内基牙的导线位置；

（3）预备导平面，使其方向、角度与就位道一致；

（4）预备、抛光支托窝。

1. 咬合调整 通过颌位关系的确定与转移来分析患者存在的早接触或殆干扰等问题，再通过对余留牙进行选磨来调整咬合；还可通过调磨伸长牙以及因磨耗形成的尖锐牙尖，使之恢复正常的殆平面与殆曲线，并恢复正确的牙尖交错殆接触区，以减轻个别牙的负担，消除创伤殆（图 11-2-2）。为义齿提供均衡分布的殆力创造条件，使义齿咬合关系协调无干扰，有利于维持余留牙牙周组织的健康与义齿的咬合平衡。

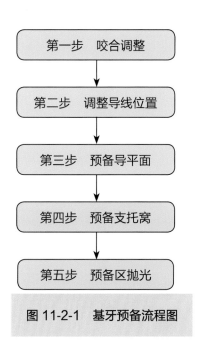

图 11-2-1 基牙预备流程图

2. **调整导线位置** 这一步将改变倒凹区与非倒凹区位置和比例关系,为固位体提供空间,调节义齿固位力,减小邻牙龈侧外展隙间隙(前牙区黑三角)(图 11-2-3)。例如,Ⅲ型导线致使卡环体位置过高影响咬合或者无法设置对抗臂(图 11-2-4),通过降低导线位置,将Ⅲ型导线变为Ⅰ型导线,为固位体提供空间(图 11-2-5)。还可以通过降低或增加轴面外形高点来调节基牙倒凹的深度和角度,以改变卡环臂尖的固位力。调磨时,必须严格依据研究模型上设计的具体位置进行磨改。临床上多见于基牙轴面角,尤其是近缺隙侧基牙的颊、舌侧轴面角。

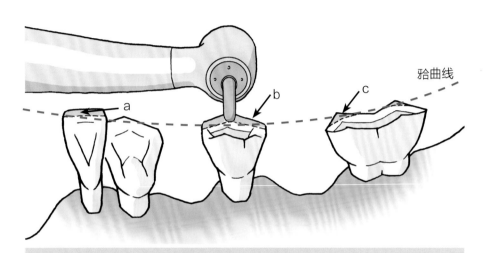

图 11-2-2 咬合调整
a. 降低伸长牙 b. 去除早接触或𬌗干扰 c. 磨改尖锐牙尖,从而恢复正常的𬌗平面与𬌗曲线

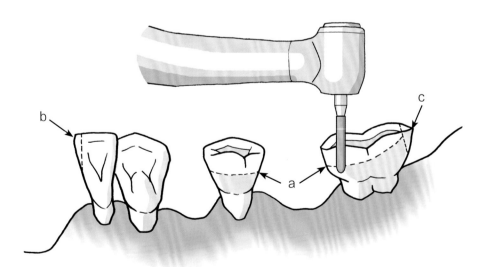

图 11-2-3 导线位置调整
a. 降低导线位置或将Ⅲ型导线变为Ⅰ型导线 b. 减小邻牙龈侧外展隙间隙 c. 通过调整基牙倒凹深度角度来调节义齿固位力的大小与就位方向

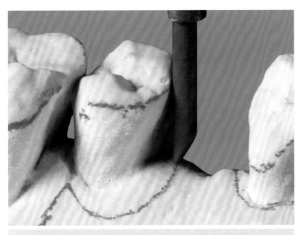
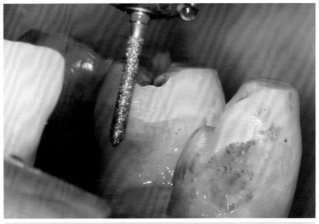

图 11-2-4　预备前,15 舌侧为Ⅲ型导线

图 11-2-5　预备后,将 15 舌侧Ⅲ型导线变为Ⅰ型导线

3. **预备导平面**　导平面常用于游离端义齿,具有引导义齿就位和稳定义齿的作用,还能起到一定的固位作用(图 11-2-6)。基牙预备时需要在基牙远中邻面或近中邻面预备出与就位道一致的小平面,而就位道的方向已在模型分析与设计步骤中确定(图 11-2-7)。导平面预备时需要认真对比研究模型上所设计的位置、角度与面积,预备的深度应在牙釉质范围内(图 11-2-8)。导平面预备完毕后才可预备支托凹,以免破坏支托凹的形态。

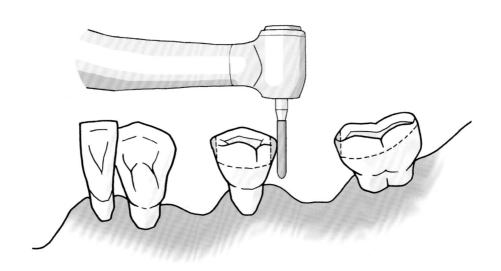

图 11-2-6　导平面预备

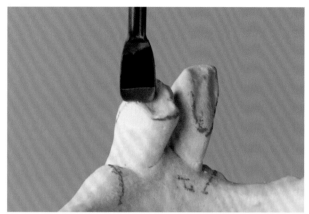

图 11-2-7 导平面的位置与角度需在模型分析与设计步骤中确定

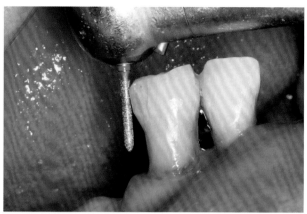

图 11-2-8 预备时需要认真对比研究模型上所设计的位置、角度与面积,预备的深度应在牙釉质范围内

4. **预备支托凹** 各类支托凹的预备方法已在第五章第三节中详细介绍(图 11-2-9)。预备前需要认真对比研究模型或设计单上的位置,避免磨错牙,造成不必要的损伤(图 11-2-10)。预备时为使支托不妨碍上下牙的咬合,一般需要在基牙殆面的相应部位做必要的牙体磨除,形成安置支托的支托凹(图 11-2-11)。

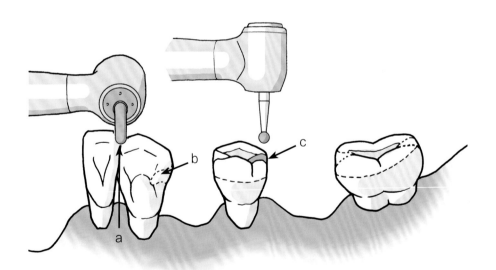

图 11-2-9 预备支托凹
a. 切支托凹的预备 b. 舌边缘嵴支托凹的预备 c. 殆支托凹的预备

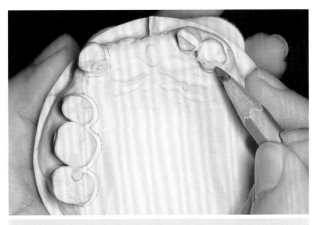

图 11-2-10　认真对比研究模型或设计单上的支托位置

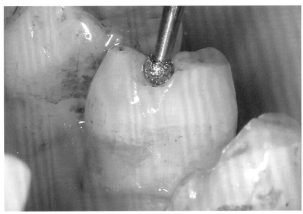

图 11-2-11　利用金刚砂球钻预备𬌗支托凹

5. **预备区抛光**　基牙预备后,支托凹与邻面的釉质被磨切,导致牙体组织表面缺损,甚至暴露出牙本质。虽然金刚砂车针切割力强,但易造成磨切面粗糙,增大了龋患的风险概率,因此金刚砂车针预备过的所有区域都需要用抛光器械进行抛光(图 11-2-12)。最后涂布含氟凝胶,以防止龋病发生。术前要告知患者龋病发生的风险,术后还要教会患者正确的口腔健康维护与义齿使用方法。

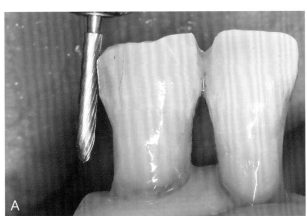
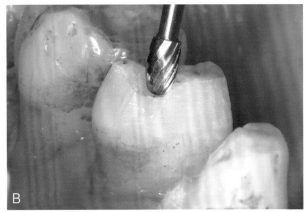

图 11-2-12　预备区的抛光
A. 用柱形钨钢抛光车针对导平面、导线调整区域进行抛光　B. 用卵圆形钨钢抛光车针对支托凹进行抛光

第十二章 工 作 模 型

工作模型是用于制作可摘局部义齿的最终模型,也是通过二次印模法来制取的终模型。终模型必须建立在初模型基础上,需要在初模型上制作个别托盘才能实现。对于个别牙缺失,咬合稳定的病例也可将初模型当作工作模型来用。本章将详细介绍工作模型的制取。

第一节 | 个别托盘制作

个别托盘(custom impression tray)是根据患者个人口腔解剖形态单独定制的印模工具,可避免成品托盘与患者牙弓形态不符的缺陷。在唇、颊、舌肌功能运动下,不但能准确清晰的记录和复制肌肉运动与黏膜的关系,还能记录功能状态下主承托区和非承托区的精准解剖形态,尤其是游离端缺失的病例,从而确保义齿与口腔黏膜组织边缘的密合度与适合性。其制作步骤见图 12-1-1~ 图 12-1-11。

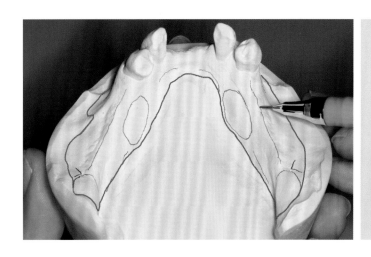

图 12-1-1 在初印模或者诊断模型上用铅笔标记个别托盘边缘范围,在唇、颊、口底黏膜转折处画出边缘线,注意避开系带

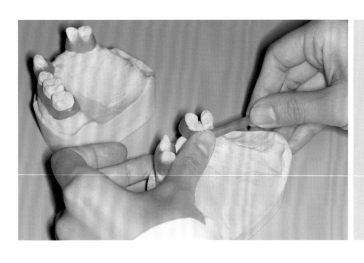

图 12-1-2 为了避免托盘进入倒凹影响摘戴,可用蜡填补石膏模型上的倒凹,如牙颈部、邻间隙、牙槽嵴唇、颊侧及上颌结节倒凹区等

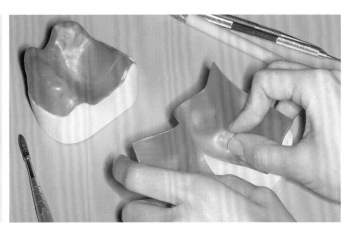

图 12-1-3　在初模型上铺厚度均匀的蜡片，厚度 >2mm，以占据印模料的空间，再用蜡刀沿边缘线去除多余的蜡片

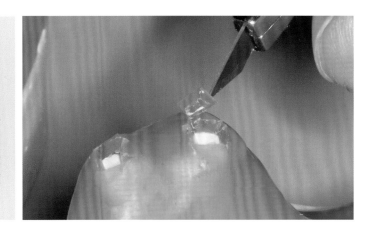

图 12-1-4　支撑点的制作：在余留牙顶端的蜡片上切开约 1~2mm 的小窗，当树脂材料充填入窗后，托盘组织面可形成凸起，用于支撑托盘，使托盘内保持均匀一致的间隙，一般在余留牙上均匀分散为 2~4 个，不可建立在软组织上

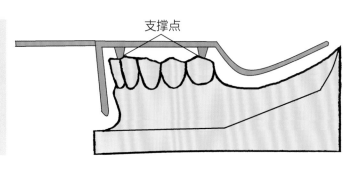

图 12-1-5　个别托盘横截面可见组织面内支撑点

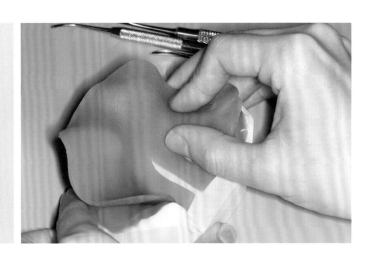

图 12-1-6　将光固化树脂片放置于模型上，轻柔按压塑形，使树脂与占位蜡片之间紧密贴合，并且确保树脂材料充填入支撑点的小窗内，并与石膏牙接触

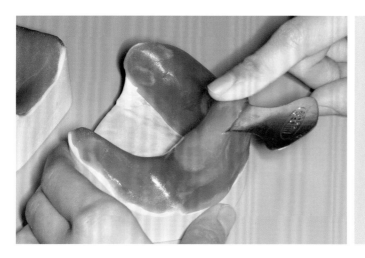

图 12-1-7　用雕刻刀或者手术刀片沿铅笔描绘的边缘线去除多余的树脂材料。在前牙区加装金属手柄,用于取戴托盘。手柄高度应位于𬌗平面或口裂之中,过高或过低都会挤压唇部组织,影响印模

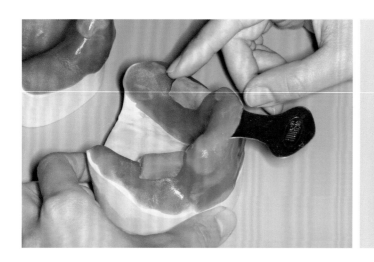

图 12-1-8　双侧磨牙缺失时,由于托盘位置低于下唇边缘,示指在稳定托盘前磨牙区时,易牵拉下唇致使颊侧黏膜移位,影响印模精度,因此可在缺牙区添加平齐下唇或𬌗平面的树脂块或蜡块,取模时双侧示指可置于此处,不至于过度牵拉下唇

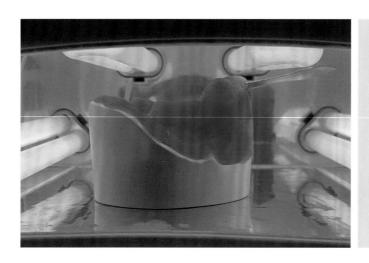

图 12-1-9　将完成的树脂托盘置于光固化机器中,光照固化 5~8 分钟,待其完全固化后取出

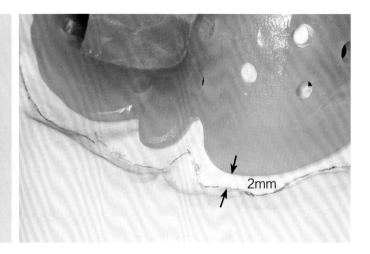

图 12-1-10 取下固化后的个别托盘,清除掉占位蜡片。用钨钢磨头在托盘开孔,可起到防止印模料脱模的作用。最后修整托盘边缘,要求托盘边缘距黏膜前庭沟底和系带附丽点上方约 2mm 的距离,便于印模料由此溢出,以形成精准、自然光滑的黏膜转折区

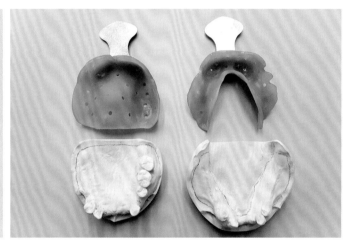

图 12-1-11 制作完成后的个别托盘,可见托盘内底部有用于占位的支撑点

个别托盘应选择薄而坚固的材料,并且操作简便,便于调改。临床上多采用口腔科自凝树脂或光固化丙烯酸树脂制作。

第二节 | 制取终印模

制取终印模的目的是为了获得精准的工作模型。终印模必须精确复制牙弓的软硬组织形态,尽可能多地延伸覆盖至所有组织结构,尤其是在功能状态下的支持组织,并且不涉及在正常功能运动中可能与义齿相互干扰的可移动组织。

在制取终印模时,必须注意原先配戴义齿的患者,应当要求患者取模前 24 小时不能配戴原义齿,以保证软组织恢复至最佳的生理健康状态。

制取终印模的步骤见图 12-2-1~ 图 12-2-9。制取方法与第一章中"解剖式印模法"相同,不同之处在于采用个别托盘制取。因此终印模的精度大于初印模,可摘局部义齿在终模型(工作模型)上制作最为精准。

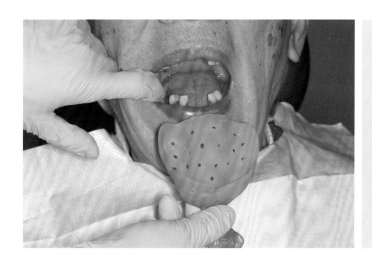

图 12-2-1 试戴上颌个别托盘,观察调试托盘的边缘与前庭沟、黏膜转折处、颤动线与系带等解剖位置关系

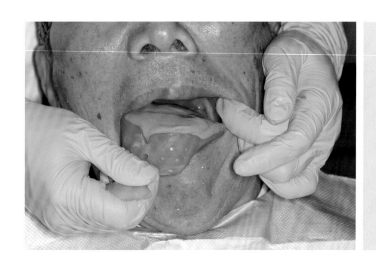

图 12-2-2 藻酸盐印模材料不宜过多过稀,避免引起患者恶心。取印模时牵拉患者左侧口角,使托盘旋转进入口内。在印模材料凝固前,可由一侧向另一侧逐区拉开下唇,在直视下观察印模料从托盘边缘溢出,从而避免气泡产生

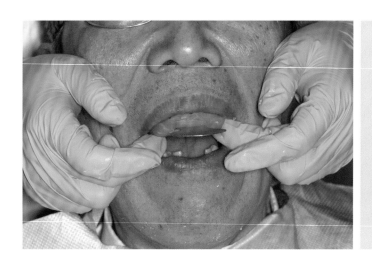

图 12-2-3 上颌托盘就位后,应保证余留牙与托盘支撑点接触,以确保托盘与口腔组织保持约 2mm 厚度

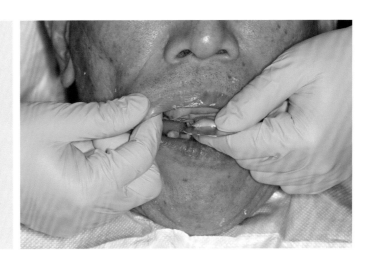

图 12-2-4　在材料开始凝固时,分步进行口唇肌功能修整。嘱患者噘嘴做肌能修整或下拉患者上唇做唇系带区的修整。在行边缘修整过程中,切忌过度运动,如过度牵拉上唇左右摆动会造成义齿边缘过短,影响其固位

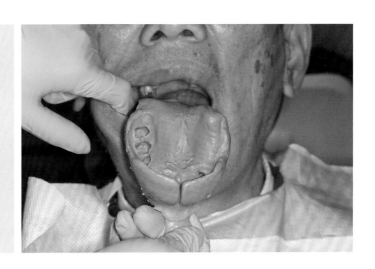

图 12-2-5　待印模料凝固后,取出托盘,检查印模边缘是否完整,有无气泡。如遇托盘吸附紧密,难以取下时,可用气枪吹少许空气入托盘边缘,手指托住印模料边缘和托盘柄,顺势取出,以防印模材料与托盘分离

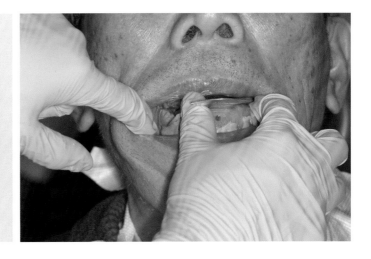

图 12-2-6　下颌印模方法同上颌。印模材置于口内同时行肌功能修整,嘱患者噘嘴或将双侧下唇向前上牵拉,1~2 次即可。在进行舌肌功能修整时,应防止托盘舌侧边缘限制舌体运动。嘱患者舌后卷再伸出即可,切忌过度运动,如舌体过度伸出左右摆动会造成舌侧边缘过短

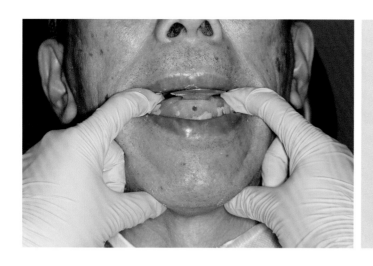

图 12-2-7 最后保证托盘正确就位,余留牙应与托盘支撑点接触,以确保托盘与口腔组织保持约 2mm 印模料厚度

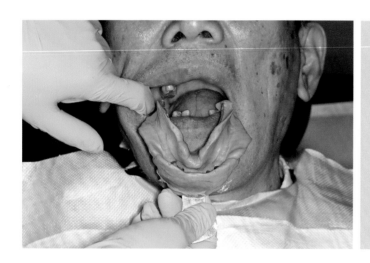

图 12-2-8 待印模料凝固后,从口内取出,检查印模边缘是否完整,有无气泡,有无脱模等

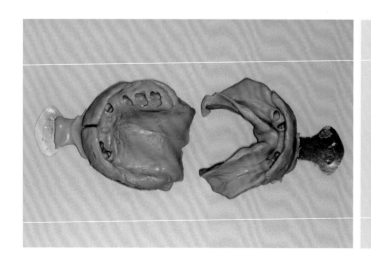

图 12-2-9 采用个别托盘完成的上下颌终印模,可见解剖结构与印模边缘清晰,无气泡,印模厚度均匀

由于制取初模型时,印模材料以及成品托盘会对很多部位的软组织进行压迫,导致诊断模型过度伸展,伸展边缘往往大于口内实际边缘。因此,个别托盘应先在口内进行试戴,并调整至最佳位置为止。

第三节 | 围模灌注法

黏膜转折区(终印模边缘)是可摘局部义齿基托修复的重要依据,围模灌注法能准确清晰的复制黏膜转折区的解剖形态。精准且深浅适中的黏膜转折区非常有利于修复体边缘的观察与制作,尤其是混合支持式和黏膜支持式义齿。要想获得一副边缘工整清晰的终印模模型,必须进行围模灌注法。目前临床围模灌注法分为两种,一种是围蜡法,另一种是藻酸盐涂层法(图12-3-1)。

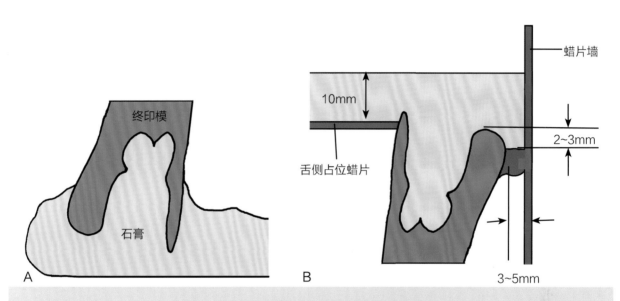

图 12-3-1 下颌常规灌注法与围模灌注法对比
A. 常规灌注法横断面,终印模边缘的深浅不可控　B. 围模灌注法横断面,可限制终印模边缘深度与宽度

一、围蜡法

围蜡法是通过包绕在终印模边缘上宽约 3~5mm 的蜡条和蜡片墙来实现,该围蜡法限制了石膏流动范围,能均匀有效地控制模型边缘与底座的形态和厚度,便于后期基托边缘的制作,并减少石膏浪费和打磨的工作量。围蜡法步骤如图 12-3-2~ 图 12-3-6 所示。

二、藻酸盐涂层法

相比围模灌注法中蜡条不易粘在印模料上、操作不便等诸多问题,藻酸盐涂层法是一种高效、简便的围模方法,其原理与围蜡法相同,最大的区别在于采用藻酸盐材料代替蜡条,用宽树脂胶带代替围蜡墙。最大的优点在于操作简便,围模边缘形态易于修整(图 12-3-7~ 图 12-3-12)。

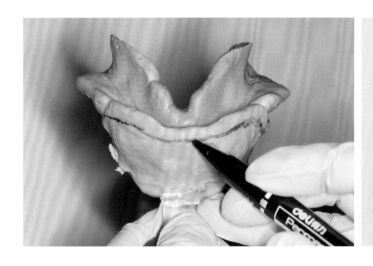

图 12-3-2 画标记线:首先用流动的水冲洗终印模料上的唾液和血液,再放入紫外线消毒箱中进行消毒。最后在终印模边缘最低点至骀方 2~3mm 处画线,标记围模的位置

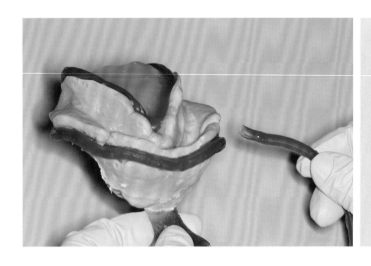

图 12-3-3 用直径约 3~5mm 蜡条沿标记线围绕终印模一周,用融蜡封闭。该方法的缺点是蜡条不易粘在潮湿的印模料上

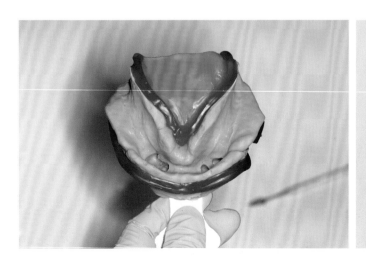

图 12-3-4 下颌舌体部用蜡片占位,蜡片与舌侧口底或双侧蜡条平齐,以防止舌侧口底间隙过深

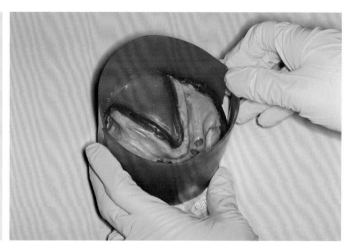

图 12-3-5 围蜡墙时将托盘组织面朝上,用蜡片将印模围住,形成蜡片墙,用蜡勺烫牢固,不能有缝隙,以防止石膏流出

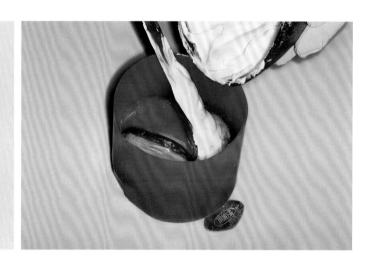

图 12-3-6 工作模型的围模灌注方法与研究模型灌注方法相同,注意避免印模过度干燥,防止气泡产生

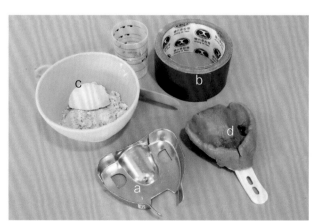

图 12-3-7 藻酸盐涂层法所需材料与工具
a.铜底座 b.宽树脂胶带;c.橙色藻酸盐印模材料;d.终印模

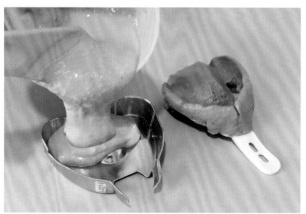

图 12-3-8 将调拌好的藻酸盐印模料倒入铜底座中,注意印模料要有一定流动性,立刻将终印模压入印模料中,印模料与终印模边缘平齐即可

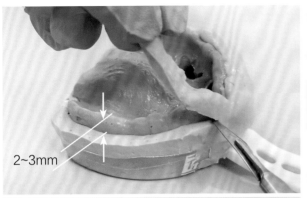

图 12-3-9　待其凝固后,先用锋利的刀片沿铜底座外墙边缘进修整,再沿终印模边缘最低点至𬌗方2~3mm处水平切割印模料,注意不要伤及印模边缘

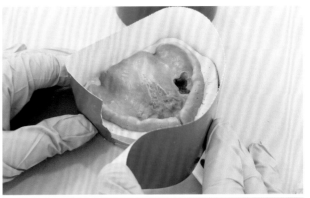

图 12-3-10　藻酸盐印模料边缘按围模要求修整完毕后,再用宽树脂胶带围绕粘固在铜底座外墙一周即可

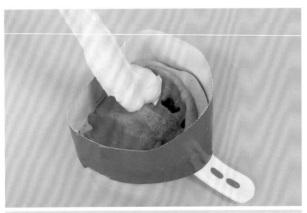

图 12-3-11　常规灌入石膏,胶带的粘固性能牢牢封闭住印模的边缘,阻止了石膏外溢

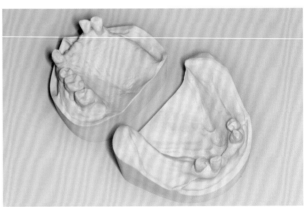

图 12-3-12　打磨完成后的工作模型,可见解剖结构清晰,无气泡,唇、颊、舌黏膜转折区形态光滑完整,石膏模型边缘厚度均匀

第四节｜模型转移与复制

　　临床中常需要将诊断模型上设计的共同就位道方向精准地转移到工作模型上,或把工作模型上的设计转移到耐火模型上,此时必须保持模型相同的位置和角度不变。模型的最终位置必须能够精确重复。因此模型相对于观测仪垂直杆的位置必须记录下来,便于重复进行观测或在各类模型之间互换。然而同一患者不同模型底座有所不同,因此必须采用特殊方法记录模型最初所观测的位置角度。常用记录方法有两种,分别是三点定位法和三线定位法。

一、三点定位法

三点定位法(tripoding)目的在于寻找两个模型之间的一个共同平面,便于复制两者牙列共同的空间位置与角度,适用于复制底座形态不一致的研究模型与工作模型之间的空间位置与角度。

1. **获取研究模型位置** 首先锁定模型观测仪垂直臂高度(图12-4-1),在保证描记杆高度不变的前提下,先在一侧上颌结节后缘做标记点(图12-4-2),然后将描记杆水平移动推至对侧上颌结节附近做标记(图12-4-3),再推至前牙区所接触到的地方做标记即可(图12-4-4),此时便标记出三个位于同一水平面上且相互平行的点。这三个标记点便构成了一个三角平面,这个平面决定了模型所在的三维空间位置。标记点均处于黏膜位置固定不变的区域,并尽量分开,例如上颌切牙乳头与上颌结节后缘等。每个点都能与垂直分析杆相接触,但不能位于支架所处的位置上。

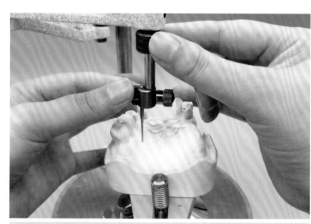

图 12-4-1　锁定观测仪描记杆,保持高度不变

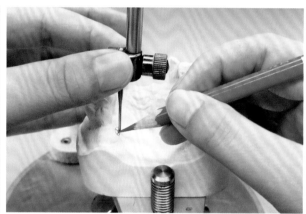

图 12-4-2　在一侧上颌结节后缘做标记点

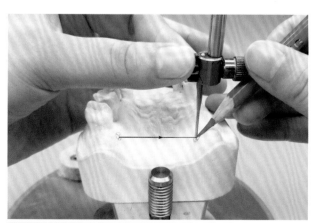

图 12-4-3　将描记杆水平推移至对侧上颌结节附近做标记

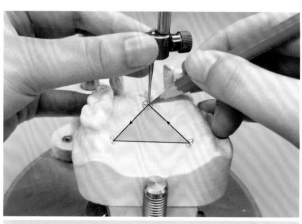

图 12-4-4　最后推至前牙区做标记,三个标记点连线便构成了一个虚拟的三角平面

2. **复制研究模型位置至工作模型上**　先将研究模型这三个点的所在位置精确绘制到工作模型上,再将工作模型放置到导线观测平台上。同样在保证垂直分析杆高度不变的前提下,移动并重复这三点的位置,使之均能与分析杆头部接触,便可获得原研究模型倾斜角度的精准位置,两者的就位道也一致。

二、三线定位法

三线定位法多用于底座形态一致的耐火材料模型对工作模型的复制,其方法是用平行研磨仪上的分析杆紧贴工作模型底座侧面,再用刻刀在模型底座侧面上刻出 3~4 条距离较远的平行沟槽线,多以中线和两侧磨牙区为主(图 12-4-5)。还用于翻制到耐火材料,所翻制的耐火材料模型相应位置同样也会有 3~4 条沟槽线。模型互换时可依据这三条沟槽来定位模型的三维空间位置。

由于耐火材料底座边缘形态与工作模型完全一致,因此可以复制转移。底座边缘形态不一致的不能用三线定位法转移,因此,三线定位法适用于耐火材料模型与工作模型之间的转移。

在此平台上不但可以复制就位道,还可将诊断模型上设计好的支架结构,完全用彩色笔复制到工作模型上(图 12-4-6)。

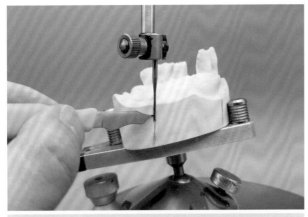

图 12-4-5　三线定位法常用于底座一致的模型转移,例如底座形态一致的工作模型与耐火材料模型

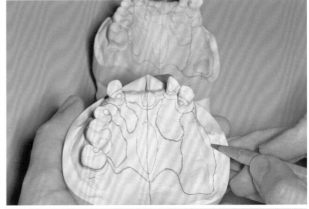

图 12-4-6　在此位置上,可以将诊断模型就位道方向与支架结构完全复制到工作模型上

3

第三篇
义齿工艺与临床

可摘局部义齿制造离不开材料学与工艺技术的发展，一个新技术或新材料的诞生可能会改变义齿设计原则与方案。义齿的工艺技术与临床设计密不可分，因此，医师不但要掌握当代义齿的制造工艺，还要了解未来义齿工艺的发展方向。

只有清楚了解制作工艺的每一步、每一个细节，在设计时才有助于将材料与工艺特点发挥到极致，有助于医师理解义齿因制造工艺所带来的问题与局限性，有助于医师在临床工作中做到了然于胸。

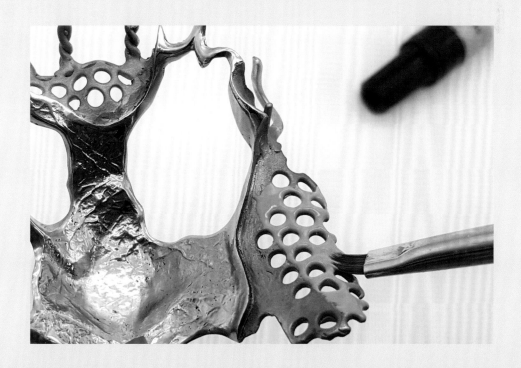

第十三章　失蜡铸造技术

第一节｜概述

失蜡铸造(lost-wax casting)又称熔模铸造。目前考古证实,它的历史可以追溯到4 000年前,最早发源的国家有埃及、中国和印度,然后才传到非洲和欧洲的其他国家。

世界上最早的失蜡铸造文字记述于中国南宋(公元1127—1279年)赵希鹄的《洞天清禄集》。中国古代现存最早的失蜡铸造件属于春秋时期,如春秋晚期的王子午鼎、云纹铜禁,战国的曾侯乙尊、盘等。从汉代、隋朝、明代直到清代,也都留下很多熔模铸造的精品。

图13-1-1所示为笔者在上海博物馆所拍摄的汉代蟠龙透雕铜熏炉炉体失蜡铸造过程示意模型(公元前206年—公元220年)。这种以蜡料制模,外糊范料(高温耐火包埋材料)的铸造方法也是我国汉语中"模范"一词的由来。

19世纪末期,牙科铸件采用失蜡铸造工艺结合离心浇注技术。20世纪初为了生产出更精密的牙科铸件,人们开始研究影响蜡模和型壳尺寸稳定性的因素,以及一些金属和合金的凝固收缩性能,20世纪30年代初调整了熔模使用的材料。从1900年到1940年,失蜡铸造方面的专利就多达400件以上。现代口腔科科仍沿用此铸造工艺原理,图13-1-2为现代口腔科失蜡铸造基本过程,不难发现与汉代蟠龙透雕铜熏炉炉体失蜡铸造工艺流程类似(图13-1-3)。

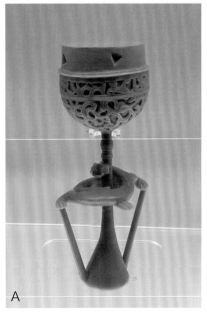
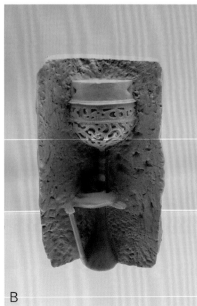
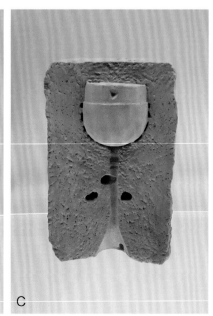

A　　　　　　　　　　　　B　　　　　　　　　　　　C

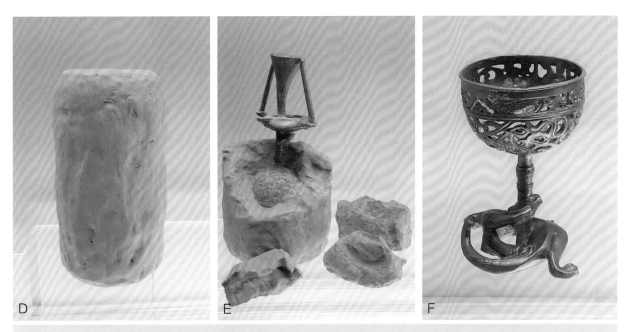

图 13-1-1　汉代蟠龙透雕铜熏炉炉体失蜡铸造过程示意模型（拍摄于上海博物馆）
A. 蜡模及浇口组装　B. 制整体外范　C. 烧烤脱蜡　D. 浇注铜液　E. 脱范，清理　F. 铸造完成

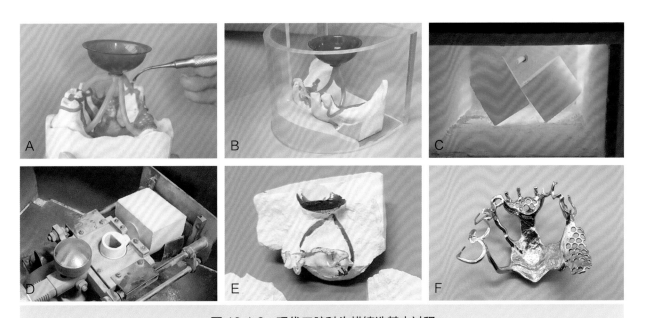

图 13-1-2　现代口腔科失蜡铸造基本过程
A. 蜡模及铸道的组装　B. 高温耐火材料包埋熔模　C. 熔烧去蜡　D. 铸造合金　E. 冷却后去除包埋材料，清理铸件　F. 铸造完成

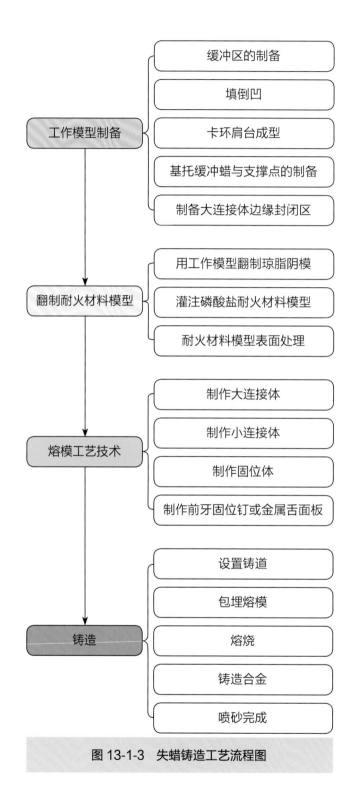

图 13-1-3　失蜡铸造工艺流程图

第二节 | 工作模型制备

失蜡铸造前必须将工作模型翻制成等比例的高温耐火材料模型,蜡型熔模必须在耐火材料模型上制作。因此,工作模型必须制备成便于翻制耐火材料模型和熔模制作所需形态。其中包括填补缓冲区、倒凹区,卡环肩台成型,基托组织面与支撑点的预制,制备腭部大连接体边缘封闭区等工作。

一、缓冲区的制备

缓冲区的制备是用蜡来预先占据需要缓冲区域的空间,之后义齿在该区将形成一个间隙,用来缓冲义齿因解剖结构不同而导致的不均匀下沉,从而解决局部压痛的问题。例如,上颌腭隆突、切牙乳头、下颌舌隆突、下颌舌骨嵴以及骨尖等处。尤其是混合支持式或黏膜支持式义齿,必须预先填补缓冲区(图 13-2-1)。

为防止舌杆进入倒凹或因义齿翘动、下沉导致黏膜受到压迫,舌杆与黏膜间应预留适当的缓冲间隙,根据舌面大连接体的结构不同,缓冲区的形态与要求也不同(图 13-2-2)。具体要求见连接体设计章节。

二、填倒凹

填倒凹是义齿制作的重要一步,通过倒凹蜡来预先占据软硬组织倒凹区空间,以防止固位体、邻面板、树脂基托等义齿部件进入,造成义齿无法取戴或取戴困难(图 13-2-3)。之后义齿在该区将出现一个间隙,还可根据填补量与角度来改变义齿固位力与脱位方向。

例如,当临床牙冠短、缺牙间隙少、义齿固位力差时,可以将填补的角度与就位道方向平行,义齿近远中同样与就位道平行,义齿摘戴时可获得最大摩擦力与固位力(图 13-2-4)。如果临床牙冠长,缺牙间隙多,义齿摩擦力也会增大。为了防止义齿摘戴困难,此时应加大内聚角来减小义齿与基牙的摩擦力与固位力,从而对义齿固位力进行调节(图 13-2-5)。还可通过填补倒凹方向来制约义齿就位与脱位方向(图 13-2-6)。

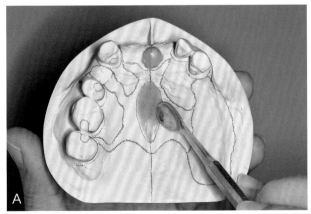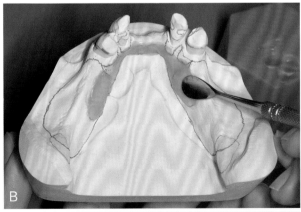

图 13-2-1 填补软组织缓冲区
A. 缓冲切牙乳头、腭隆突和腭皱襞区域　B. 缓冲下颌前牙舌侧倒凹与舌隆突区域

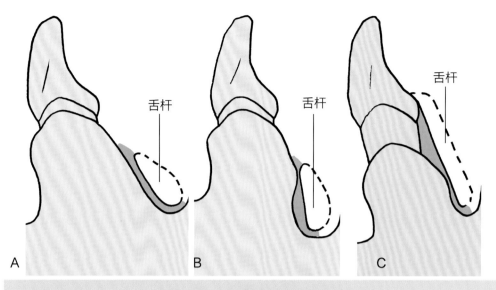

图 13-2-2 下颌前牙舌侧缓冲区填补
A. 斜坡型舌杆 B. 倒凹型舌杆 C. 垂直型舌杆

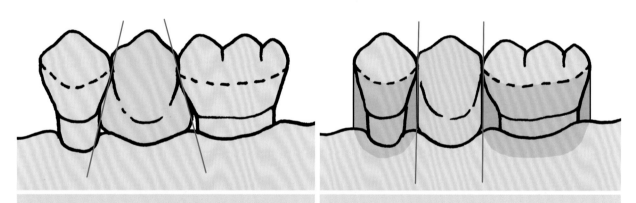

图 13-2-3 义齿进入倒凹区,导致义齿无法取戴

图 13-2-4 倒凹填补的角度与就位道方向平行时可获得最大摩擦力

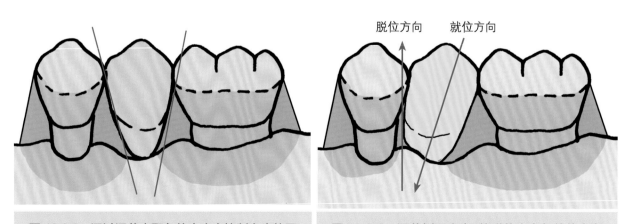

图 13-2-5 通过调节内聚角的大小来控制义齿的固位力,倒凹角度越大固位力越小,反之固位力则越大

图 13-2-6 调节倒凹方向,使脱位方向与就位方向不一致,对义齿可起到制锁作用

　　填倒凹还有利于翻制琼脂阴模,工作模型从阴模中取时不会造成琼脂的形变与破坏。工作模型倒凹填补时,首先填补余留牙牙体组织上的倒凹,包括外展隙与导线下的区域(图13-2-7)。再根据固位力设计大小,用观测仪上的铣蜡刀或锥度分析杆,对缺隙填补蜡的内聚焦进行调节(图13-2-8)。除了填补硬组织倒凹外,还要根据导线与就位道方向来填补软组织上的倒凹。制作义齿时,基托边缘应该位于导线上或导线底部,不应放置在倒凹区。

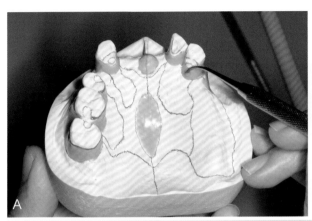
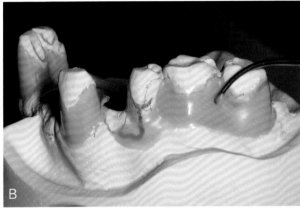

图 13-2-7　填补余留牙牙体组织倒凹
A. 填补观测线下的余留牙倒凹　B. 填补龈侧外展隙的倒凹

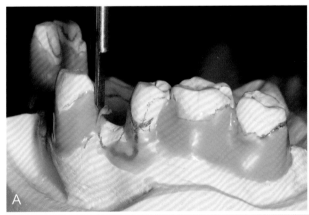
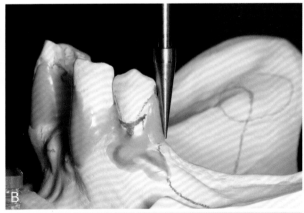

图 13-2-8　在导线观测仪上调整倒凹蜡内聚角的大小
A. 铣蜡刀可形成 0° 内聚角　B. 锥型分析杆可形成 6° 或 8° 内聚角

三、卡环肩台成型

工作模型上所测量的卡环位置需要转移至耐火材料模型上,为了在耐火材料模型上显示,可利用工作模型上的倒凹蜡来精准标记卡环位置。制作时,需要用蜡刀在倒凹蜡上沿卡环底部位置线刻出肩台(图13-2-9)。翻制后的耐火材料基牙上便呈现一条清晰的卡环肩台线。卡环蜡可依据耐火材料模型肩台上的位置安放,以确保卡环蜡型与设计位置精准贴合(图13-2-10)。因此倒凹蜡填补范围应略大于导线范围,为卡环肩台成型提供条件。

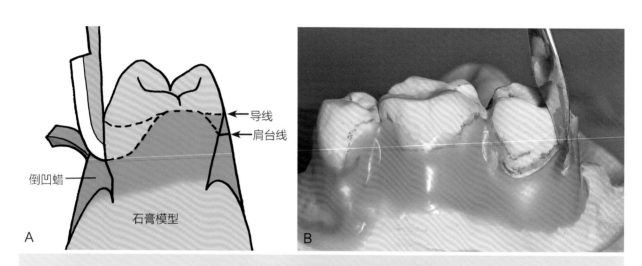

图 13-2-9 工作模型上卡环肩台线的成型
A. 在倒凹蜡上,用蜡刀沿卡环底部位置线刻出肩台(示意图) B. 用蜡刀背部紧贴基牙表面,沿预先设计的卡环底部刻出一条清晰的肩台

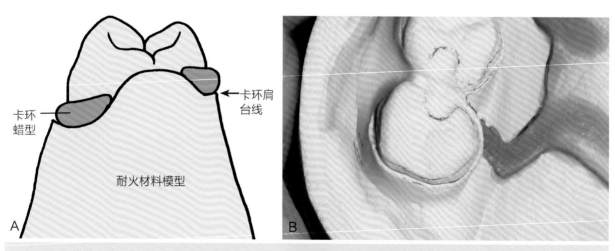

图 13-2-10 耐火材料模型上的卡环肩台线
A. 卡环蜡依据耐火材料模型肩台上的位置安放(示意图) B. 耐火材料模型上可见清晰的卡环肩台线

四、基托组织面与支撑点的预制

树脂基托中的金属网(小连接体)起连接树脂基托和金属支架的作用,有时可直接与人工牙相连。树脂基托与黏膜接触的部分称为组织面,起承受殆力作用外,还可用于缓冲或衬垫。

在金属网与树脂基托结合处,有内、外两条终止线,分别位于支架组织面和磨光面。内终止线肩台与支架应成 90° 角,外终止线肩台与支架应小于 90° 角。该角度能有效将金属网与树脂基托紧密贴合,防止分离与折裂(图 13-2-11)。

制作时,首先在工作模型的基托位置铺厚约 0.5mm 的占位蜡片(图 13-2-12),并在内终止线处沿基托边缘切出约 90° 角的肩台(图 13-2-13),然后在牙槽嵴顶或偏向颊侧开边长约 1~2mm 的小窗(图 13-2-14)。翻制出的耐火材料模型,在基托相应位置会因蜡片占位高出 0.5mm,网状蜡型便可依附在耐火材料上,而不会悬空。此时网状支架组织面也将会形成一个高约 0.5mm 支点,该凸起称为支撑点,它与工作模型紧密贴合,能确保金属网与工作模型间隙不变,并起到稳定支架的作用(图 13-2-15)。支撑点多设置在黏膜支持式或混合支持式义齿游离端支架上。

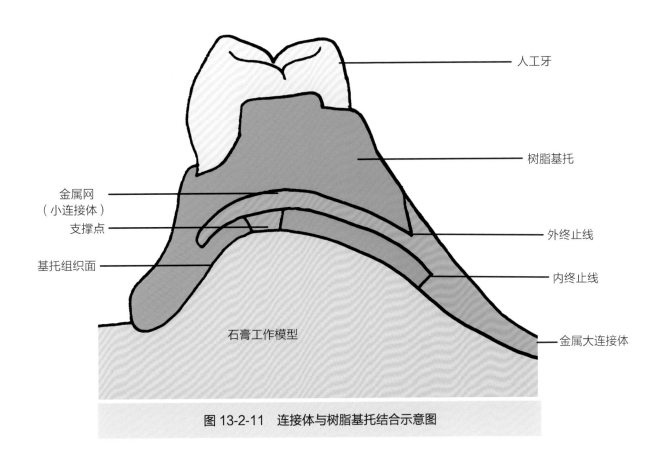

人工牙

树脂基托

金属网
(小连接体)

支撑点

外终止线

基托组织面

内终止线

石膏工作模型

金属大连接体

图 13-2-11 连接体与树脂基托结合示意图

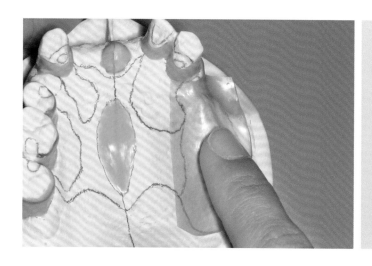

图 13-2-12　在义齿基托范围区铺占位蜡片，以占据网状支架下的基托树脂空间，模型上的内终止线清晰可见

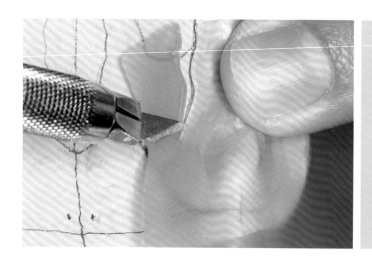

图 13-2-13　用锋利的雕刻刀垂直于石膏表面成 90° 角，切割形成清晰的内终止线

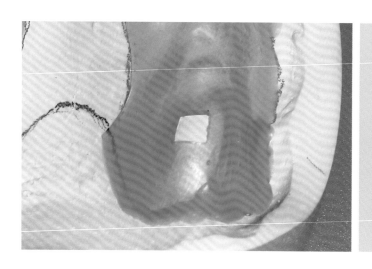

图 13-2-14　在基托缓冲蜡顶或偏颊侧开窗，预留出支撑点的位置

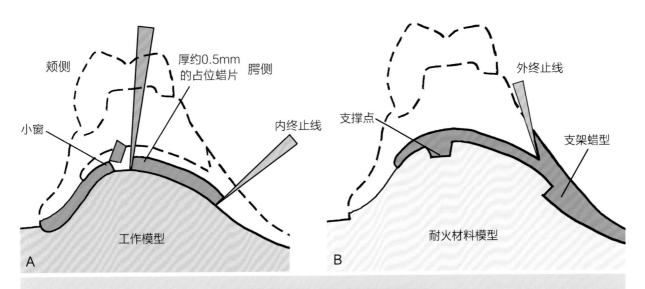

图 13-2-15 预制基托组织面与支撑点

A. 翻制耐火材料模型前,可见占位蜡片,以及内终止线与支撑点小窗的位置关系 B. 翻制耐火材料模型后,可见抬高的基托区(曾经的占位蜡片区)与支架蜡型位置关系

五、制备腭部大连接体边缘封闭区

在制作腭杆或腭板等大连接体时,为了提高边缘封闭性和适合性,降低义齿异物感,可在模型上沿支架设计边缘形成一条深约 0.3~0.5mm 的浅凹,同时也能将支架边缘位置准确复制到耐火材料模型上,便于大连接体边缘定位。完成后的支架组织面形成相应凸起(图 13-2-16),注意封闭不宜过深,以免压迫组织引起疼痛。该方法只适合上颌腭部,尤其是腭板后缘。

制备完成后的工作模型可见以下几个方面:缓冲区和倒凹区已填补完善;倒凹区按照就位道的方向形成一定内聚角;卡环肩台清晰;基托组织面占位蜡、支撑点和腭部大连接体边缘封闭区等制备完成(图 13-2-17)。

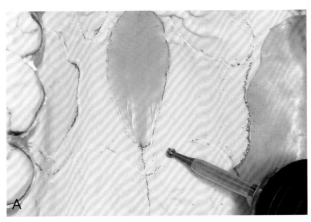
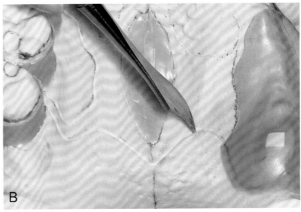

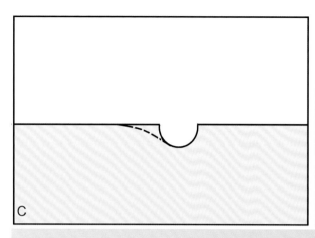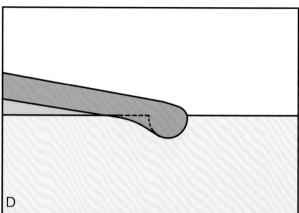

图 13-2-16　大连接体边缘封闭区形态处理

A. 用直径约 1mm 的小球钻沿金属连接体边缘线刻深约 0.3~0.5mm 的浅凹　B. 用雕刻刀在浅凹的内缘线上形成一个斜面,使支架的边缘厚度完整一致,且更具一定连续性　C. 大连接体边缘内斜面成形前　D. 支架边缘形态与组织面的关系

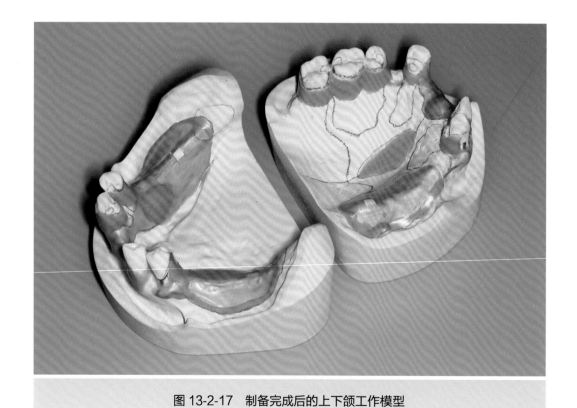

图 13-2-17　制备完成后的上下颌工作模型

第三节 | 翻制耐火材料模型

　　翻制耐火材料模型是将制备好的石膏工作模型翻制成与其形态完全一样的耐火材料模型,便于在此形态上制作精准的支架蜡型,并且能在高温下带模铸造。所用材料必须具有一定的凝固膨胀性,以代偿合金的凝固收缩,保证支架精度。因此,口腔科熔模铸造工艺中多选用磷酸盐耐火材料(图13-3-1~ 图13-3-3)。

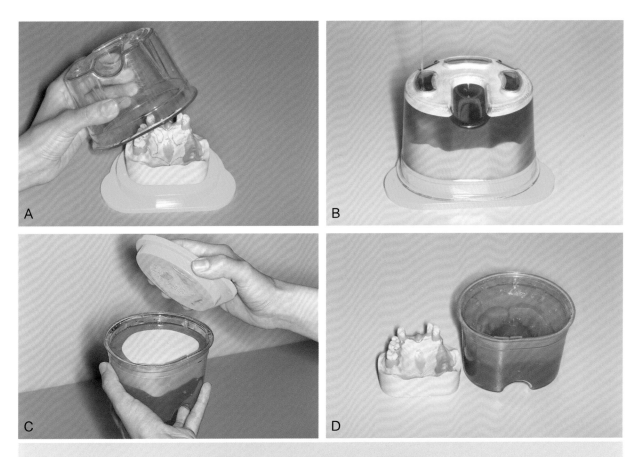

图 13-3-1　将工作模型翻制琼脂阴模

A. 将处理好的工作模型放入型盒底座上,并将上半盒封闭好　B. 将熔化为57℃左右的琼脂缓慢灌入型盒内,并用振荡器排出气泡　C. 待琼脂完全冷却后,取下底座　D. 将石膏工作模型从型盒中小心取出,注意不要破坏琼脂材料,便可形成一个完整的琼脂阴模。复制阴模除用琼脂外,还可用硅橡胶材料复制

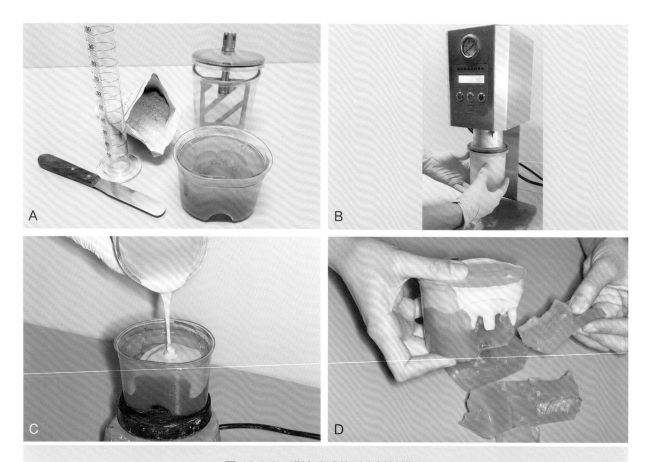

图 13-3-2 灌注磷酸盐耐火材料模型

A. 将耐火材料按照粉液比混合 B. 使用真空调拌机调拌,以排出材料内的气泡 C. 将耐火材料快速倒入琼脂阴模内,并再次用振荡器排出气泡 D. 待磷酸盐耐火材料完全凝固,用小刀轻轻切开琼脂阴模,小心分离出磷酸盐耐火材料模型

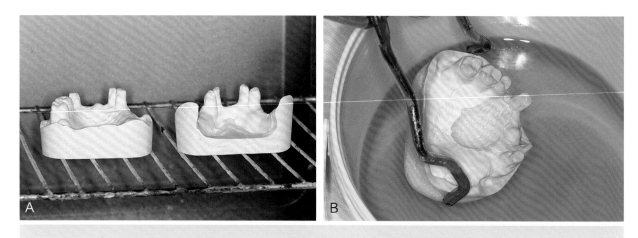

图 13-3-3 磷酸盐耐火材料模型的表面处理,可提高模型的强度和光滑度

A. 使用烤箱烘干耐火材料模型,去除多余水分 B. 将烘烤后的模型在 120℃蜂蜡中浸泡约 30 秒,便于熔模蜡附着在耐火材料上

第四节 | 熔模工艺技术

熔模工艺技术是用蜡在翻制好的耐火材料模型上制作支架的形态,蜡型再通过包埋、高温气化后形成空腔,熔融状态的金属浇铸到空腔内便可获得金属支架。

一、支架蜡型的制作

支架可用各类预成蜡型按设计要求贴附在模型相应位置上,细节处可用橡皮压针轻压,使之与模型紧密贴合,不可有间隙,最终组合成一个完整支架。再用滴蜡法制作支托、蜡模边缘和所需加厚之处,还要保证金属和树脂基托边缘有足够的厚度。下面将详细介绍支架制作的方法与要点(图 13-4-1~ 图 13-4-22)。

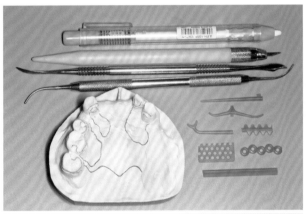

图 13-4-1 熔模制作所需工具和预成支架蜡型

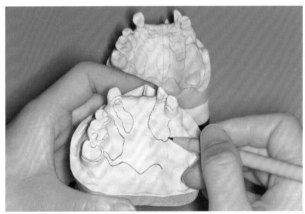

图 13-4-2 先用铅笔在耐火模型上复制设计方案,描绘出固位体、连接体等支架各部件的位置和形态

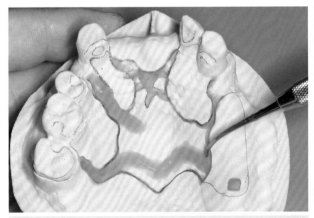

图 13-4-3 大连接体增强结构的制作
在大连接体最终完成之前,为了使其具有一定强度,可预先在相应位置铺厚约 1mm 呈嵴状蜡带或均匀铺 0.5mm 的蜡层,例如腭杆与舌杆处的增强

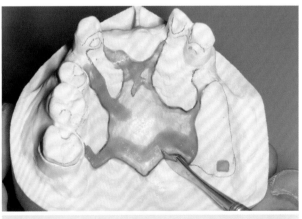

图 13-4-4 修整蜡型边缘,使之光滑、平整,与树脂基托连接处的结合线应清晰完整。支撑点内可预先用蜡充满

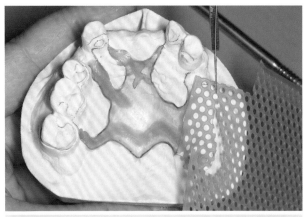

图 13-4-5　裁剪大小合适的成品网状蜡放置在树脂基托相应位置

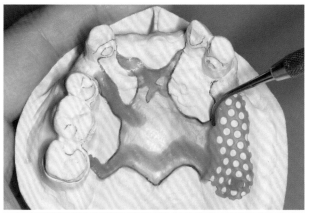

图 13-4-6　将成品网状蜡与支架连接,注意连接处要有一定宽度,以防该处应力集中而折断

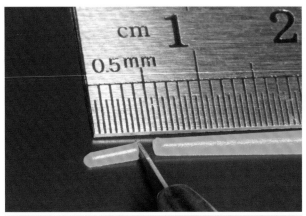

图 13-4-7　卡环制作时需要注意截面比例,可以通过减小卡环的长度来降低卡环的弹性

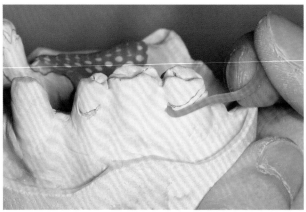

图 13-4-8　将成品卡环蜡精准贴合在之前预制的肩台上

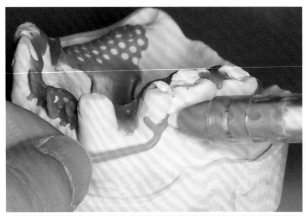

图 13-4-9　为了使细小的蜡件紧密贴合在耐火材料模型上而不发生变形损坏,可利用橡皮压针替代手指进行按压

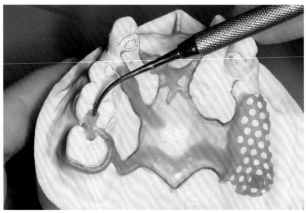

图 13-4-10　用滴蜡器制作各类支托

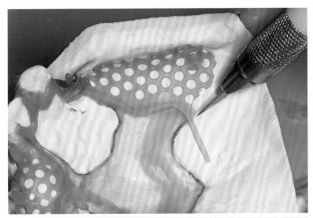

图 13-4-11　在金属支架与树脂基托结合线处铺蜡线,用于形成外终止线

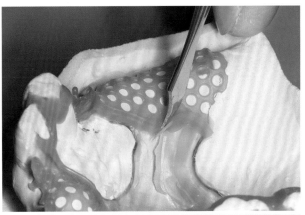

图 13-4-12　修整蜡线与连接体结合处,使之平滑过渡

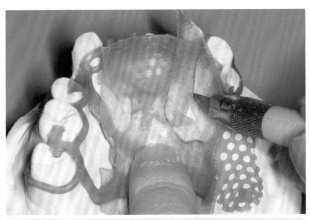

图 13-4-13　最后覆盖厚 0.2~0.35mm 的橘皮样蜡片,由腭隆突顶部小心向四周铺压,以免破坏橘皮样纹路。遇见较大皱褶处,可用锋利刀片切割分段铺填

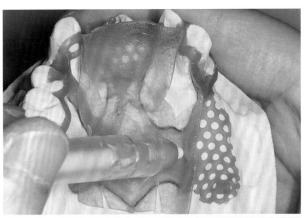

图 13-4-14　手指无法进入的细小部位均可用橡皮压针按压,以确保蜡型紧密贴合在耐火材料上,避免产生空隙

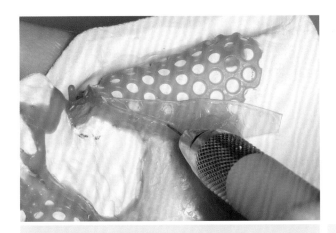

图 13-4-15　最后用刀片去除多余的部分,并在外终止线上沿基托边缘用锋利的刻刀切出 <90° 角的外终止线肩台

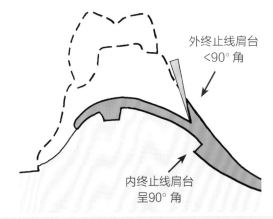

图 13-4-16　支架内终止线的肩台呈 90° 角,外终止线的肩台 <90° 角。还要注意网与连接体结合处应避开或者越过咬合力集中点,防止在该处折断

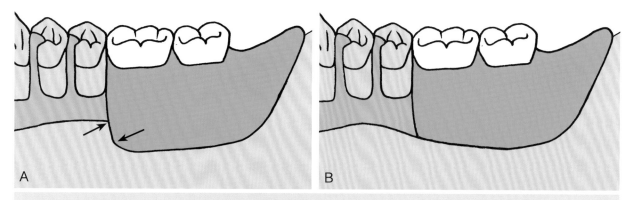

图 13-4-17　大连接体与树脂基托连接处应该平滑过渡,外形连续一致,避免形成角度
A. 错误的连接形态　B. 正确的连接形态

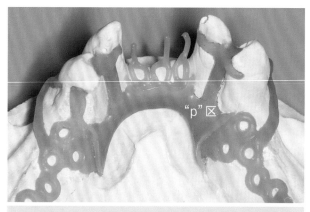

图 13-4-18　下颌舌杆外终止线的形态,要注意"p"区,该区是口底上升的最高点,与舌系带一样注意避让

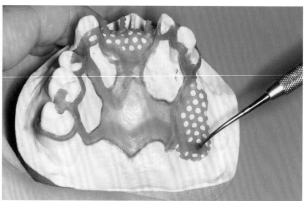

图 13-4-19　将成品网状与支撑点相连,还可闭合第一磨牙区网的空隙来增加强度

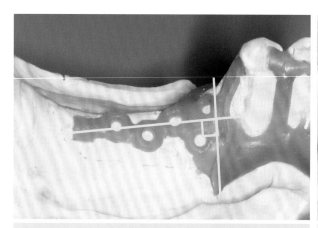

图 13-4-20　下颌游离端舌杆与网状连接体结合处应成 90°角,还要具有一定宽度,以防该处应力集中而折断

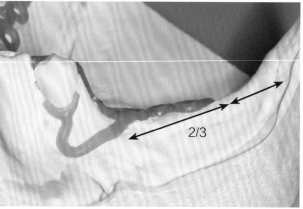

图 13-4-21　义齿游离端支架长度应占基托总长度的 2/3

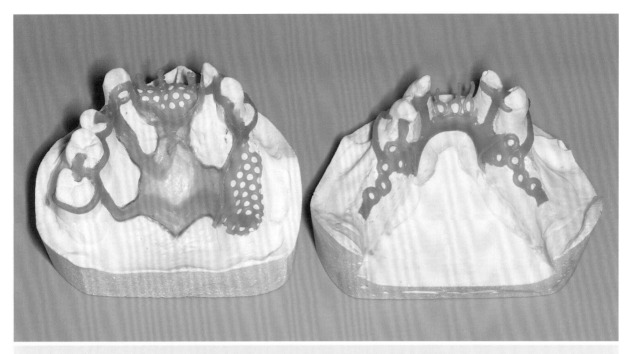

图 13-4-22 完成后的上、下颌支架熔模蜡型

二、人工牙的增强装置

一般情况下,基托厚度由 0.5mm(底层树脂厚度)、1.5mm(金属网厚度)和 1mm(上层树脂厚度)相加所构成。因此,当𬌗间隙 >3mm 时不用设置任何装置来增加强度,但要注意咬合应力集中点必须避开金属与树脂结合处。如果遇到深覆𬌗、浅覆盖或𬌗间隙较小、咬合力较大的病例,则可以通过金属支架来增加人工牙与基托的结合强度,增强装置可分为钉固位和面固位两种。

(一)增强装置的选择

两种固位体的选择是根据𬌗间隙的大小决定的。当𬌗间隙 3~4mm 时可设置钉固位,又称固位钉,固位钉在树脂基托中可起加强作用,尤其是前牙。设计时,同样需要注意咬合应力集中点不能位于金属与树脂结合处;当𬌗间隙 <3mm 时需要设置面固位,面固位体位于前牙称金属舌面,位于后牙则称为金属𬌗面,𬌗力均作用在金属上,有效增加了人工牙强度,适合于深覆𬌗、浅覆盖或侧向力大、𬌗间隙小的病例(图 13-4-23),前后牙均适用。

(二)硅胶导板与增强装置的制作

诊断性排牙已确定了人工牙的位置,为了使完成后的增强装置与人工牙固位沟完全匹配,则需要一个硅胶导板来定位。切记不能在诊断模型上复制,因为诊断模型与工作模型和耐火材料模型形态不一致,无法准确复位,应在工作模型上复制牙位。下面将介绍用硅胶导板来确定固位钉增强装置的方法(图 13-4-24~图 13-4-31)。

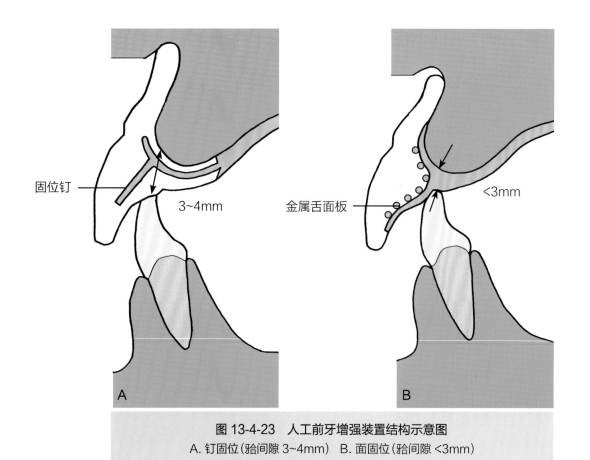

图 13-4-23　人工前牙增强装置结构示意图
A. 钉固位（𬌗间隙 3~4mm）　B. 面固位（𬌗间隙 <3mm）

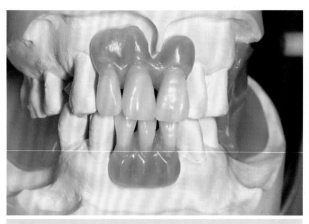

图 13-4-24　必须先将诊断性排牙戴在工作模型上，因为工作模型与耐火材料模型形态一致

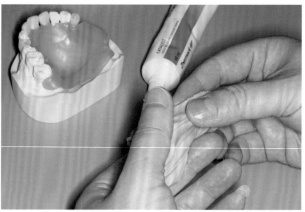

图 13-4-25　按比例要求，将两组复模硅橡胶材料充分混合均匀

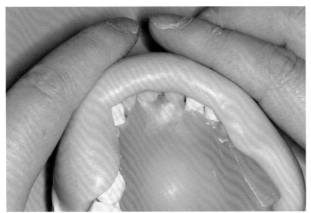

图 13-4-26 将复模硅橡按压在模型唇侧与聆面,并向余留牙延伸,以获得一定的稳定性

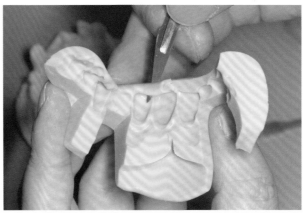

图 13-4-27 待其凝固后卸下,切除倒凹与人工牙舌侧的部分硅胶,便形成排牙用硅胶导板

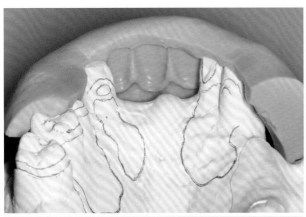

图 13-4-28 将修整好的硅橡胶导板复位到耐火材料模型上,可见人工前牙所处位置

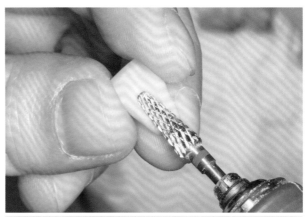

图 13-4-29 将人工牙从诊断模型上卸下,并在舌侧和盖嵴部制备固位沟,不宜过深,以免透出金属支架

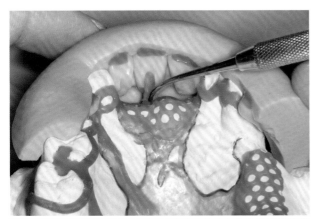

图 13-4-30 人工牙复位至硅胶导板中,用蜡固定,再戴回到耐火材料模型上,此时固位钉便可依据人工牙舌侧的固位沟来安置

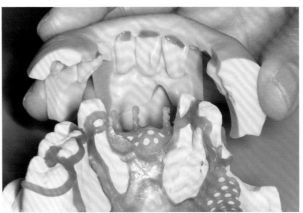

图 13-4-31 完成后卸下导板,此时支架上的固位钉与人工牙固位沟完全匹配,金属舌面板的定位方法同样如此

第五节｜铸造技术

铸造是将熔融状态合金浇铸到型腔内的一种过程。可摘局部义齿支架多为钴铬合金,而合金铸造收缩率高达 2% 以上,是一种线性收缩,是导致铸造缺陷、影响铸件精密的主要因素之一。但这些因素可以通过以下方法得以控制,包括铸道的设置,熔模材料和包埋材料的选择,铸圈的焙烧温度以及铸造温度方式等。还可利用铸模的凝固膨胀和温度膨胀及模型对铸件的半线性收缩来补偿铸件的收缩,以保证铸造精度。可摘局部义齿失蜡铸造工艺分为以下五个步骤:

一、设置铸道

铸道(sprue)是供熔化的合金流入铸模腔的一种通道,由柱形蜡条制作,高温后气化的融蜡将由柱形通道排出,较粗的直径也可补偿铸造金属收缩。

蜡铸道设置时应注意以下几点:

1. 位置应选择铸圈的中心,便于熔金流入铸模腔。

2. 可以设主铸道(直径约 6~8mm)和分铸道(直径约为 1~1.5mm),长度尽量相等,便于熔金能同时流至铸件的各部分。

3. 为了补偿铸金收缩,保证铸件完整,蜡铸道体积可根据铸件大小而定。

4. 为保证熔金顺利流入铸腔,蜡铸道与铸件连接处应牢固、圆滑,避免锐角(图 13-5-1)。

5. 可在熔模四周或边缘附加几个直径为 0.5mm 的细铸道,以排出末端滞留的空气,防止铸造不全。

二、包埋熔模

采用与耐火模型同类的材料包裹支架蜡型,高温失蜡后可形成铸腔。包埋材料必须有较大的温度膨胀率和适度的凝固膨胀率,才能够补偿铸金凝固的体积收缩,同时还要有足够的高温和强度,能够承受离心铸造的冲击力。包埋材料不应与铸金发生化学反应,失蜡后要保证铸腔内表面光滑,以提高铸件表面的光洁度。常用的包埋材料分为硅酸乙酯结合剂包埋材料(silica-bonded investment)和磷酸盐结合剂包埋材料(phosphate-bonded investment)两类。本章中工艺主要采用磷酸盐包埋材料,该材料具有较好的凝固膨胀和温度膨胀性能。磷酸盐包埋材料和耐火模型材料为同类材料,按比例在真空包埋机中进行调拌,最后缓慢地将包埋材料灌入铸圈内,防止气饱的产生(图 13-5-2),静置待其完全凝固(图 13-5-3)。

三、熔烧

熔烧是将耐火材料铸圈内的熔模蜡,通过高温气化后形成供金属铸造条件的型腔。熔烧前先进行低温烘烤去蜡,缓慢升温到 300℃后,继续使残余的蜡挥发干净,在 1 小时内温度升到 370~420℃,可结束烘烤去蜡。再缓慢升温至 900℃,维持 15~20 分钟,此时,耐火材料铸圈温度即可达到铸造条件(图 13-5-4)。

四、铸造

铸造是通过 1 300℃以上高温将合金熔化并注入型腔的过程,多采用高频离心铸造法和真空铸造法。高频离心铸造法是采用电动离心机,将熔融的合金通过高速旋转离心使其流入型腔的方法(图 13-5-5);其优点在于合金的熔化速度快,熔化均匀纯度高,合金元素烧损小等。真空铸造法是利用真空负压作用,将熔化的合金吸入型腔内,加之熔化合金的重力作用形成铸件,或吸入型腔的同时充入惰性气体加压,可铸成高致密度的铸件。真空铸造法可在真空条件下熔化合金,减少了合金的氧化,可使铸件致密机械性能好。

五、喷砂完成

铸造完成后,待包埋材料内的铸件自然冷却后(图 13-5-6),通过高频振荡气锤来粉碎包埋料,取出铸件(图 13-5-7)。再利用压缩空气使砂砾高速喷射到铸件表面,以清除铸件表面残留的包埋材料、黏附物和氧化膜。喷砂过程中要不断转动铸件,改变方向,才能均匀冲刷铸件的各个表面,同时避免某处因喷砂过多而变薄(图 13-5-8)。喷砂后的铸件有利于最终抛光,可提高效率和质量。喷砂完成后再切除铸道即可完成整个铸造过程(图 13-5-9)。

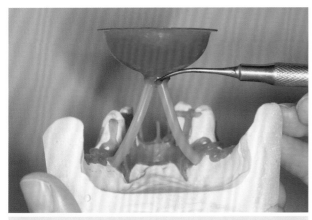

图 13-5-1 安放铸道并连接浇铸口成型器,熔金将通过铸口成型器流入蜡型腔,蜡铸道与铸件连接处应牢固、圆滑,避免锐角

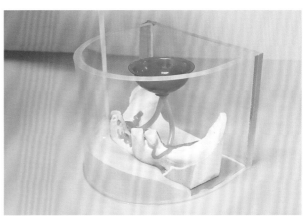

图 13-5-2 将包埋材料缓慢注入铸圈内,从模型的外侧最底端注入,以防止气泡的产生

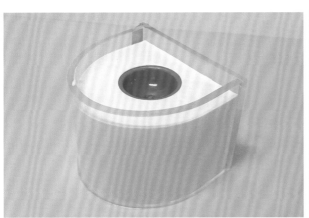

图 13-5-3 包埋完成后的耐火材料铸圈,可见浇铸口成型器位于铸圈中心顶端

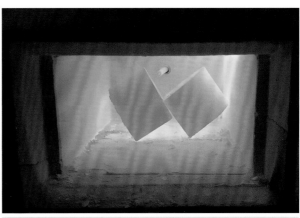

图 13-5-4 去掉浇铸口成型器和铸圈,使用茂福炉焙烧,熔模蜡材料气化后形成铸腔

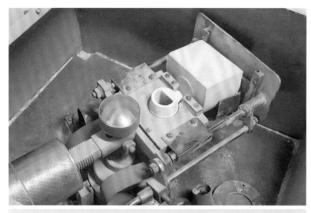

图 13-5-5 铸圈达到铸造温度条件后，采用离心铸造的方式完成支架的铸造，也可采用真空铸造方式

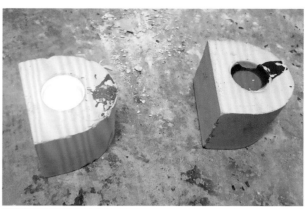

图 13-5-6 铸造完成后，将铸圈的浇注口朝上，待其自然冷却

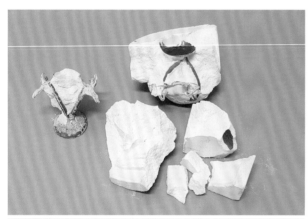

图 13-5-7 待包埋材料内的铸件自然冷却后，方可破坏包埋材料，取出铸件切勿暴力，以免造成铸件变形

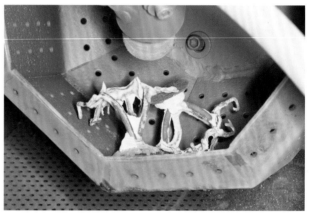

图 13-5-8 使用喷砂机去除铸件表面残留包埋材料和氧化层

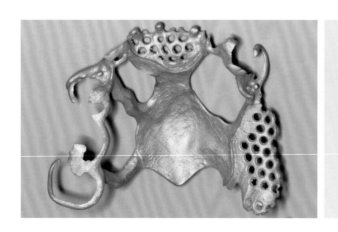

图 13-5-9 切除铸道后的支架铸件

第十四章　数字化制造技术

随着科技的进步,可摘局部义齿数字化制造技术将是未来的发展方向。数字化制造技术是在数字化技术和制造技术融合的背景下,并在虚拟现实、计算机网络、快速原型、数据库和多媒体等支撑技术的支持下,根据用户的需求,迅速收集资源信息,对产品信息、工艺信息和资源信息进行分析、规划和重组,实现对产品设计和功能的仿真以及原型制造,进而快速生产出达到用户要求性能的产品整个制造全过程。可摘义齿制造技术中主要以设计为中心的数字化制造技术,具体是由计算机辅助设计与制造技术(computer aided design/computer aided manufacturing,CAD/CAM)来实现的。

计算机辅助设计与制造技术是利用计算机及其图形设备帮助人员进行设计,并将其应用于制造生产过程的技术。计算机辅助制造技术可分为减材制造、增材制造和增减材复合制造技术,这些技术极大地推动了口腔修复学的发展。计算机强大的图文处理能力,可提高口腔修复的设计效率,减少了传统工艺的繁琐流程,节省人力与时间成本,同时可以更精确地设计与制造修复体。近年来,可摘局部义齿CAD/CAM技术趋于成熟,并逐渐用于临床。

但目前可摘局部义齿支架CAD/CAM制造技术的成本较高、效率较低,且制造精度尚不能令人满意,并不能完全取代传统的可摘局部义齿的制造。但相信在未来制造业发展中,CAD/CAM制造技术终究会取代人工技术。

第一节 ｜ 计算机辅助设计技术

可摘局部义齿支架设计可通过CAD软件完成,但其设计原理与方法不变,仍基于可摘局部义齿支架的生物力学结构。设计过程仍由人工完成,省略了模型制备、翻制耐火材料模型和熔模工艺技术,支架设计的同时也形成了三维数字化支架的形态。在同一数字模型上可反复进行修改、重置,还可设计成其他形态。完成后的数据将被传输到CAM软件来控制生产单元,但是无论采用何种计算机辅助制造技术,都需要通过CAD软件来完成形态设计。

在数字化三维印模技术方面,分为口内扫描技术和口外模型扫描技术。口内扫描技术与传统印模技术相比,具有精度高、材料对口腔组织刺激小等优势,但无法记录压力形变状态下的黏膜变化,因此口内扫描对于可摘局部义齿的临床应用还有待于进一步研究。而口外模型扫描能解决上述不足,但仍然需要进行传统的口内印模后才能进行数字化扫描。本章节主要介绍口外模型扫描技术,步骤如图14-1-1~ 图14-1-11所示。

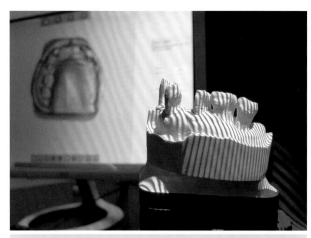

图 14-1-1　首先使用高速扫描仪采集工作模型的三维数字化信息,此步骤无需用蜡进行倒凹填补等工作。三维扫描重建便获取精准的数字模型

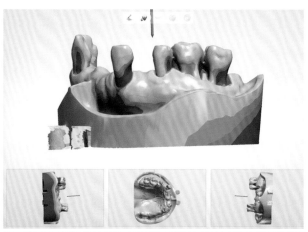

图 14-1-2　通过软件重建后,可多角度观察基牙倒凹的分布情况与深度,从而选择最佳的就位道方向。倒凹深度由黄至红,由浅至深,分别为 0.00mm、0.25mm、0.50mm 和 0.75mm

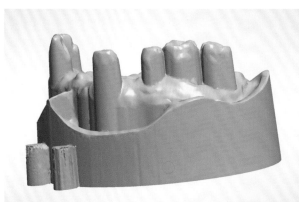

图 14-1-3　就位道选定后,软件可根据导线自动填补软硬组织倒凹

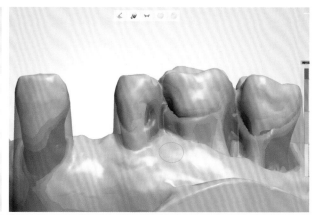

图 14-1-4　根据倒凹深度设计卡环体、卡环臂和卡环臂尖的具体位置,并在倒凹蜡上模拟刻出卡环位置肩台线

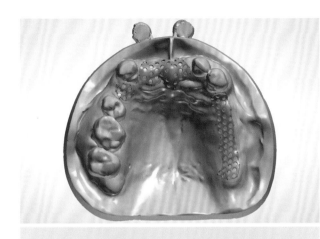

图 14-1-5　对数字模型上软组织缓冲区进行填补，在牙槽嵴顶的基托位置上放置网状小连接体

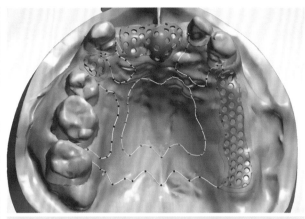

图 14-1-6　标记出大小连接体边缘线

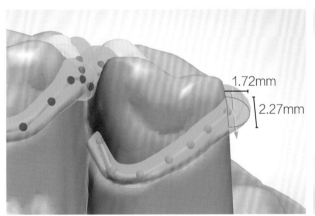

图 14-1-7　设计出卡环的位置与形态后，可根据固位力大小调节卡环的横截面比

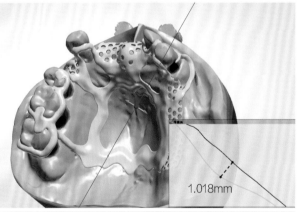

图 14-1-8　铺设大小连接体，并可调节连接体的厚度

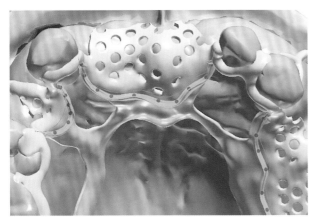

图 14-1-9　设计支架外终止线的位置

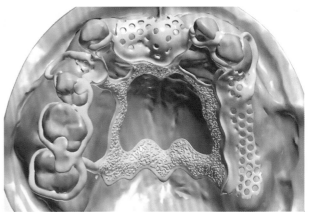

图 14-1-10　设计完成后,计算机可自动生成一个完整的数字化支架

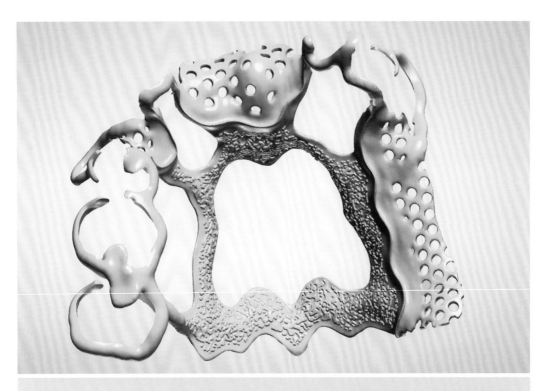

图 14-1-11　完成后的三维立体数字支架结构,可见支架上有清晰的终止线和橘皮样纹路

第二节 | 计算机辅助制造技术

目前,用于可摘局部义齿修复领域的计算机辅助制造技术,按其技术原理分为两大类,即减材制造技术和增材制造技术。

可摘局部义齿支架的制造方式也经历了等材制造、减材制造和增材制造三个阶段。等材制造是指通过铸、锻、焊等方式制作义齿支架,其材料重量基本不变,从材料本身制造来讲已有数千年的历史。减材制造是使用车、铣、刨、磨等设备对材料进行切削加工,以达到设计形状要求。增材制造也就是 3D 打印,是指通过光固化、选择性激光烧结、熔融堆积等技术,使材料一点一点累加,形成需要的形状,该技术距今不足 30 年。而 CAD 辅助下的五轴减材制造与增材制造一样,同属于新兴制造技术。

一、增材制造技术

增材制造(additive manufacturing,AM)技术是指采用材料逐渐累加的方法来制造实物的技术,通常称为快速成型(rapid prototyping,RP)或 3D 打印技术。其基本原理为分层制造,逐层叠加,类似于数学上的积分过程,就像是一台立体打印机。该技术能够在较短时间内批量制造出各种复杂形态的工件,特别是对内部有设计结构的工件。增材制造还进一步简化了制造环节的工序,缩短了工艺周期。本章节将介绍两种目前可摘局部义齿常用的快速成型技术,即数字光处理技术和选择性激光熔化技术。

(一)数字光处理技术

数字光处理技术(digital light processing,DLP)主要是通过投影仪来逐层固化光敏聚合物液体,从而创建出 3D 打印对象。

DLP 设备中包含一个可以容纳液态光敏树脂的液槽,用于盛放可被特定波长(紫外线)照射后固化的树脂,DLP 成像系统置于液槽下方,其成像面正好位于液槽底部,通过能量及图形控制,每次可固化一定厚度及形状的薄层树脂(图 14-2-1)。液槽上方设置一个提拉机构,每次截面曝光固化完成后向上提拉至一定高度,使得当前固化完成的固态树脂与液槽底面分离(图 14-2-2)。这样,通过逐层曝光并提升来生成三维实体(图 14-2-3)。完成后的树脂支架还可戴入工作模型上进行检查(图 14-2-4)。树脂支架最后还需要进行包埋铸造,才能最终成为金属支架。但包埋需要专用的材料(图 14-2-5),因为打印树脂蜡的碳含量较高,在高温过程中还需要开一次炉门,才能确保碳充分燃烧。软件还能在同一模型上设计出不同结构,还可任意修改,无需再次翻制耐火材料模型,效率高于失蜡法(图 14-2-6)。

(二)选择性激光熔覆技术

选择性激光熔覆技术(selective laser melting,SLM)是通过在工作台上逐层铺粉(金属粉末或非金属粉末)然后让激光在计算机控制下按照分层截面轮廓信息对实心部分粉末进行熔融固化,再不断循环,层层堆积成型。

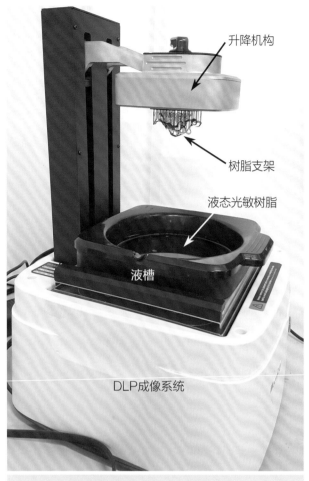

升降机构

树脂支架

液态光敏树脂

液槽

DLP成像系统

图 14-2-1　数字光处理设备

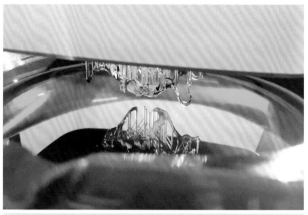

图 14-2-2　完成后的树脂支架与液槽底面分离

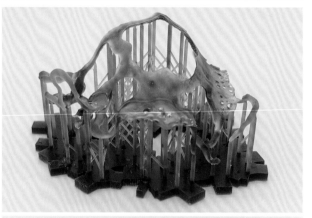

图 14-2-3　未去除支撑底座的光敏树脂支架

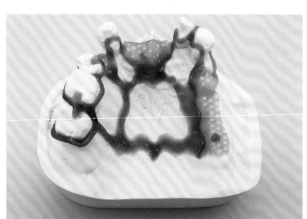

图 14-2-4　支架去除底座后，还可戴入工作模型上进行密合度检查

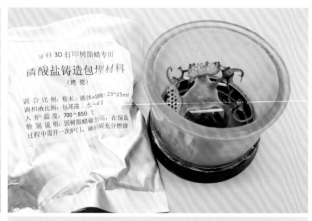

图 14-2-5　最后需要包埋铸造，才可成为金属支架

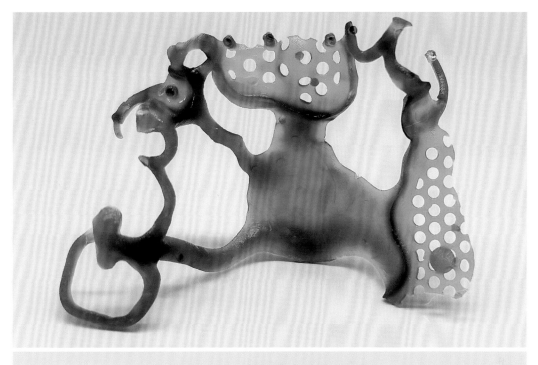

图 14-2-6　完成后的光敏树脂支架

1. **技术原理**　选择性激光熔覆技术可分为模型处理阶段和激光加工阶段两部分。首先需要对待加工义齿支架进行 3D 建模,同样需要前期对义齿支架结构进行 CAD 设计。目前激光选区熔化技术的通用输入文件为".STL 格式",对支架的 STL 文件进行切片处理,使三维立体的模型转化为由多个具有不同轮廓线的平面图形堆积而成的模型。目前常用的切片厚度为 20~50μm,再对已经完成切片的模型进行路径规划,使包含激光功率和扫描速度等工艺参数的线段填满每个片层。不同厂家生产的设备所识别的文件格式不尽相同。

激光加工阶段,在成形缸内均匀的平铺与切片厚度相同的金属粉末,激光器发射高能量密度的激光(图 14-2-7),经光纤传输,在振镜的控制下,按照软件中规划好的路径和工艺参数在粉床上进行扫描。被激光扫描到的区域将熔化为金属液滴,激光离开后液滴会快速冷却为固态金属;未被激光扫描到的部分将保持粉末形态(图 14-2-8)。每加工一层,成形缸体将下降相应高度,再次铺粉后激光按照下一层规划的路径进行扫描,如此往复直到加工完成。

2. **工作流程**　首先需要对待加工粉末进行有效的烘干,彻底去除粉末表面吸附的水蒸气,以保证金属粉末加工过程中的流动性,从而使加工过程中粉末可以均匀的铺满整个成形平面,无结块等影响成型件表面质量的情况发生。

接通设备电源,开启激光器冷水机,打开程序,连接设备并加载待加工模型。将铺粉轴移动到原点后送粉缸降至底部,将烘干后的粉末填满送粉缸。将工作缸下降到合适位置,安装成型底板并加热,调平刮板后进行第一层铺粉。关闭激光熔覆设备成形仓门,开风机,并向舱内通入惰性气体,待成形仓内氧含量降至打印需要的氧含量后,开启光闸开始打印(图 14-2-9)。

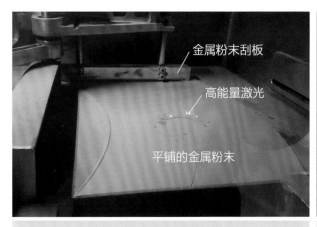

图 14-2-7　在成形缸内可见均匀的平铺与切片厚度相同的金属粉末和高能量激光

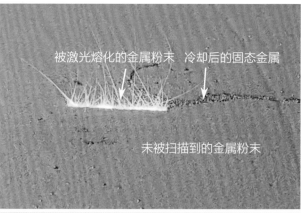

图 14-2-8　被激光扫描到的金属粉末将熔化为金属液滴，激光离开后液滴会快速冷却为固态。未被激光扫描到的部分将保持粉末形态

打印结束后，先关闭惰性气体，待成型底板温度降至 70℃以下，升高成型底板，取出打印完成后的可摘局部义齿金属支架。在成型大尺寸的修复体支架时，由于加工过程缺乏足够的外周刚性约束，金属成型过程中的残余应力可能会导致形变，从而影响精度。因此，还需要放置在内应力释放设备中进行应力释放（图 14-2-10），完成后可见支架与成型底板相连。需要用线切割或电锯将支架与成型底板分离，去除支撑结构，最后进行打磨抛光处理（图 14-2-11）。

3. **存在问题**　目前选择性激光熔覆技术日趋成熟，可加工的种类日渐增多，但必须注意到激光加工还存在以下一些问题需要克服：

（1）模型处理问题：金属液滴自身重量比较大，在加工一些悬垂结构时需要对金属支架添加支撑，使其与加工底板之间有连接，而支撑去除时会在支架表面留下"瘢痕"。

（2）加工效率与成形精度无法同时提高：根据 3D 打印的原理，显然原始模型切片的厚度越薄其最终成形零件的几何还原度就越高，然而，切片厚度变薄，将导致加工量的直线上升，从而导致加工效率大大下降。因此，在保证精度同时提高加工效率将成为一个主要的研究方向。

4. **展望**　采用选择性激光熔覆技术对金属粉末进行零件成形加工，具有高效、节能和环保等优点。在加工内部具有复杂镂空结构的零件时具有不可替代的优势。此外，增材制造过程使加工在不同截面具有不同材料成分的零件成为可能。

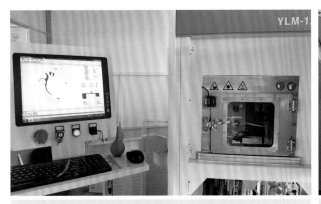

图 14-2-9　选择性激光熔覆技术设备

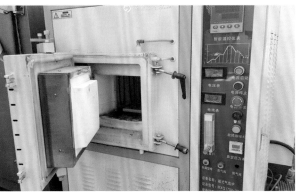

图 14-2-10　内应力释放设备

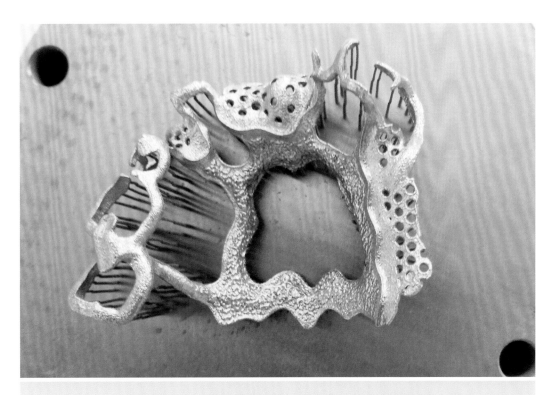

图 14-2-11　激光熔覆完成的可摘局部义齿支架与底板

二、减材制造技术

减材制造技术在口腔修复领域应用已广泛使用,尤其是全陶瓷修复材料的加工技术。可摘局部义齿支架的加工方式是将合金坯料固定于设备上,使用车、铣、磨、削等方式选择性去除材料,最终加工成所需形状的技术,是一项与增材制造方向相反的技术。减材制造技术与铸造技术相比,最大的优点在于加工形态时不改变合金材料原有的理化性能,材料的晶项结构不会发生改变,也不会出现失蜡铸造收缩,铸造不全等问题。可摘局部义齿支架针对不同材料胚体的特性,常采用铣、磨的方式进行加工。

（一）基本技术原理

减材制造基于计算机数字控制（computer numerical control，CNC），是指采用数字信息控制零件和刀具位移的机械加工方法。CAM 软件生成 CNC 机床的配置文件，高速运转的刀具按照预先设置的移动路径，对坯料进行多方向加工。

目前，口腔科 CNC 机床能够加工的修复体坯料包括聚合物、复合材料、陶瓷、金属及蜡等。口腔科 CNC 机床根据切削轴的数量可分为三、四、五轴数控切削设备，主要区别在于切削主轴的自由度数不同，主轴的自由度越多，灵活性越好，可加工模型的复杂程度也就越高。在三轴系统中，机床根据计算出的路径值在三个轴上移动，适合批量加工倒凹面积小、形态相对规整的口腔科模型；四轴、五轴设备更适合加工大型、结构复杂、精度要求高且外表面光滑的修复体（图 14-2-12）。

（二）可摘局部义齿支架制造过程

1. **输入**　将可摘局部义齿支架形态数据通过数控指令输入给数控装置，根据程序载体的不同，相应有不同的输入装置。主要有键盘输入、磁盘输入、CAD/CAM 系统直接通信方式输入和连接上级计算机的 DNC（直接数控）输入。

2. **信息处理**　输入装置将加工信息传给 CNC 单元，编译成计算机能识别的不同类型信息，由信息处理部分按照控制程序的规定，逐步存储并进行处理后，通过输出单元发出位置和速度指令给伺服系统和主运动控制部分。CNC 系统的输入数据包括零件的轮廓信息（起点、终点、直线、圆弧等）、加工速度及其他辅助加工信息（如换刀、变速、冷却液开关等）。

3. **输出**　输出装置根据控制器的命令接受运算器的输出脉冲，并把它送到各坐标的伺服控制系统，经过功率放大，驱动伺服系统，从而控制机床按规定要求运动（图 14-2-13）。

材料切削过程中根据冷却方式，可分为干磨和湿磨。干磨法主要用于切削预烧结的氧化锆材料及部分树脂材料；湿磨法用于所有的金属、玻璃陶瓷材料及完全烧结的氧化锆材料，以防止在加工过程中材料过热而损坏。图 14-2-14 所示加工完成后位于金属胚体中的可摘局部义齿支架。

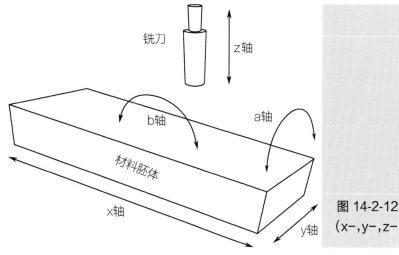

图 14-2-12　三轴系统（x-，y-，z-），四轴系统（x-，y-，z-，a-），五轴系统（x-，y-，z-，a-，b-）

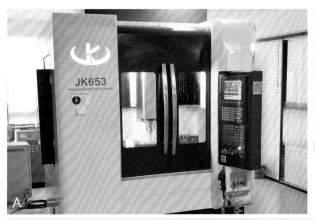
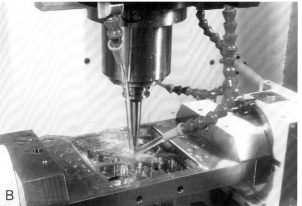

图 14-2-13　数字化控制机床与铣、磨过程
A. 数字控制机床　B. 切削刀具在冷却液的作用下对金属胚体进行铣、磨

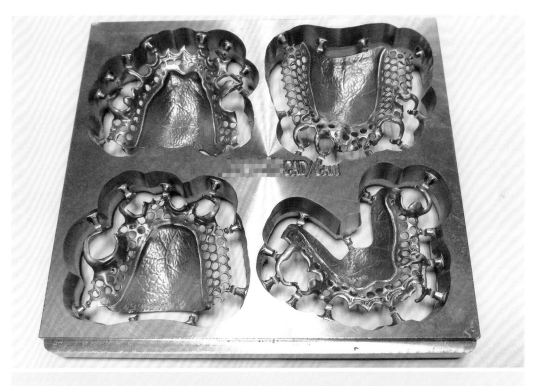

图 14-2-14　铣、磨完成后，可见位于金属胚体中的可摘局部义齿支架

（三）存在问题

由于金属胚体材料硬度较大，对铣削设备和刀具要求较高，加工时会也产生不当应力。铣削过程中的外力和振动作用会影响复杂修复体制造过程中的精度。还因胚体与修复体形态之间存在较大差异，导致材料浪费较大。

第十五章 支架抛光与试戴

支架铸造打磨完成后,必须进行抛光清洗后才能在患者口中进行试戴。高度抛光的支架不但能降低菌斑的附着力,还能提高义齿的美观度与患者配戴的舒适性。而支架的试戴同样重要,能早期发现并解决支架存在的问题,有助于提高义齿完成后临床戴牙的工作效率,还能为颌位关系确定与人工牙的排列提供一个稳固的基础。

第一节 | 金属支架打磨与抛光技术

打磨与抛光是利用特定工具对义齿表面进行由粗糙到光滑的制作过程。其中,打磨是指借助硬度较高的粗糙物体,通过摩擦改变义齿表面性能的一种技术,从而获取特定表面粗糙度。而抛光和打磨一样,区别在于使用的磨料粗细不同而已,是指利用机械、化学或电化学的作用,使义齿表面粗糙度降低,以获得光滑、平整表面的方法。

一、打磨与抛光工具

1. **打磨工具** 临床上对于钴铬钼合金支架的打磨,常选用碳化钨磨头(tungsten carbide,TC)和金刚石磨头。碳化钨磨头最好选用十字形分布的齿,因为螺旋形铣刃较长,会铣出针状切屑,造成危害。

2. **预抛光工具** 橡胶轮或硅胶抛光轮等抛光工具中含有许多极细极硬的颗粒,根据颗粒粗细的不同,光洁度也有所不同,必须严格按照由粗到细的顺序进行抛光,否则适得其反。工具形态包括轮状、锥状和柱状等,可根据不同支架结构来选择。当转速在 1 800~2 000r/min,压力在 2~3N 时效果最佳,最后可用抛光毛刷或抛光布轮辅以抛光膏进行镜面抛光(图 15-1-1)。

二、打磨方法

将喷砂后的铸件从铸道上切割下后,首先检查铸件表面有无沙眼、金属小瘤或铸造不全等缺陷(图 15-1-2),再利用碳化钨磨头对铸道上的飞边和铸件上的金属小瘤进行研磨,使其光滑、平整,尤其是位于组织面的小瘤。打磨时手一定要找好支点,稳住手机,以免发生意外。铣削的加工压力不应大于 5N(500g),并给予稳定的转速,避免手机抖动形成痕迹。

然后再根据铸件形态选择磨头的种类,对大连接体、小连接体和固位体逐一进行打磨,以消除铸件不平整的表面和锋利的边缘(图 15-1-3),磨头从粗到细,由大至小循序渐进,直至铸件表面平整,利于后期抛光(图 15-1-4)。注意避免过度打磨固位体,尤其是组织面,以免改变形态和尺寸,影响义齿的强度和固位力(图 15-1-5)。还要避免过度加压摩擦,防止铸件温度过高而发生物理性能改变。最后可利用尺寸较小的磨头,根据支架形态对细节进行打磨(图 15-1-6)。完成后的支架光滑平整,有利于后期抛光。

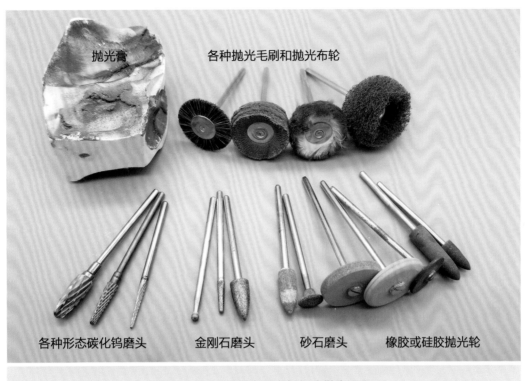

抛光膏

各种抛光毛刷和抛光布轮

各种形态碳化钨磨头　金刚石磨头　砂石磨头　橡胶或硅胶抛光轮

图 15-1-1　各类金属支架打磨抛光工具

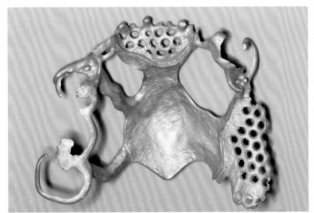

图 15-1-2　切除铸道,检查喷砂后的铸件表面有缺陷

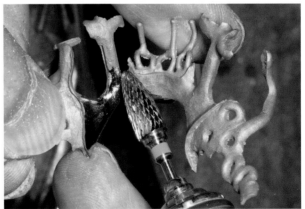

图 15-1-3　由大面积到小面积,逐一对大连接体、小连接体和固位体进行打磨

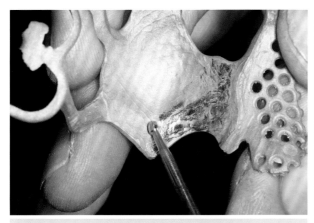

图 15-1-4 磨头从粗到细,由大至小循序渐进,对于支架上的橘皮纹路可以用小球形碳化钨车针进行研磨,防止破坏其纹路结构

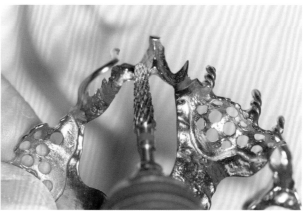

图 15-1-5 避免过度打磨固位体组织面

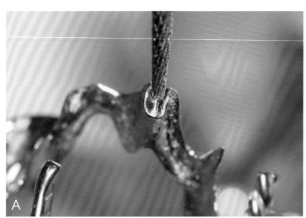

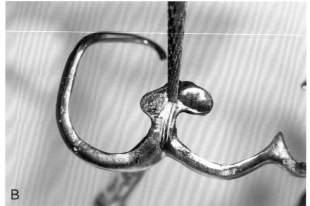

图 15-1-6 按照牙体解剖形态打磨支架细节部分
A.打磨切钩或者𬌗支托 B.打磨联合支托外展隙

三、抛光方法

预抛光前,支架必须在打磨平整后进行。橡胶轮或硅胶抛光轮由硬至软、抛光颗粒由粗至细按顺序进行,以免影响抛光效果。从大连接体、小连接体和固位体逐一进行打磨平整(图 15-1-7)。高速旋转的抛光轮(圆周速度在 20m/s 以上)压在支架上,使抛光磨头对支架表面产生滚压和微量切削,从而获得光亮的加工表面,表面粗糙度一般可达 Ra0.63~0.01 微米,最终使支架的磨光面再次达到高度平整。最后需要用抛光毛刷、抛光布轮辅以含有金属氧化物的抛光膏进行最后的镜面抛光(图 15-1-8)。

抛光时需注意以下问题:环境光源亮度应充足;要具备吸尘装置和护目镜、口罩等护具;抛光时压力应适当;手一定要找好支点,固定好支架,磨头的旋转方向应与卡环、支托走向一致;注意保护卡环尖端等突出部分,以防止精细部件变形(图 15-1-9)。如支架表面因不平整而无法抛光,可重复上述操作。

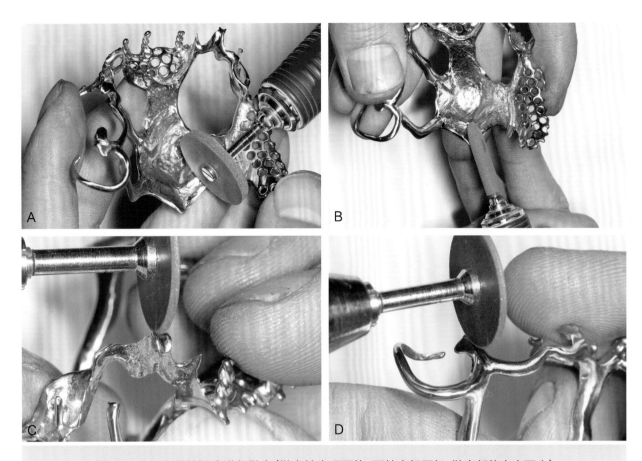

图 15-1-7　必须按顺序进行抛光（抛光轮由硬至软，颗粒由粗至细，抛光部位由大至小）
A. 用粗颗粒的厚橡胶轮抛光大支架　B. 用柱形或锥形橡胶轮抛光支架边缘，使其光滑平整　C. 用细颗粒的橡胶轮再次抛光　D. 最后抛光固位体细节部分

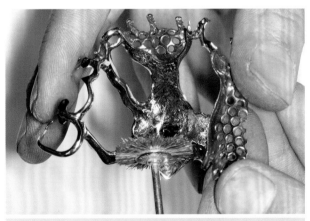

图 15-1-8　为达到镜面效果，可用抛光毛刷辅以抛光膏进行镜面抛光

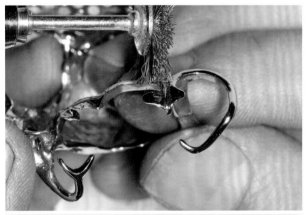

图 15-1-9　抛光轮的旋转方向应与卡环、支托走向一致

电解抛光是利用电化学原理对金属进行切削的方法。其优点在于无需人工抛光,工作效率高,可一次抛光多个支架,可对手工无法达到的细小部位进行抛光,以及金属表面光洁度均匀一致等特点。电解抛光的原理是在电解液中对金属进行阳极电化学切削,即金属表面在电化学作用下造成凹处的钝化和凸处的电化学溶解。具体反应过程是通电后铸件的表面被电解溶化,溶解的金属和电解液形成一层高阻抗的黏性薄膜,覆盖在铸件高低不平的表面上,凸起部分薄膜电阻小,而凹陷部分薄膜较厚,电阻大,电流小溶解慢,从而达到切削细微的粗糙面,获得表面平整光滑的效果。

电解抛光时应选择适当电流密度。如果电流密度过小,高阻抗膜形成,则达不到预期抛光效果;电流密度过大,过度溶解会影响铸件精度和强度,因此,为了防止抛光过度溶解导致细小部位的铸件精度下降,电解抛光前必须对卡环、𬌗支托等固位体用绝缘漆覆盖(图 15-1-10)。根据铸件体积电流密度粗略分为:小铸件为 $100\sim150mA/cm^2$,中铸件为 $150\sim250mA/cm^2$,大铸件为 $250\sim350mA/cm^2$。抛光前还需注意铸件不应该有严重的缺陷和过厚的氧化膜,因为金属的晶相结构,晶粒均匀度,非金属成分的含量均影响电解抛光的结果。因此必要时可再度喷砂,使其表面结构均匀。图 15-1-11 所示为大型电解抛光设备中位于电解液池上的可摘局部义齿支架,电解完成后用 10% 氢氧化钠中和残留的电解液,然后流水冲洗、干燥。

四、咬合调整

打磨抛光完毕后,可将支架戴入工作模型中进行检查,如果设计合理、工艺精密,支架能顺利就位。模型基牙上如有轻微划痕也属正常,可在石膏基牙处涂布滑石粉,利于支架就位。

待支架完全就位后,在𬌗架上用咬合纸进行咬合检查(图 15-1-12),仔细辨认支架上的早接触点,并再次用磨头打磨抛光,最终消除早接触点,到达咬合平衡;一般易出现早接触点的位置分别是𬌗支托、卡环体与隙卡等处(图 15-1-13)。完成后的支架磨光面呈镜面状,与树脂基托结合的网状连接体可不用抛光,粗糙的表面利于树脂附着(图 15-1-14)。

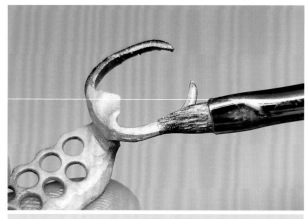

图 15-1-10 电解抛光前用绝缘漆覆盖固位体

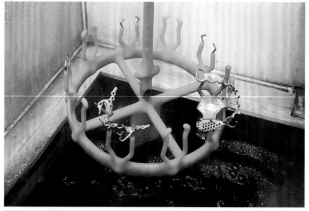

图 15-1-11 位于电解液池上的义齿支架

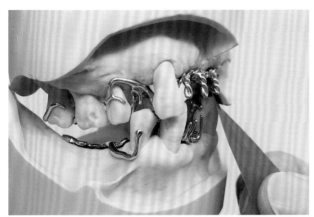

图 15-1-12 在殆架上进行咬合检查

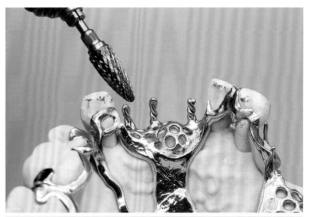

图 15-1-13 调殆打磨,消除早接触点

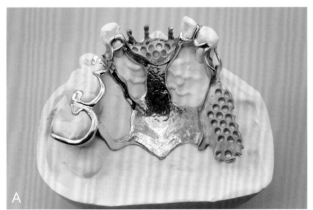

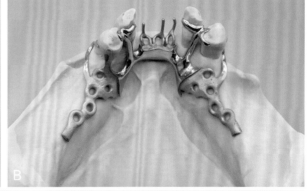

图 15-1-14 完成后的义齿支架

A. 上颌支架　B. 下颌支架

第二节｜试戴支架

一、试戴支架的目的

当义齿支架完成后,必须要在患者口内进行试戴,为后期颌位关系确定与义齿的最终完成提供稳固的基础。试戴支架的目的与优势如下:

1. 能尽早发现支架与口腔组织适合性的问题。因为支架在口内与基牙接触点不多,容易发现问题并及时调整,不必考虑基托或人工牙所带来各种因素。

2. 可在支架上进行颌位关系记录和转移,咬合稳定性也优于蜡和树脂制作的暂基托。有利于后期的排牙和基托的制作,提高义齿完成后戴牙的成功率和工作效率。

3. 对于游离端缺失的患者,还可通过口内支架制作局部托盘,在咬合作用下进行选择性压力印模,可再次提高印模精度与适合性。

4. 对于修复前未进行诊断性排牙的患者,还可在口内支架上进行试排牙,以提高患者对美观的满意度并检查患者的咬合情况。

5. 能尽早发现支架对组织压痛点,避免调磨时因树脂与金属结合部材质差异而导致的研磨不均匀问题,尤其在下颌舌隆突处。

如果修复前已详细记录患者的咬合关系,并用工作模型进行颌位关系的转移,则可不用通过试戴支架来转移颌位关系,直接在𬌗架上用工作模型进行排牙,直至全部完成。如果仅个别牙缺失,且咬合关系稳定的非游离端缺失,也可不用试戴支架,直接排牙完成即可。

二、试戴支架时易出现的问题

试戴支架时出现问题应马上解决,否则在最终完成的义齿上依然会出现,并且不易与其他问题相鉴别。支架试戴时出现的问题多源于设计不当和支架变形;若支架变形严重,则需重做。

(一) 支架设计不当带来的问题

支架设计时,如果轴面角导线高、预备不充分,轴面角将会导致支架就位困难或翘动。还有不恰当的共同就位道选择,倒凹填补不充分,缓冲区未做处理,卡环体部或连接体进入倒凹区等均会造成义齿就位困难。

(二) 支架变形的可能原因

虽然支架在铸造过程中通过各种方法来补偿铸件收缩,如遇变形,可能原因如下:

1. 琼脂印模材料质量不佳,可能造成阴模收缩变形。

2. 高温包埋材料质量差,热膨胀系数不够,不能补偿铸造后金属的收缩。

3. 铸道设计不合理,金属结固时未起到代偿作用,造成支架各部分收缩不均匀。

4. 固位体所在部位的模型或铸件缺损。

5. 未等铸件自然冷却,暴力去除包埋材料导致支架变形。

6. 打磨抛光过程中,造成支架过度磨损或变形。

三、支架的检查与处理

(一) 支架就位困难

支架变形是导致支架就位困难的主要因素。除铸造过程中导致的变形外,固位体铸件组织面有粘砂、瘤块,均会形成支点造成义齿就位困难。设计不当、基牙预备不足,同样也是导致支架就位困难的主要原因。若支架完全无法戴入,则需重做。如果支架戴入困难,可仔细查找问题并分析原因。

试戴支架时,要按照义齿当初设计的就位道方向进行试戴,并轻轻施以压力,观察其能否顺利就位。如遇较大阻力,切勿强行戴入,以免取出困难及基牙创伤。可在疑似支点处的基牙上放置 40μm 薄咬合纸,并衬在支架组织面下来精确定位支点所在位置(图 15-2-1)。确定后少量多次调改印记所在的支架部位,直至支架完全就位(图 15-2-2)。也可用高点指示剂喷涂在支架组织面内(图 15-2-3),戴入口中后进行检查,根据指示剂的缺失点判断支点所在位置(图 15-2-4)。

(二) 早接触点的检查与调磨

咬合关系是义齿修复的关键,支架试戴同样需要关注咬合问题。试戴支架时要用咬合纸反复检查咬合高点或殆干扰;也可根据患者感受来判断咬合高点位置,如发现早接触点或殆干扰时应及时调磨,为后期颌位关系转移与排牙提供基础,人工牙完成后可不用考虑支架对咬合的干扰,从而提高临床工作效率。

支架早接触点多发生在间隙卡、卡环体部与殆支托的位置。下颌卡环体与上颌舌隆突支托一般位于基牙的非倒凹区与对颌牙覆盖的位置,容易影响咬合(图 15-2-5)。末端基牙的固位体远中也常出现早接触点,因为该处导线位置高,殆间隙小,固位体容易被对颌牙咬到,例如下颌第二磨牙远中的环形卡环。

支架试戴完毕后,必须对所有调磨过的地方进行精细打磨抛光,为下一步制作做准备。

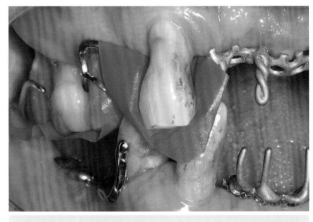

图 15-2-1 在疑似有支点的基牙上衬以咬合纸进行检查

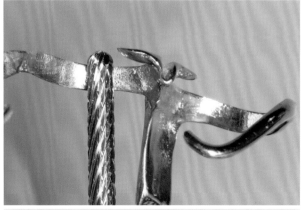

图 15-2-2 调磨固位体组织面所呈现的支点印记

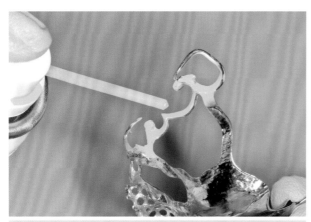

图 15-2-3 在固位体组织面内喷涂高点指示剂

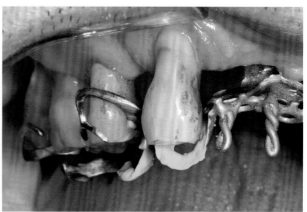

图 15-2-4 戴入口内,根据指示剂缺失点来判断支点位置

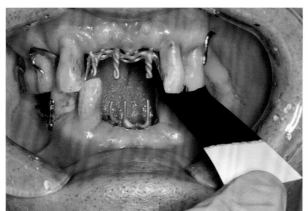

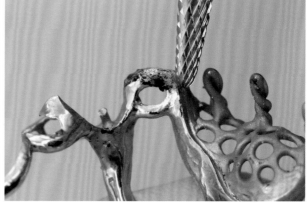

图 15-2-5 发现早接触点应及时解决

四、支架合格的标准

一副合格的可摘局部义齿支架,在试戴时应符合以下几点要求,方可进行下一步操作(图 15-2-6):

1. 支架就位顺利且具有一定固位力,患者摘戴方便。

2. 支架咬合良好,无早接触点,无𬌗干扰。

3. 卡环与基牙表面紧密贴合,卡环臂端能平顺的延伸至倒凹区内。

4. 𬌗支托与支托凹完全密合,无翘动。

5. 支架缓冲区与黏膜保持一定间隙。

6. 上颌大连接体边缘封闭区与黏膜紧密接触而无压力。

7. 支架不影响舌体运动与发音,对系带和黏膜无压迫。

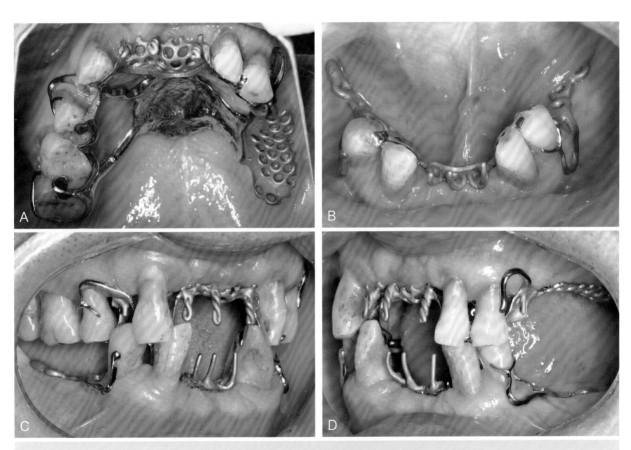

图 15-2-6 试戴完成后的支架
A. 上颌支架𬌗面观 B. 下颌支架𬌗面观 C. 支架右侧观 D. 支架左侧观

第十六章　颌位关系转移与压力印模技术

在第二章中已经介绍了颌位关系确定与转移方法,以及暂基托与蜡殆堤制作方法。本章所述颌位关系确定与转移均在工作模型上完成,目的是为人工牙排列提供殆关系。区别在于所采用的暂基托中含有金属网状支架,其固位力、稳定性与强度均优于蜡或树脂基托。

在颌位关系确定的同时,还可将暂基托作为游离端区的局部托盘,用于制取游离端区的压力印模。压力印模可精准制取软组织受压变形时的表面形态,从而减少基牙创伤以及游离端牙槽嵴压痛等问题。

第一节 | 颌位关系转移

取得终模型后,还要取得患者的颌位关系,颌位关系确定与转移是可摘局部义齿不可缺少的重要步骤之一。颌位关系确定与转移方法在第二章中已详细介绍,本章节需要根据临床上不同咬合类型来选择颌位关系的转移方法。

一、咬合关系分类

由于患者牙列缺损与咬合关系各有不同,颌位关系记录与转移的方法也不尽相同,既可将上下颌余留牙进行直接对位确定,也可像全口义齿一样进行颌位关系的记录与转移。因此需根据患者余留牙的咬合接触情况,将可摘局部义齿的颌位关系确定方法大致分为以下三种类型(图16-1-1):

第一类:咬合关系稳定

当非游离端缺失且缺牙数目较少,余留牙咬合接触广泛紧密,上下颌关系正常,无颞下颌关节疾病的患者,可将上下颌模型按照患者的咬合关系或磨损斜面直接对位即可。为确保模型咬合关系稳定,可用笔在上下颌尖牙与第一磨牙上连线,标记出殆关系。也可上简单式殆架,直接在此颌位关系上排列人工牙。

因为此类患者在下颌运动中起主要影响作用的是余留牙的殆平面与牙尖斜面,上下颌模型在相对运动中受余留牙的殆平面与牙尖斜面影响,因此没有必要复制解剖学的髁道,人工牙的咬合关系与斜面可根据天然牙尖斜面来制作。

第二类:咬合关系不稳定

当游离端缺失或缺牙数目较多,余留牙呈牙尖交错位,垂直距离因余留牙的咬合接触关系尚存,无颞下颌关节疾病的病例,但在模型上咬合关系不稳定,无法用手准确对位或可发生翘动者,必须用蜡殆堤进行颌位关系的确定与转移,例如单侧或双侧游离端缺失或牙支持式而缺隙间隙过大的患者。重度错殆畸形的牙列缺损患者也需要颌位关系确定。

对于此类病例,需要在金属支架上制作暂基托与蜡殆堤,并置于患者口内用咬合记录材料记录颌位关系。临床上大多数患者只需记录牙尖交错位,因为多数人长期使用现有的尖窝锁结关系,并无咬合系统障碍。对于患者来说这是正常的生理性的位置,并且多数下颌运动均以牙尖交错位为起点。因此可以直接通过牙尖交错位来确定上下颌的关系,并转移至不可调式的简单𬌗架或平均值𬌗架上进行排牙。具体操作方法见"第二章 咬合分析与调整"。

	第一类 咬合关系稳定	第二类 咬合关系不稳定	第三类 无咬合接触关系
牙列缺损情况	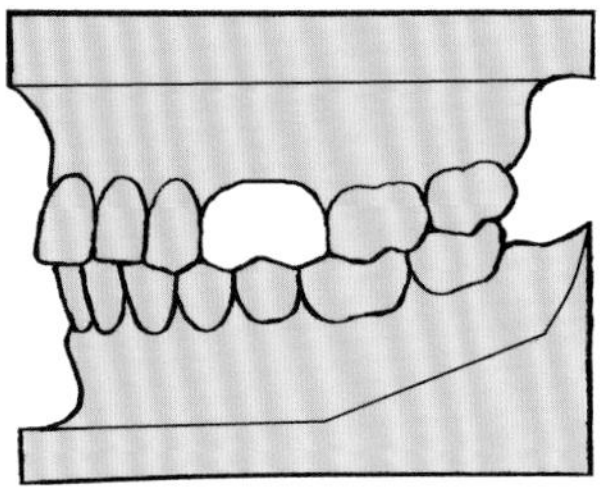 个别牙或非游离端缺失	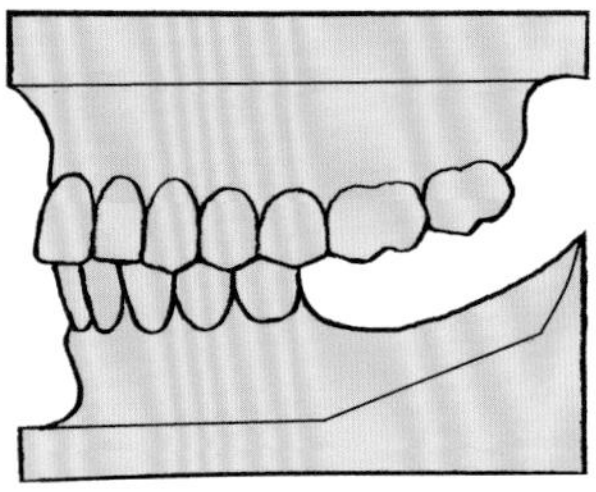 多个牙或游离端缺失	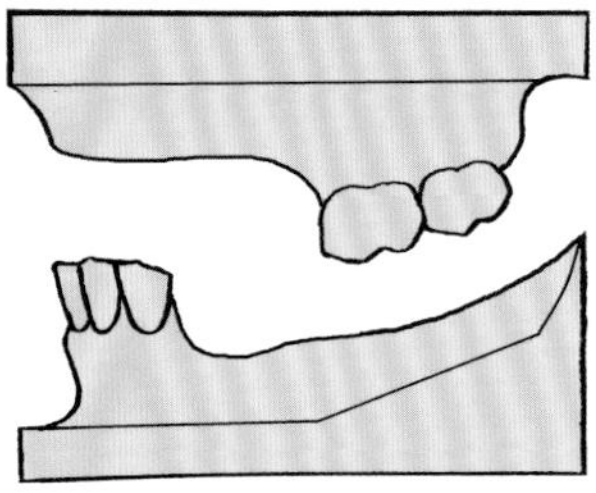 游离端缺失,仅剩个别天然牙
颌位记录方法	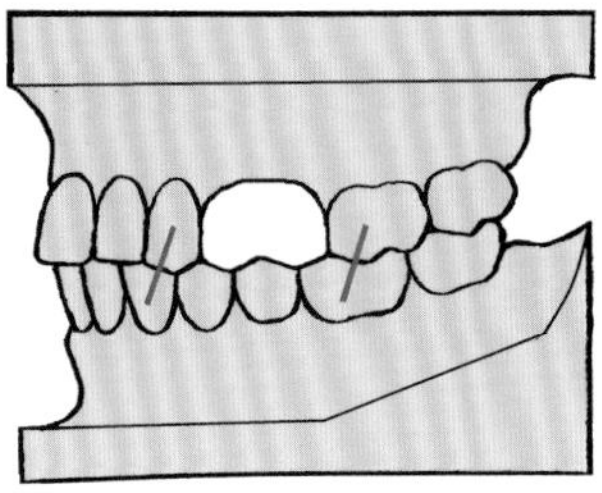 直接对位模型标记咬合关系	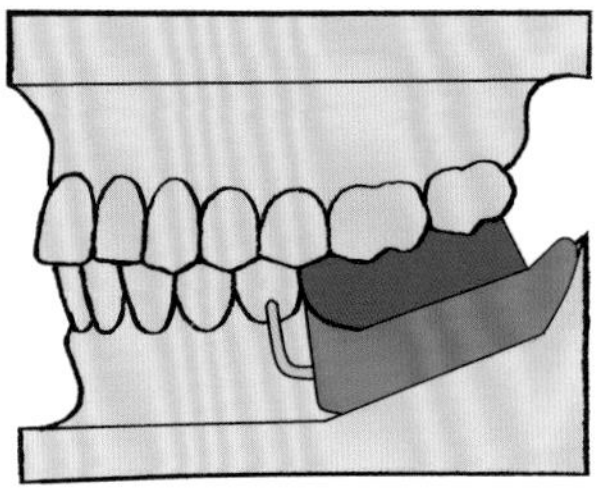 直接咬合法(𬌗托咬合法)	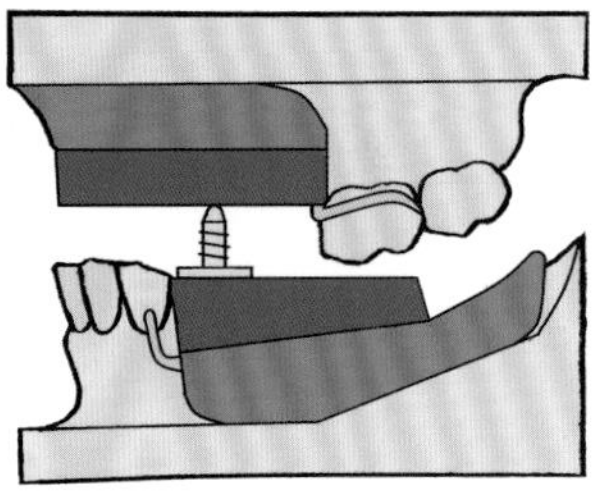 直接咬合法或哥特式弓描记法
颌位关系转移	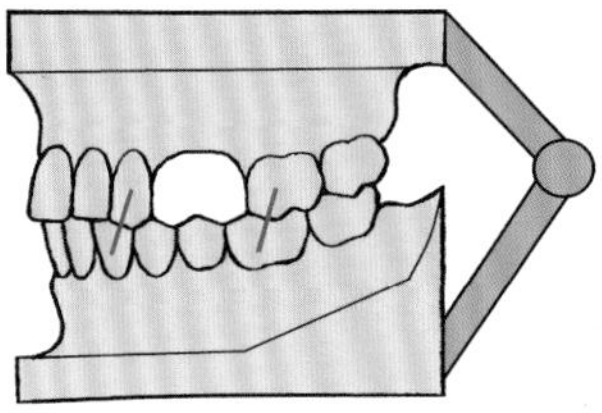 简单𬌗架或全可调𬌗架	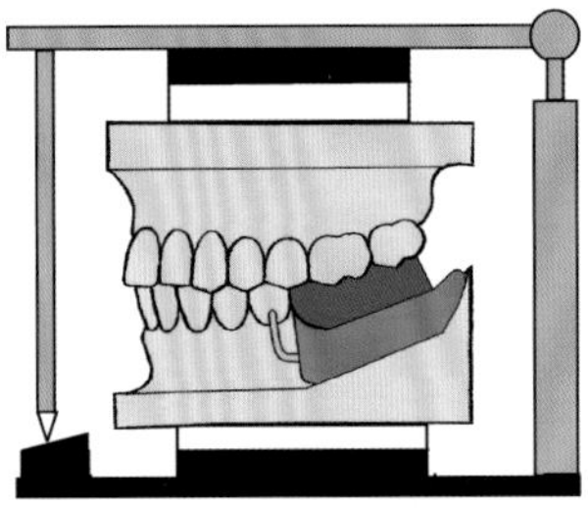 简单𬌗架或平均值𬌗架	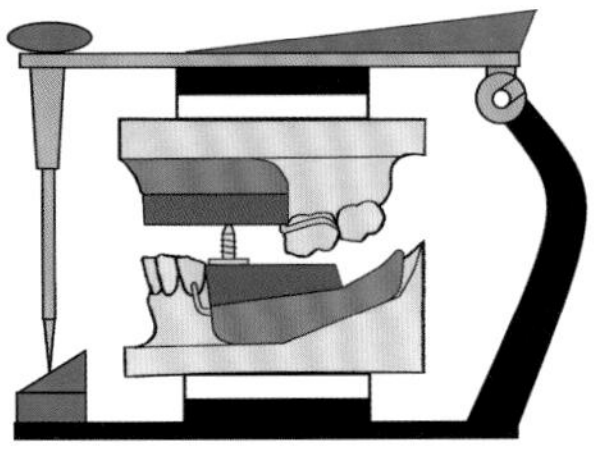 平均值𬌗架或半可调式𬌗架
支持形式	基牙支持式	混合支持式	黏膜支持式
余留牙咬合情况	有咬合接触	有咬合接触	无咬合接触
𬌗关系	牙尖交错位	牙尖交错位	垂直距离与牙尖交错位

图 16-1-1 可摘局部义齿三种咬合类型与颌位关系记录

第三类:无咬合接触关系

当缺牙数目较多,丧失了牙尖交错位,上下颌余留牙间无殆接触关系,但此时正中关系仍存在,必须进行垂直距离与牙尖交错位确定,并转移至平均值或可调式殆架上。在此基础上可建立义齿的牙尖交错殆。

例如,上颌牙列缺失而下颌有天然牙的患者,或者有非游离端缺失的孤立牙,而余留牙无殆接触关系的患者,必须进行颌位关系记录,无论是直接咬合法还是哥特式弓法均可。但在使用哥特式弓时,需要注意余留牙做侧方运动时不能有殆干扰。如有影响,可改用直接咬合法确定牙尖交错位关系。

因此临床上颌位关系确定与上殆架方法并非固定不变,必须根据患者实际情况来决定。

二、在金属支架上制作暂基托

含金属支架的暂基托与蜡殆堤可用于记录咬合关系,还可作为局部托盘承受咬合压力制取压力印模,其制作方法与不含金属支架的暂基托有所区别,但同样是用蜡或树脂制作。

制作方法如图 16-1-2~ 图 16-1-11 所示。首先保证支架在口内完全就位,固位体、殆支托及大连接体与余留组织能完全贴合,咬合无早接触点,无殆干扰。然后在工作模型的金属支架上制作蜡暂基托或者树脂暂基托。如果要制取压力印模,建议采用树脂暂基托。

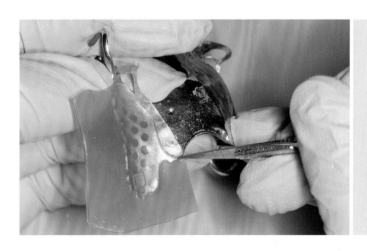

图 16-1-2 首先将一层薄约 0.5mm 的蜡片紧贴于网状支架的组织面,并用刀片去除内终止线外的蜡片,以免阻碍义齿就位

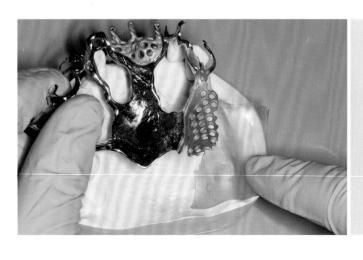

图 16-1-3 当基托面积较大时,可直接将蜡片贴合于石膏模型的牙槽嵴顶上,并沿内终止线切除大连接体处的蜡片,保留基托区的蜡片。施力按压后使之与模型表面紧密贴合

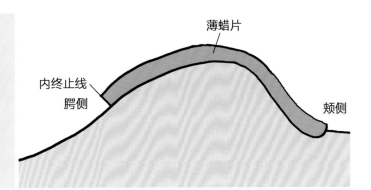

图 16-1-4　金属支架底层薄蜡片制作示意图
可见内终止线与模型表面需成 90°角

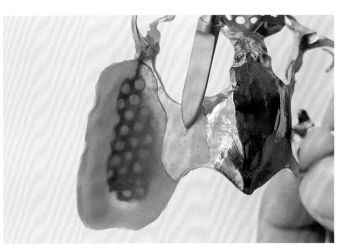

图 16-1-5　将支架取下，仔细检查支架大连接体和固位体组织面。除金属网状支架外，其余部件上绝不能有蜡残留，如有残留将会影响义齿就位，必须彻底清除至内终止线以内

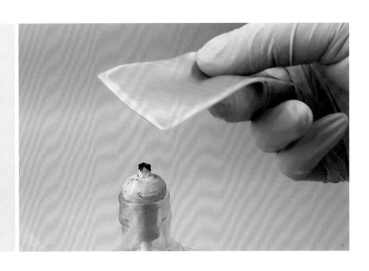

图 16-1-6　检查完毕后，将支架戴回至工作模型上，再制作上层基托蜡。首先将厚 1.5~2mm 基托蜡片烤软，蜡片组织面烤成半流动状即可

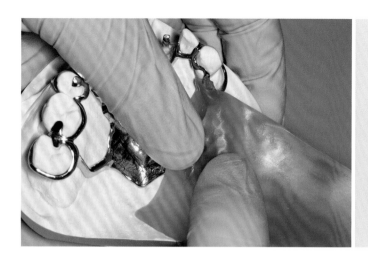

图 16-1-7 用手将烤软的基托蜡片组织面按压在支架的基托区域,使之与支架底层的薄蜡片完全融合

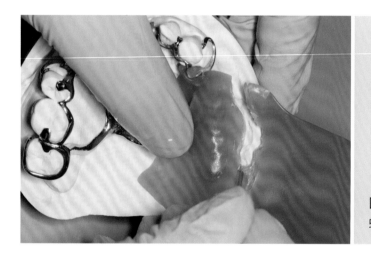

图 16-1-8 用蜡刀沿基托外形边缘切除多余蜡片

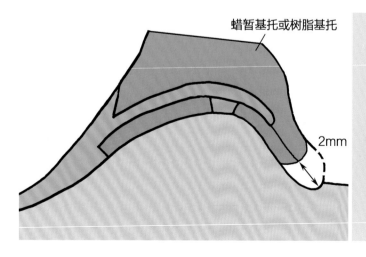

蜡暂基托或树脂基托

2mm

图 16-1-9 如果仅用于咬合记录与转移颌位关系,基托边缘可位于黏膜前庭沟底。如用做压力印模的局部托盘,基托边缘需离开前庭沟底黏膜反折处约 2mm

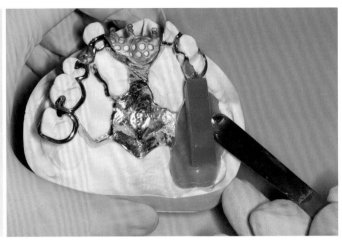

图 16-1-10　在完成后的暂基托上放置咬合蜡殆堤。蜡殆堤应位于牙槽嵴顶，用于替代缺失牙位，尤其是游离端缺失。为防止咬合时分离，蜡殆堤应与蜡基托完全融合

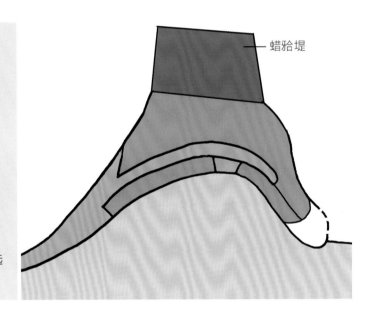

蜡殆堤

图 16-1-11　完成后的暂基托结构
最后戴入口中可进行颌位关系确定或制取选择性压力印模

三、记录患者牙尖交错位

按照 Eichner 的咬合支持区理论，双侧前磨牙区、双侧磨牙区是牙列中的四个咬合支持区，每个咬合支持区只要有一对上下颌牙齿存在咬合关系，即可认为此区的咬合关系稳定。或者尚有上下颌后牙咬合能维持正常的面下 1/3 高度的患者，其上下颌的垂直关系可由后牙咬合直接确定，当患者牙列存在三个咬合支持区时，口内和模型上的咬合关系均稳定，可直接口内制取印模灌注模型，对位好石膏模型咬合关系后上殆架，而无需额外的咬合记录材料记录上下颌间咬合关系。

当患者牙列存在两个咬合支持区时，由于有颞下颌关节的支持，口内咬合状态稳定，然而在模型上咬合状态不稳定，此时需要暂基托和咬合记录材料来辅助记录咬合关系，并准确转移到殆架上，以利于完成后续工作。

当患者牙列仅有一个或没有咬合支持时,或者咬合垂直距离和面下 1/3 高度过低时,无论是口内还是模型上均无稳定的咬合关系,此时需要稳定的全牙列暂基托和精确咬合记录材料记录颌位关系,在此基础上才能利用修复体恢复适宜的咬合垂直距离,否则无法完成后续工作。

临床上大多数修复体均建立在牙尖交错位上。如果用正中关系位上殆架并进行修复,所产生的修复体可能会有殆干扰。但对于咬合关系需要重新建立的患者,必须记录正中关系位,并在正中关系位上建立咬合关系。

图 16-1-12~ 图 16-1-16 中的患者牙列存在两个咬合支持区,口内咬合状态虽然稳定,可重复。但在模型上并不稳定,因此需要暂基托与蜡殆堤来记录牙尖交错位。

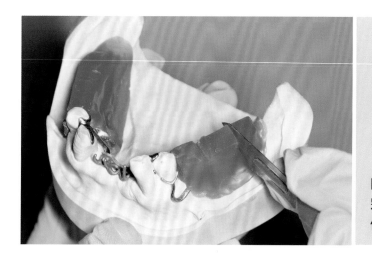

图 16-1-12 在已完成的上下颌蜡殆堤上分别刻出两个方向不同的 V 形定位槽,用于定位上下殆堤的咬合关系

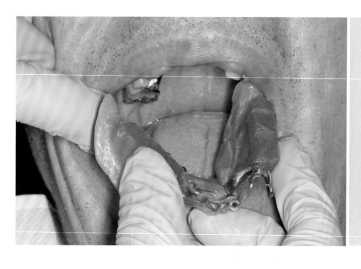

图 16-1-13 将上下颌支架分别戴入患者口内,仔细检查支架是否完全就位,支托、大连接体和口内组织是否完全贴合

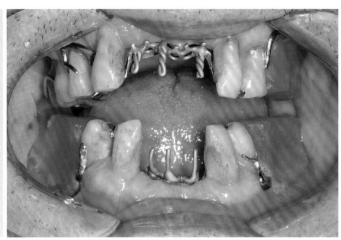

图 16-1-14 嘱患者自然咬合至牙尖交错位，可嘱其重复咬合，观察是否在同一咬合位置上，从而确定牙尖交错位是否正确。具体方法同第二章中牙尖交错位的记录方法

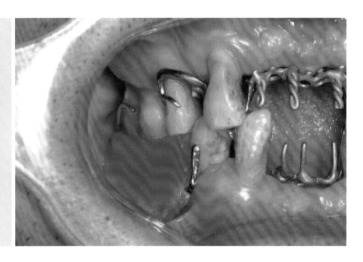

图 16-1-15 此时的咬合关系即为牙尖交错位，这对于该患者来说是正常的生理性的位置。也可用咬合记录硅胶记录咬合关系，待其固化后可见咬合穿透点，取出后保存，可用于颌位关系转移。再将金属支架预热并就位于工作模型上，此时薄蜡片便位于网状金属支架底层。再仔细检查支架固位体与连接体是否与模型完全贴合，有无间隙或翘动，支撑点必须穿透薄蜡片与模型接触

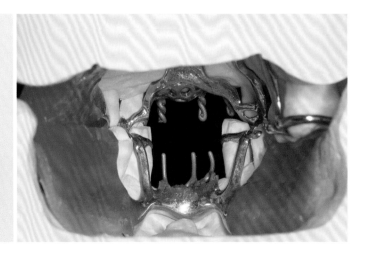

图 16-1-16 将颌位关系转移至𬌗架上，从舌侧可见稳定且无𬌗干扰的咬合关系与紧密贴合在基牙上的固位体

四、椅旁试排前牙

确定咬合关系后,如前牙有缺失,修复前未行诊断性排牙,或者支架制作中没有设置固位钉的病例,此时,还可在椅旁根据患者的面型与牙色,利用前牙支架进行人工前牙的排列。再将排好的前牙戴入患者口内,耐心解释排牙原则与要求。在保证功能的前提下与患者共同讨论美观效果,得到患者认可后才能进行后期修复。操作方法与"第三章 诊断性排牙"相同。

但要注意引导患者审美,切勿一味附和,如不能达成一致结果,必须暂停修复。

第二节 | 选择性压力印模技术

选择性压力印模法(selective tissue placement impression method)又称为功能印模法或动态印模法,是在一定压力状态下制取印模的一种技术,可获得局部义齿在功能负荷状态下软组织被压变形时的表面形态。其目的是通过在功能负荷时,减少基托下沉的量,从而减轻基托、牙槽嵴承压区的下沉差异,达到牙槽嵴承压区和基牙均匀受力时的效果。

选择性压力印模的特点是既要取得余留牙的精确解剖形态,又要反映牙周膜、牙槽嵴黏膜和义齿周围肌及系带的功能活动状态,减少基牙创伤以及游离端牙槽嵴压痛等问题。

目前还没有一种材料在取模时,能够一次同时取得余留牙的解剖外形和黏膜在功能作用下的外形。因此,对于游离端缺失的病例,最好能采用选择性压力印模技术,以弥补远中游离端黏膜下沉过多的问题。

选择性压力印模适用于混合支持式或黏膜支持式义齿的修复,同时还适用于旧义齿的重衬,其目的同样是起到减少基牙创伤以及游离端牙槽嵴吸收的问题。

一、原理与作用

选择性压力印模技术是依据组织可让性差异、解剖形态学差异和中性区三个解剖特点而采用的一种印模方法,从而减少基牙创伤以及游离端牙槽嵴压痛等问题。

(一)组织可让性差异

在义齿稳定性设计中,口腔组织因可让性差异易导致义齿不稳定因素的产生,差值越大,不稳定因素则越大,越容易形成支点与杠杆力。

牙周膜和牙槽黏膜的受压变形量相差 5~10 倍。如果游离端缺失的混合支持义齿采用解剖式印模制作,义齿人工牙在受到咬合力作用时,义齿末端基牙处龈方移动幅度非常微小,而义齿游离端的下沉幅度则非常明显,且越向远中幅度越大。末端基牙上的支托成为支点,义齿前部向上翘起,导致游离端基托下牙槽嵴压力负荷不均,产生压痛或牙槽骨吸收。基牙受到不当扭力后,进而导致疼痛、松动(图 16-2-1)。因此,采用功能性印模制作的义齿可弥补基托游离端下沉过多的问题,使游离端牙槽嵴压力负荷均匀分布,并减小末端基牙所受的不良扭力。

（二）解剖形态学差异

牙槽骨因天然牙缺失后会出现不同形态的吸收。易产生压痛的形态多为突起的骨尖或刃状牙槽嵴顶，其上的软组织厚薄也存在差异，从而导致两者的表面形态不匹配，因此解剖式印模不能记录受压下的黏膜形态（图16-2-2）。当咬合力作用在刃状牙槽嵴时义齿组织面将会对黏膜产生压痛，常见部位多发生在远中牙槽嵴顶、内外斜嵴和舌隆突（图16-2-3）。

因此，取印模时可对牙槽嵴顶施以适当的压力，从而获得与牙槽嵴形态基本匹配的黏膜形态（图16-2-4），在𬌗力作用下可使义齿组织面形态与牙槽嵴顶形态基本匹配，且受力均匀，以缓解因基托下沉而导致的压痛（图16-2-5）。

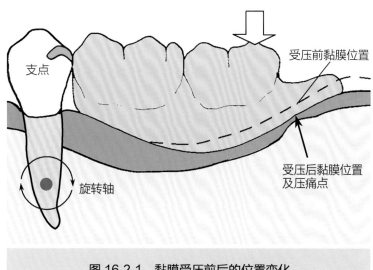

图 16-2-1 黏膜受压前后的位置变化

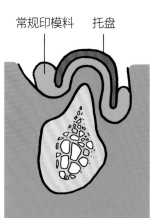

图 16-2-2 解剖式印模下黏膜与牙槽骨嵴形态

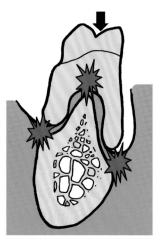

图 16-2-3 义齿组织面与牙槽嵴顶形态不匹配，牙槽嵴上易产生压痛点的三个部位

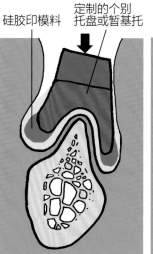

图 16-2-4 采用选择性压力印模可获得与牙槽骨嵴形态基本匹配的黏膜形态

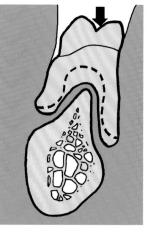

图 16-2-5 义齿受力后的组织面形态与牙槽嵴顶形态基本匹配

（三）中性区的作用

当义齿的唇、颊、舌侧，包括牙槽嵴所受到肌肉作用力相等时，义齿便处于一种相对平衡的位置。人工牙与基托磨光面的范围应该与中性区的范围一致，否则牙弓内外的动力平衡状态将被打破，不利于义齿的固位和稳定。因此这种平衡力也要被记录下来。同样可用选择性压力印模技术来完成。

二、制取选择性压力印模

选择性压力印模是在一定咬合压力状态下取得的印模，通过基托边缘整塑和印模制取两部分来完成。

（一）基托边缘整塑

基托边缘整塑的目的是利用边缘整塑材料，在颊舌肌功能运动下对托盘边缘形态、伸展范围进行精准成型，为终印模边缘的功能形态记录提供最适合的托盘（图 16-2-6~ 图 16-2-12）。

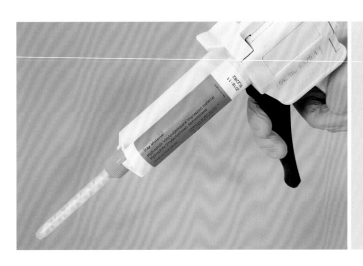

图 16-2-6 为了获得功能状态下精准的基托边缘形态，需要用注射型重体硅胶印模材料进行记录

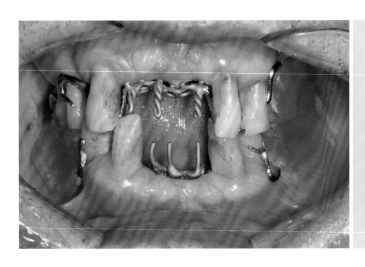

图 16-2-7 先检查𬌗支托是否稳固，咬合关系是否正确、紧密、可重复。基托边缘需离开黏膜反折线约 2mm，无蜡𬌗堤时也可用手指按压基托来制取压力印模

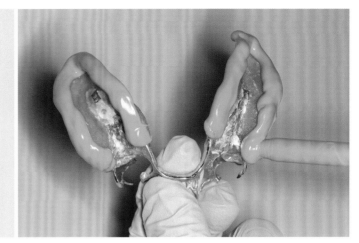

图 16-2-8　用边缘整塑硅胶覆盖在基托边缘一圈,不宜过多。基牙区不用覆盖,避免进入倒凹

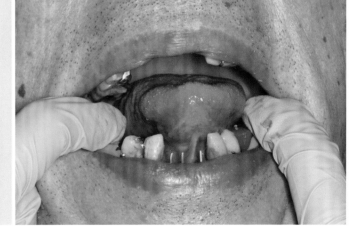

图 16-2-9　将暂基托戴入患者口内,使其完全就位。再用示指扶住下颌托盘两侧,嘱患者舌体伸出,记录舌体肌功能运动的边界,避免过度运动导致基托边缘过短

图 16-2-10　让患者做咬合动作,使上下颌牙列自然咬合至牙尖交错位,然后做肌功能修整。嘱患者自行反复做噘嘴与咧嘴动作,使唇肌、颊肌充分运动,从而塑造基托唇颊侧在肌功能作用力下的边缘形态,此时也记录下中性区义齿所处的初步位置

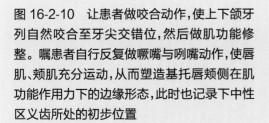

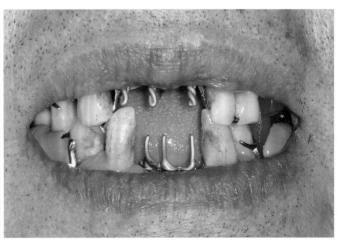

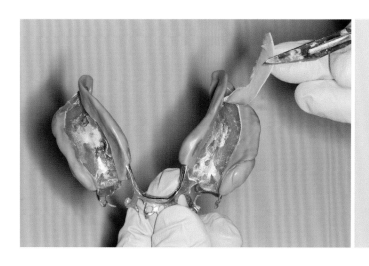

图 16-2-11 待印模料固化后,从口内取出,用刀片切除非边缘区的印模料,为最终精细压力印模提供空间

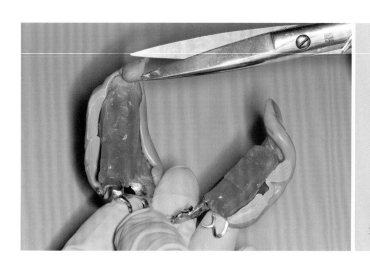

图 16-2-12 去除基托组织面与磨光面非边缘区印模,还要去除磨牙后垫远中多余的材料

(二) 印模制取

选择性压力印模制取步骤见图 16-2-13~ 图 16-2-18。

三、分段灌模法

由于选择性压力印模组织面形态与工作模型完全不同,也非同一时间完成,因此需要在原工作模型上进行分段灌注。灌模前必须修剪掉工作模型上压力印模区的石膏,而固位体的位置不能变(图 16-2-19)。注意选择性压力印模绝不能在修剪前的工作模型上试戴,以免变形。

压力印模灌注方法与围模灌注法基本相同,不同之处是将原工作模型的游离端压力印模区锯掉,此时才能将携有压力印模的支架完全复位于原工作模型上,并在原工作模型上制备固位槽,用以结合新灌注的石膏。最后采用围模灌注法,以不同颜色的石膏区分,即可获得压力印模下的终模型(图 16-2-20~ 图 16-2-28)。

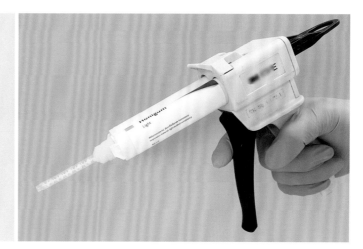

图 16-2-13　最后使用高流动性硅橡胶印模材料，制取压力印模

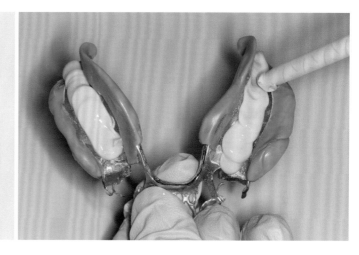

图 16-2-14　将高流动性硅橡胶印模材料注入基托组织面和唇颊侧，量不宜过多，唇颊侧过多的印模料将占据口腔前庭空间，影响中性区印模的准确度

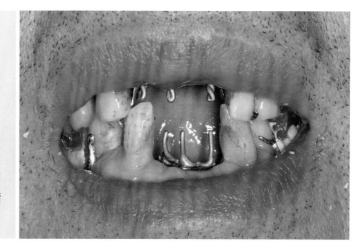

图 16-2-15　再次将上下颌𬌗托分别戴入口中，并保证完全就位。嘱患者咬合至牙尖交错位，并做噘嘴、咧嘴运动来完成肌功能修整

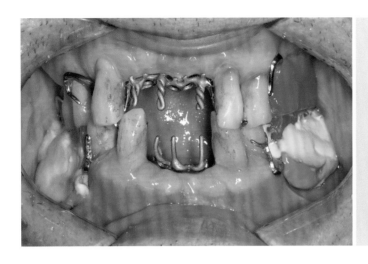

图 16-2-16　待轻体硅胶完全凝固后,可见上下颌牙列接触紧密,咬合稳定,基托边缘连续完整。此时颊舌侧基托组织面形态即为中性区形态

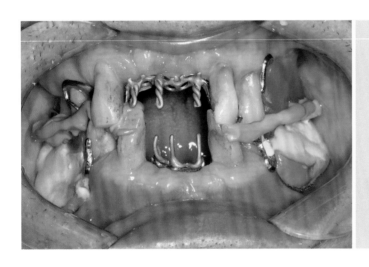

图 16-2-17　同时还可用咬合记录硅胶再次记录咬合关系,待其固化后可见咬合穿透点,取出后保存,可用于颌位关系转移

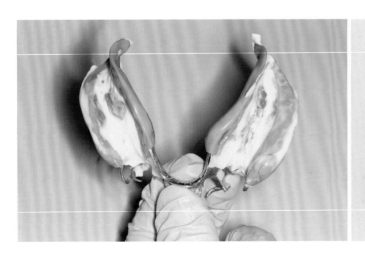

图 16-2-18　印模取出后可见基托组织面印模材料厚度呈不均匀分布,较薄的印模区域牙槽黏膜也较薄,呈现出压力印模特点

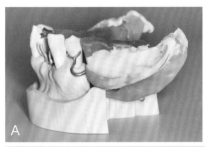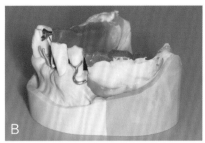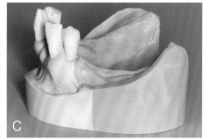

图 16-2-19　选择性压力印模灌注方法
A. 灌注模型前,原工作模型与压力印模关系,压力印模区已被修剪掉　B. 围模灌注后的印模与石膏模型
C. 完成后的新工作模型

图 16-2-20　压力印模灌注方法
先用手工锯将游离端基托区域与固位体区域
进行分割,注意基托近中边缘线的位置,绝不
能阻挡印模就位

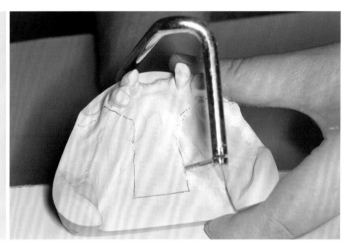

图 16-2-21　拆分后的石膏模型与压力印模
需保留固位体区域石膏模型,丢弃游离端基托
区石膏模型

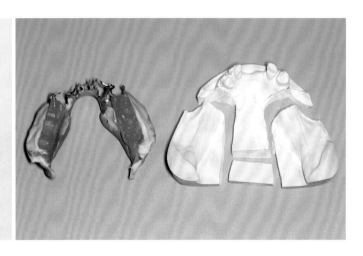

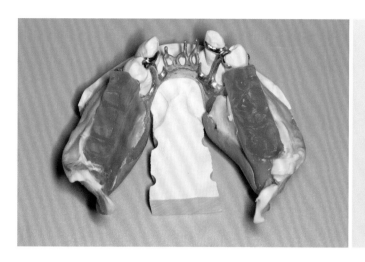

图 16-2-22 在新旧石膏结合处制备固位槽。将携有压力印模的支架精准戴在基牙上,仔细检查固位体是否与基牙完全密合。此时近中部分印模料与石膏接触而无压力,再用蜡将支架与石膏牢牢固定,防止移位

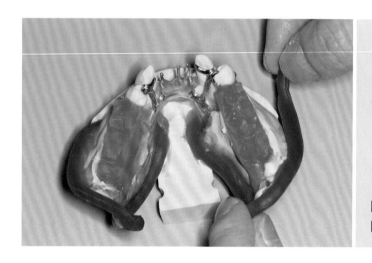

图 16-2-23 用直径 3~5mm 蜡条沿标记线围绕终印模一周,用蜡勺融蜡封闭

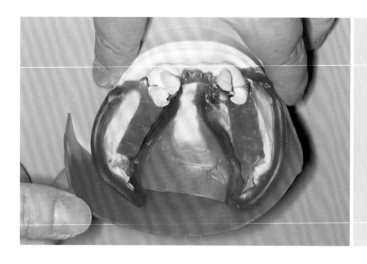

图 16-2-24 再用蜡片围模,方法与"第十二章第三节 围模灌注法"相同。完成后将印模组织面朝上放置

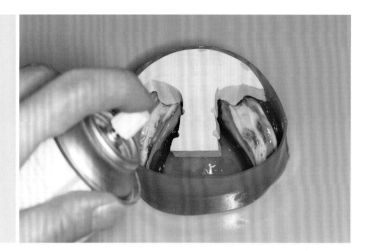

图 16-2-25 灌模前可喷涂硅胶表面处理剂，增加亲水性，减小硅胶印模料表面张力

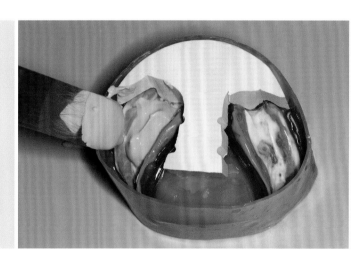

图 16-2-26 灌模时可用不同颜色相同性能的石膏灌注，以示区别，利于观察

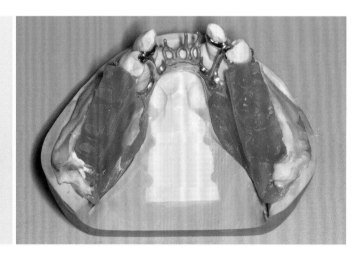

图 16-2-27 待石膏完全固化后，去除围蜡，不要破坏印模的颊舌侧，可为基托外形复制提供依据。不建议将携有压力印模的支架从模型上卸下，以免造成复位困难

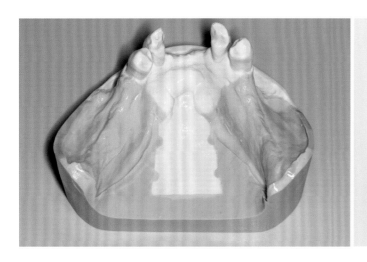

图 16-2-28　完成后的终模型,可见原工作模型固位体区与基托区的颜色区别。基托区呈现清晰的黏膜组织纹路,此模型较原工作模型更为精准

第十七章　排牙与蜡基托制作

人工牙的排列与基托制作密不可分,用于恢复患者缺损的组织与咀嚼功能,是义齿修复的最终目的。本章将重点介绍人工后牙的排列方法与蜡基托的制作。

第一节 │ 金属表面遮色

由于网状金属支架与基托树脂是两种完全不同的材料,无法进行发生化学结合,结合处易产生微裂隙,导致细菌滋生。同时,树脂基托具有半透明性,可透出支架形态和颜色,尤其是前牙龈侧外展隙区。因此需要对金属支架进行表面调节和遮色,以提高结合力与美观效果。

表面调节多采用硅烷来覆盖网状金属表面,使其形成一个厚约 0.1μm 的二氧化硅层(图 17-1-1~ 图 17-1-5)。硅烷的双键可与树脂形成化学结合,以防止金属与树脂结合处出现微裂隙。

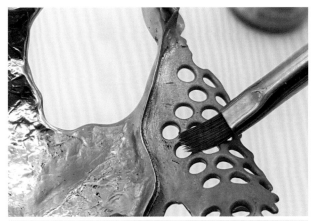

图 17-1-1　首先对金属表面进行硅烷化,以提高金属与树脂的化学结合力,防止细菌进入到微裂缝中。然后再涂布树脂粘接剂

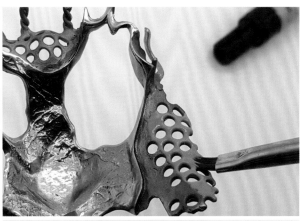

图 17-1-2　待其完全结固后,涂布遮色剂,基托部位涂布红色遮色树脂

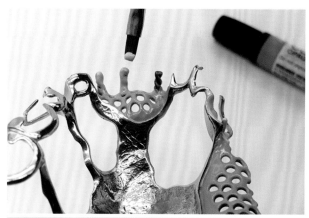

图 17-1-3　人工牙固位钉处也需遮色

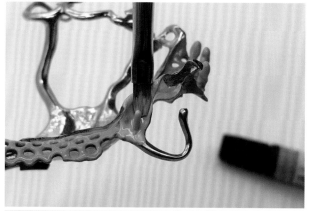

图 17-1-4　人工牙支架部分涂白色遮色树脂,遮色剂应薄而均匀,需分层涂布,分层固化

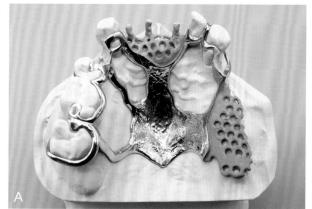

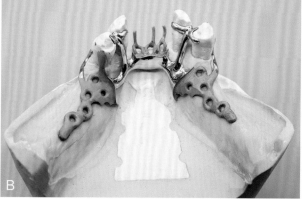

图 17-1-5　遮色完成的可摘局部义齿支架

A. 上颌支架　B. 下颌支架

第二节｜排列人工牙

人工牙(artificial tooth)是代替缺失天然牙冠的一种人造义齿,用以恢复牙冠形态、咀嚼功能、发音和美观等,还起到防止口内余留牙伸长、倾斜、移位及咬合关系发生紊乱的作用。目前临床可摘局部义齿多选用成品树脂人工牙,具有耐磨性好,无毒、无刺激、可调磨、易抛光等加工性能,也可根据患者牙色或咬合特殊情况个别制作。选择时应考虑颜色、形状、大小和种类,还要和患者进行充分沟通并取得同意方可使用。

一、排牙用硅胶导板

前牙排列方法与原则在"第三章 诊断性排牙"中已详细介绍,本章节将详细介绍如何将诊断性排牙所得牙位复制在工作模型上。

支架完成后,前牙排列方法有以下两种:①在𬌗架上是将人工牙直接排列在金属支架上。尤其是前牙,排牙完成后可戴入患者口内进行咬合检查与调整,患者满意后再进行下一步工作。②修复前已经对前牙进行了诊断性排牙,并且支架上有人工牙相匹配的固位钉,此时需要用硅胶导板将诊断性排牙所在位置准确复制到工作模型上即可,不用重新在支架上进行排牙、试戴,从而提高工作效率,并为基托制作提供条件,具体方法如图 17-2-1~ 图 17-2-6 所示。

该方法还可用于义齿修理与充胶,在牙位不变的前提下,可将蜡型替换为树脂基托材料,再进行水浴加压聚合。

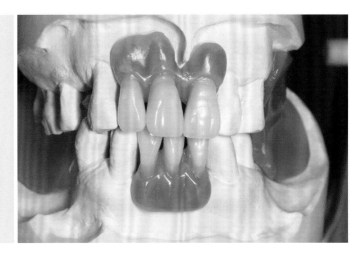

图 17-2-1　前牙可在金属支架上排列,也可在诊断模型上排列,排列完成后必须戴入患者口内进行观察并进行调整

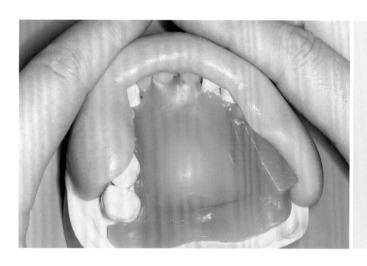

图 17-2-2 前牙位置调整并确定位置后,再用硅胶将最终牙位置进行复制。用热水去除蜡型后,便形成一副携有人工牙的硅胶导板

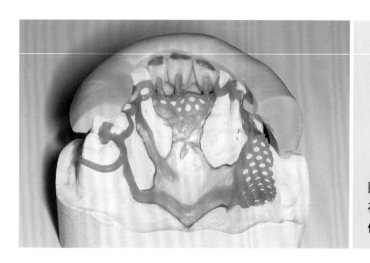

图 17-2-3 可将携有人工牙的硅胶导板复位在耐火材料模型上,用于确定支架或固位钉的位置

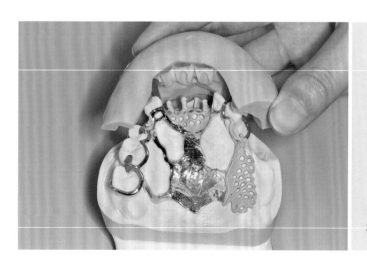

图 17-2-4 完成后的支架及其固位钉,通过硅胶导板能与所排牙位完全嵌合

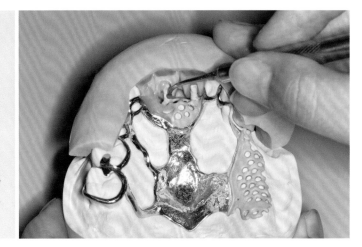

图 17-2-5　最后检查硅橡胶导板是否完全就位,位置是否准确,有无阻挡。再用蜡将人工牙和可摘义齿支架进行固定

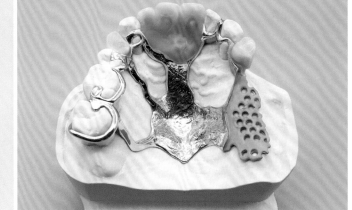

图 17-2-6　取下硅橡胶材料,完成前牙蜡基托制作,后牙可同样用此方法进行复制与制作

二、后牙的排列方法

后牙的排列同样需要在𬌗架上完成。以恢复咀嚼功能为原则,人工牙应位于牙槽嵴顶上,上下颌牙𬌗面尖窝相对且接触广泛紧密,呈 Angle I 类咬合关系,无早接触点。排列完成后在𬌗架上或口内进行咬合检查,并做必要的调整与修改,以达到功能和美观的要求。临床上可根据义齿支持形式进行排牙。

排牙前可先将切导针抬高 0.5mm,以代偿排牙后咬合调整时磨除的量,天然牙与人工牙咬合越匹配,调磨量越少,切导针抬高越小。调磨时再将切导针归零,切导针与切导盘离开 0.5mm。调磨至咬合广泛紧密接触后,此时切导针与切导盘最终接触。

1. **基牙支持式义齿**　基牙支持式义齿可根据天然邻牙、对颌牙位置及𬌗面磨损等情况排列人工牙,并对𬌗面进行适当调磨,使其达到尖窝相对的覆𬌗覆盖关系,使人工牙在牙尖交错位时可获得最大的功能接触面积。若缺隙处近远中及𬌗龈距小于 3mm,可选用铸造金属𬌗面以增加义齿强度。基牙支持式排牙多选用解剖式人工牙。

2. **混合支持式义齿** 混合支持式义齿多为游离端义齿,主要排好游离端的人工牙,以减少义齿的不稳定因素,发挥良好的咀嚼功能。排列后牙时可根据牙槽嵴吸收程度,适当减少人工牙的数目或减小后牙的颊舌径,也可减小后牙牙尖斜度。若上颌牙槽骨吸收较多,牙槽嵴顶偏向腭侧,人工牙应排成反𬌗关系,否则会加速牙槽骨吸收,并影响义齿的稳定性,造成基托折裂。混合支持式排牙多选用半解剖式人工牙。

3. **黏膜支持式义齿** 黏膜支持式义齿可根据全口义齿排牙原则进行排牙,𬌗平面应平分颌间距离,有适当的 Spee 曲线、横𬌗曲线,并与前牙协调。前伸与侧向运动时,均可达到前伸平衡𬌗与侧方平衡𬌗。黏膜支持式排牙多选用半解剖式或非解剖式人工牙。如果上下颌后牙均为人工牙,后牙排列位置要求(表 17-2-1)及方法如图 17-2-7~ 图 17-2-16 所示。

表 17-2-1 后牙排列位置要求

		颊舌向倾斜	远中向倾斜	与𬌗平面关系
上颌	第一前磨牙	颈部稍向颊侧倾斜或直立	颈部略向远中倾斜或直立	颊尖接触𬌗平面,舌尖稍离开 1mm
	第二前磨牙	直立	直立	颊、舌尖均与𬌗平面接触
	第一磨牙	颈部略向腭侧倾斜	颈部略向近中倾斜	近中舌尖与𬌗平面接触 远中舌尖离开𬌗平面 1mm 近中颊尖离开𬌗平面 1mm 远中颊尖离开𬌗平面 1.5mm
	第二磨牙	颈部向腭侧倾斜	颈部向近中倾斜	近中舌尖离开𬌗平面 1.5mm 远中舌尖离开𬌗平面 2mm 近中颊尖离开𬌗平面 2mm 远中颊尖离开𬌗平面 2.5mm
下颌	所有后牙		与上颌后牙有正确的牙尖交错𬌗关系	

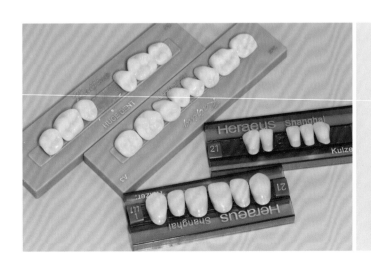

图 17-2-7 根据患者的口内情况与义齿的稳定性设计,选择颜色和形态适合的人工牙

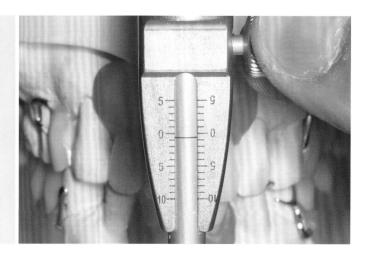

图 17-2-8　排牙前可先将切导针抬高 0.5mm,以代偿排牙后咬合调整时磨除的量

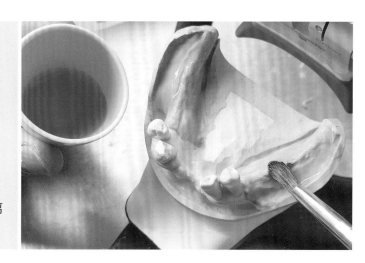

图 17-2-9　排牙前先在工作模型上涂布分离剂,便于义齿摘戴

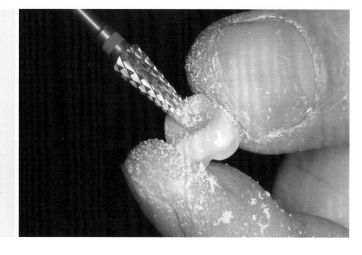

图 17-2-10　由于金属支架的存在,给排牙带来一定困难。首先调磨人工牙近远中面,便于排入;再调磨组织面,使其与支架嵌合;最后用蜡固定后再调磨咬合面,组织面的打磨利于与树脂基托的结合

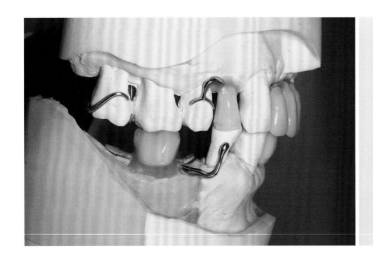

图 17-2-11　缺牙较多的人工牙排列,应重点排列主殆力区,依次是第一磨牙,第二磨牙和第二前磨牙。还要注意尽量将最大殆力放在牙槽嵴最低处,以减小义齿在殆力作用下的翘动

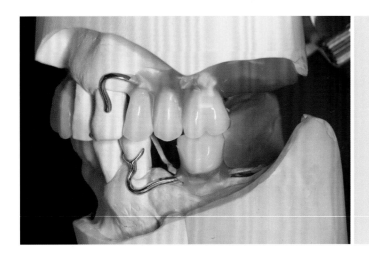

图 17-2-12　排牙时应注意尖窝关系相对,平分颌间距离,应有适当的 Spee 曲线和横殆曲线

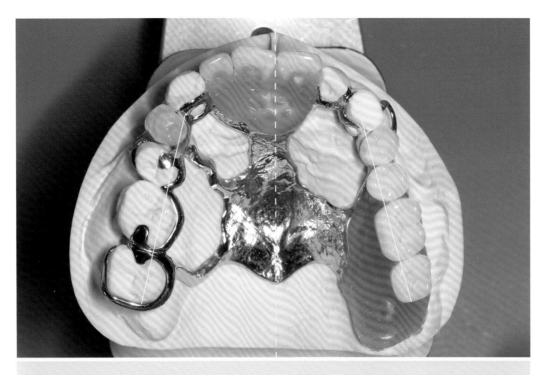

图 17-2-13　上颌游离端义齿功能尖应位于牙槽嵴顶,左右对称,并与下颌牙中央窝尖窝相对

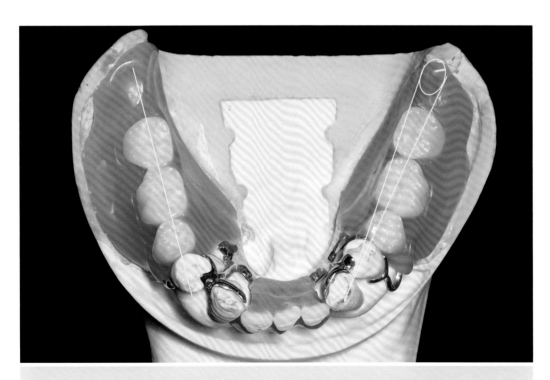

图 17-2-14　下颌中央窝位于牙槽嵴顶,呈一条连续直线,不偏颊侧也不偏舌侧(右下颌牙列)以磨牙后垫为标准,下颌第二磨牙位于磨牙后垫前方,下颌后牙舌尖应位于磨牙后垫颊舌面与下尖牙颊面所构成的三角内(左下颌牙列)

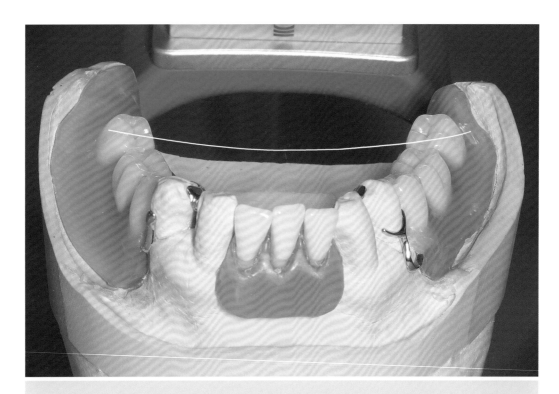

图 17-2-15 左右下颌同名磨牙颊舌尖连成凹向下的横𬌗曲线,下颌前牙可见个性排牙法以及未完成基托蜡型

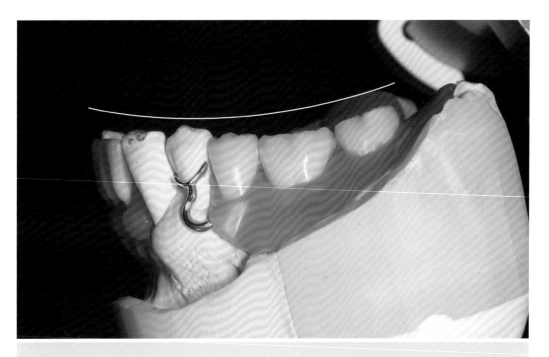

图 17-2-16 完成排列后的人工牙列,可见下颌后牙颊尖连成后端向上弯的 Spee 曲线

三、人工牙咬合关系调整

由于标准化的人工牙与磨耗后的天然牙形态不能完全匹配,因此当对颌牙是天然牙时,必须在𬒗架上进行咬合关系调整。

调𬒗时首先要调整早接触点,临床上可根据患者的咬合情况来选择𬒗架的种类和调整方式。在简单𬒗架或平均值𬒗架上只能检查与调整牙尖交错𬒗关系。在半可调式𬒗架上除了可以检查与调整牙尖交错𬒗关系,还能检查侧方𬒗与前伸𬒗关系。大多数黏膜支持式义齿多为组牙平衡𬒗,基牙支持式多为尖牙平衡𬒗,混合支持式两者皆有(图 17-2-17,图 17-2-18)。

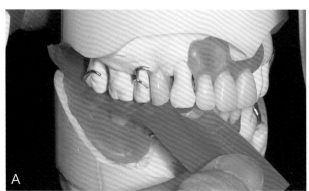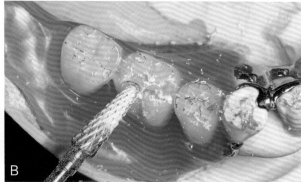

图 17-2-17 对排列好的人工牙进行咬合检查与调磨
A. 使用咬合纸检查早接触点 B. 调磨早接触点,直至牙列有广泛均匀的咬合印记

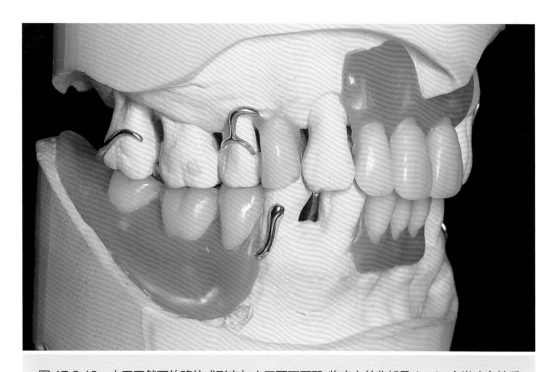

图 17-2-18 由于天然牙的移位或形态与人工牙不匹配,临床上并非都是 Angle Ⅰ 类咬合关系

（一）调整牙尖交错𬌗关系

首先将排牙前抬高的切导针归零,此时切导针与切导盘离开0.5mm,抬高的咬合可用于补偿调磨后降低的𬌗面高度。再使𬌗架做开闭口运动,用咬合纸检查早接触点。如果解剖式牙尖角度高于对𬌗天然牙,上下颌牙接触面角度不匹配,此时可调磨功能尖或相对应的中央窝和近远中边缘嵴,直至牙列有广泛均匀的咬合接触点,这时𬌗面均匀降低,切导针与切导盘最终接触。

（二）前伸𬌗与侧方𬌗关系考量

如果排牙前没有记录患者的下颌运动轨迹,也未采用不可调式𬌗架,排牙时则无法检查和调整前伸与侧方𬌗关系。但是在排牙过程中必须考虑到前伸与侧方𬌗关系问题,以便为义齿初戴时的调𬌗提供调整建议。因此,在排牙时需要注意以下问题:

1. 黏膜支持式或双侧游离端缺失的混合支持式义齿,多呈组牙功能𬌗(group function occlusion),即侧方咬合运动时,工作侧上下颌尖牙和一对或一对以上后牙同时接触,或工作侧后牙接触,非工作侧后牙不接触,有利于分散𬌗力,减轻个别牙的负荷,减少余留牙损伤。

2. 牙支持式义齿或单侧游离端义齿,因有较多余留天然牙,可根据患者余留牙的𬌗关系恢复成尖牙保护𬌗(canine protected occlusion)或组牙功能𬌗即可。尖牙保护𬌗是在侧方咬合运动时,以尖牙作为支撑,对其他牙齿起到保护作用。但是当尖牙缺失,可摘局部义齿不宜做成尖牙保护𬌗,应调整至组牙功能𬌗来弥补人工尖牙支撑不足的问题。

3. 如果要调整个性化的前伸𬌗与侧方𬌗关系时,必须将义齿戴入患者口内并重新记录颌位关系,利用面弓上可调式𬌗架,并在可调式𬌗架上进行调𬌗。由于可调式𬌗架上记录了患者所有的咬合运动轨迹,因此才能根据患者实际下颌运动轨迹进行个性化调𬌗。

（三）调𬌗的注意事项

调磨时按照单颌、少量、多次的原则进行调磨,不宜过多,以免咬合关系丧失,高度降低。调磨后不能丧失人工牙𬌗面沟、窝、尖、嵴的解剖形态,必须用小车针加以恢复,以增加咬合接触面积同时恢复咀嚼效能。

第三节 ┃ 蜡基托制作

基托在可摘局部义齿中起着非常重要的作用。除了替代缺失的牙槽嵴、恢复牙龈美观外形,连接金属支架与人工牙的作用外,还起到封闭义齿边缘、传导和承担咀嚼压力等作用。由于蜡具有较强的可塑性,易于进行失蜡注塑加工,因此临床上多用蜡来塑造基托形态。

基托磨光面的制作分为两种,一种是复制技术,复制出肌力平衡下磨光面的形态与厚度,多用于混合支持式或黏膜支持式义齿;另一种按照标准厚度与形态来制作,适用于各类基托蜡型制作。

一、基托磨光面的复制方法

基托磨光面的位置和形态与中性区有直接关系,由牙弓外唇、颊、舌侧的间隙所构成。当唇(颊)-舌系统处于平衡状态时,肌肉的力量相对平衡,牙齿也处在这种相对稳定的位置,该区的唇颊舌面也是基托磨光面。基托磨光面的位置依据中性区复制而来,因此基托厚度绝非均匀一致。

为了使义齿也能在这种平衡的肌力环境下行使咀嚼功能,需要将中性区复制下来,义齿恢复的范围应位于该区内,否则不利于口颌系统的健康以及义齿的固位和稳定,尤其是游离端义齿(图 17-3-1)。该区内的义齿磨光面解剖形态还能起到支撑面颊、防止食物滞留的作用。

A. 首先利用复模硅橡胶制作导板,形成复模腔。复制前首先检查支架是否完全就位,压力印模料是否完全与石膏表面贴合

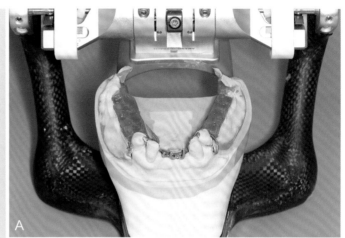

B. 将复模硅胶材料混合调拌后,紧密贴合至模型的唇颊舌侧,并延伸至石膏底座上,利于后期硅胶导板的复位

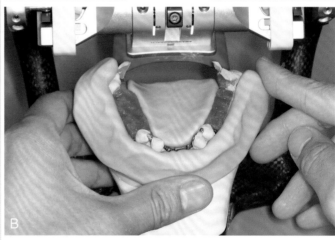

C. 待其完全结固后卸下,用刀片切除多余材料,保留基托区导板。注意不宜切除过多,以免影响导板复位后的稳定性

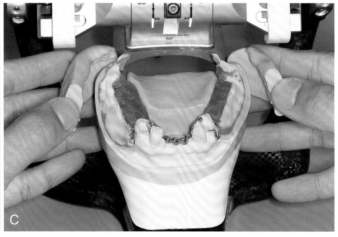

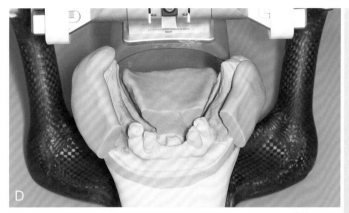

D. 复制完成后，取出支架，将复模导板完全复位在石膏模型上。在缺牙区可形成一个空腔，该空腔即为中性区，是义齿所在位置，也是基托磨光面的形态依据

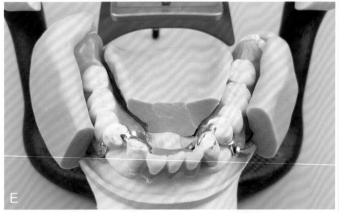

E. 待人工牙在中性区排列完成后，将硅橡胶导板复位到模型上。为了不影响导板复位，尽量多地去除基托区的蜡，为基托磨光区复制提供间隙

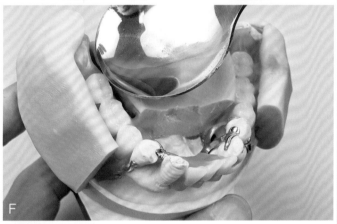

F. 将蜡块熔化后少量多次注入中性区的间隙内，为了防止蜡溢出，可先用蜡封闭边缘

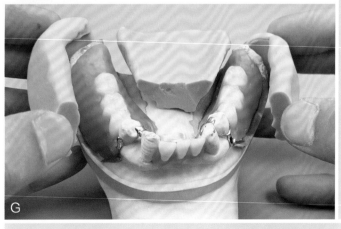

G. 待蜡凝固后，取下复模硅橡胶，可呈现基托磨光面的大致形态

图 17-3-1 用基托蜡型复制中性区位置的操作步骤

二、蜡基托的制作方法

人工牙排列完成后,经口内试戴调改合适,再将蜡型戴回工作模型上。注意蜡型制作过程中不能移动金属支架及人工牙的位置。根据模型设计时确定的基托伸展范围或复制出的磨光面,完成可摘局部义齿基托蜡型的制作(图 17-3-2)。

A. 基托颊舌侧外形应雕刻呈凹面,利于唇颊舌肌挤压使义齿稳定。如果呈凸面形,易产生推力,不利于义齿稳定。基托边缘应圆钝,且位于黏膜反折线处,利于义齿固位与边缘封闭

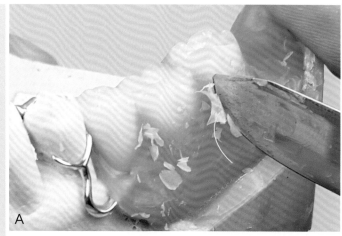

B. 龈缘成型时,先保证龈缘处蜡厚薄均匀一致,再将蜡刀倒置,从𬌗龈方向,用刀背紧贴牙面,刃部与牙面成 15°角,刀尖沿颈缘逐个雕刻龈缘曲线形态

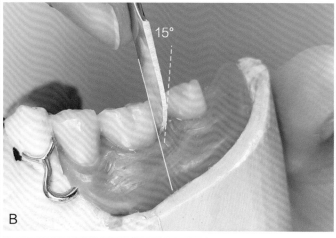

C. 用蜡刀刃部从龈-𬌗方向,呈 45°角,按照健康牙龈形态特点,逐个雕刻牙颈部蜡型的弧形与凸度,使牙颈部曲线整齐连续,厚薄均匀

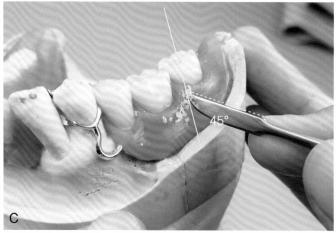

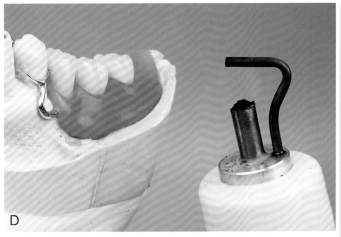

D. 蜡型雕刻完成后,用喷灯火焰或用小棉球轻擦蜡型表面使其光滑,喷和雕可交替进行

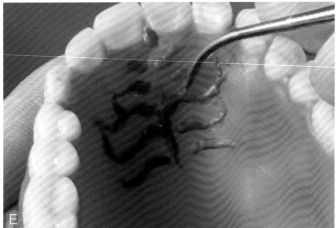

E. 腭皱襞的形态对语言及吞咽起着重要的作用,蜡型制作时同样需要恢复

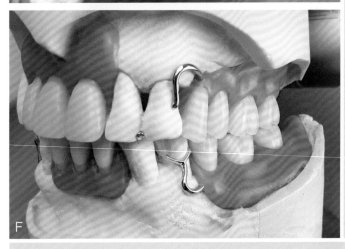

F. 完成后的上下颌人工牙列与基托蜡型

图 17-3-2 蜡基托的制作方法与步骤

（一）基托蜡型范围

基托蜡型范围应根据缺牙情况和义齿支持类型而定。缺牙数目多或远中游离缺失时，义齿主要采用混合支持式或黏膜支持式，基托覆盖范围应适当加大；若缺牙数目少，义齿由基牙支持，基托可尽量小些。若远中游离端缺失，上颌基托的伸展范围应包括上颌结节的颊侧并延伸至翼上颌切迹，下颌基托则应伸展覆盖磨牙后垫的1/2~2/3。基托边缘的伸展应不妨碍唇颊组织及舌的活动，具有良好的边缘封闭性，且不造成食物嵌塞和滞留。具体设计方法已经在"第八章第一节 基托设计"中详细介绍。

（二）基托蜡型厚度

如果没有复制中性区磨光面，基托厚度要适当，平均厚度为1.5~2.0mm。除人工牙颈部及需要缓冲的部位稍厚外，其他部位尽可能厚薄均匀。若基托太厚，则相应缩小了固有口腔和口腔前庭的空间，致舌运动受限，发言不清晰，患者不易适应；若基托太薄，埋在基托内的支架易暴露，造成基托强度不够，容易发生基托折断。唇颊侧基托过薄或过厚，还会影响患者的面容美观。一般应能恢复面部的丰满度，不妨碍唇（颊）部肌肉和黏膜的运动。若唇侧牙槽嵴丰满，可不要唇侧基托。舌侧基托的厚度应保证义齿的坚固和戴用舒适。在上、下颌隆突和下颌内斜嵴区，基托应稍厚，以利于该区有组织压痛时，有缓冲的余地。唇（颊）舌侧边缘应有一定厚度，腭侧边缘可稍薄，以保证义齿的边缘封闭作用。舌侧基托与天然牙接触的边缘应止于非倒凹区，接触龈缘的部分应做缓冲，以免压伤牙龈组织。

（三）磨光面的外形

基托唇颊舌腭面应呈凹面，以利于唇颊及舌的功能活动，并有利于辅助义齿的固位和稳定。在磨光面的唇颊侧，还应适当雕刻出牙根形态，使其更为逼真。人工牙颈缘应有清楚的颈曲线，不能形成锐角与深沟，以防止食物滞留，提高口腔舒适度与自洁性，并与余留牙龈缘流畅衔接。前牙腭侧需要制作出腭皱襞的形态，利于吞咽与发音。

（四）基托边缘应用蜡封牢

基托边缘应用蜡封牢，以免在装盒时石膏进入基托蜡型与模型之间，影响基托边缘的密合度。

三、口内试戴

基托蜡型制作完毕后，需要进行口内试戴，如果患者前牙缺失，修复前已经进行诊断性排牙，并获得医患认可，试戴步骤可省略。如果没有做诊断性排牙，此时可以将完成后的蜡型戴入患者口内进行观察，判断修复后效果。得到医患认可后，方可继续进行修复体制作。

如果患者无咬合关系或者咬合关系不稳定，必须将所排人工牙列进行口内试戴，检查其咬合是否为正中关系；如果不是正中关系位，必须重新进行颌位关系记录与转移，重新在𬌗架上进行排牙，直至咬合关系为牙尖交错位，以免最终完成后无法调整咬合关系，从而减小义齿失败率。

第十八章 树脂基托工艺技术

基托蜡型完成后,还需将其替换成树脂材料。用石膏将蜡基托进行包埋、去蜡,形成阴模后再用树脂材料进行充填,经热处理后才能完成树脂聚合。完成后的树脂基托与人工牙还要经过打磨抛光等工艺才算最终完成。

第一节 | 树脂基托充填工艺

目前义齿常用的基托材料多为甲基丙烯酸甲酯(MMA 液剂)和甲基丙烯酸甲酯聚合粉(PMMA 粉剂)聚合而成,临床上又称 MMA 液为单体。两者需要按照一定的比例进行调拌,经充填后成型,再由热引发使熔在聚合粉中的 MMA 单体发生聚合反应。聚合热处理方法分为机械加压法和气压聚合法两种。

一、机械加压法

机械加压法是将基托树脂材料以机械加压的形式充填入型盒内的蜡型阴模,再经热处理使基托树脂材料完成聚合。

(一) 装盒

1. **装盒要求** 装盒(flasking)是形成基托蜡型阴模的一个过程。首先将基托蜡型完成的义齿连同工作模型牢固包埋在石膏中,不能移位。但基托蜡型应尽量暴露,便于后期去除。模型包埋后,上下层型盒间不能有倒凹,如有倒凹,开盒后易造成石膏折断与支架变形。

2. **装盒步骤**(图 18-1-1~ 图 18-1-3)

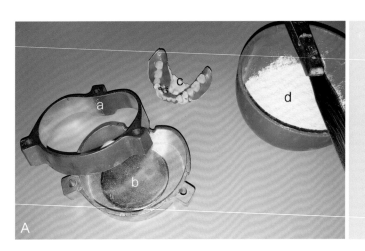

A. 装盒所用的材料和工具:a. 上层型盒
b. 下层型盒 c. 义齿与模型 d. 装盒用包埋石膏
先将模型放入水中浸透,以免装盒时干燥的模型吸收包埋石膏中的水分,造成包埋石膏凝固不全而与模型分离

B. 模型准备:将模型打磨修整,要求体积小于型盒,过高的石膏牙尖在装盒前也应去除,模型与型盒间应存留一定空间,注意打磨时不能伤及义齿部分的石膏

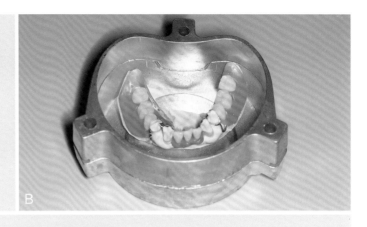

图 18-1-1 装盒前准备

A. 先将调拌好的包埋石膏倒入下半型盒内,用于包埋固定石膏模型

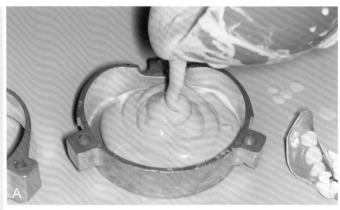

B. 将戴有义齿的模型压入下半型盒石膏中,尽量使牙体长轴方向与型盒开闭合方向一致,便于型盒能顺利打开

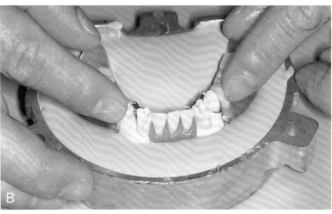

C. 义齿除基托蜡型外其余均被包埋在下半型盒石膏中,待包埋石膏凝固前调整其形态,使之形成上下无倒凹的形态,便于开盒

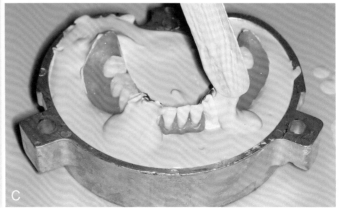

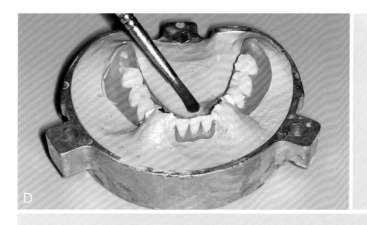

D. 当石膏尚未完全凝固时,应在流水下轻轻冲洗,并用手指抹光石膏表面,最后用毛笔将黏附在蜡基托上的残留石膏刷去

图 18-1-2　装下半型盒

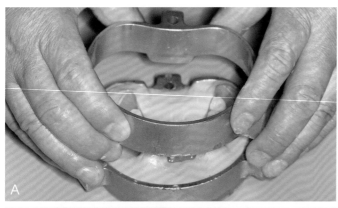

A. 待下半型盒石膏完全凝固后方可灌注上半型盒石膏。将上半型盒罩在装好的下半型盒上,检查上下两半型盒是否吻合,有无阻挡或翘动。灌注前将下半型盒放入水中浸透,或在石膏表面涂分离剂,便于上下型盒分离

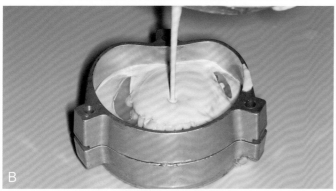

B. 灌注上半型盒的石膏勿太稠,过稠的石膏不利于流动。灌注时振动型盒,以排除气泡

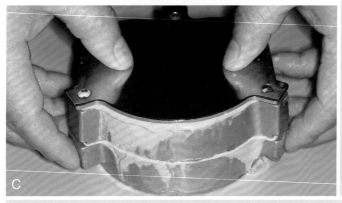

C. 石膏灌满后加金属盖板,使石膏与型盒边缘平行。当机械加压于金属盖板时,可使石膏与型盒受力均匀一致,不至于加压碎裂

图 18-1-3　装上半型盒

（二）去蜡、充填树脂

该步骤是将型盒内的蜡通过高温后熔化去除，以形成蜡基托的阴模腔，便于充填基托树脂（图18-1-4，图18-1-5）。

A. 将型盒浸泡于80℃以上热水中数分钟，使蜡型受热变软。再用工具刀将上下层型盒轻轻分开，取出已软化的蜡，并用沸水冲净型盒中的余蜡。上下盒可呈现蜡基托的阴模腔，仔细检查上下型盒中的人工牙与支架有无移位。当上下型盒打开后，支架位于下半型盒石膏内。人工牙磨光面翻制并固定在上层石膏中，暴露的组织面便于与树脂结合

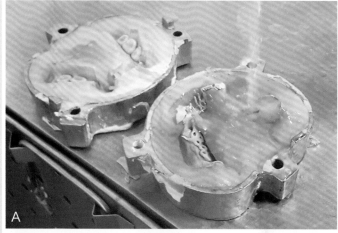

B. 石膏表面涂布藻酸钠分离剂，以防石膏吸收树脂单体，确保义齿磨光面与组织面光滑，并易与石膏分离。但支架和人工牙上不能涂分离剂，以免影响与基托树脂的结合。充填前人工牙组织面需用单体进行溶胀，以便于基托树脂牢固结合

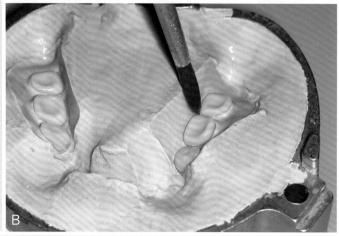

图18-1-4　烫盒和冲蜡

A. 在上下型盒中分别将树脂填塞在人工牙组织面和基托支架处，基托树脂按比例调拌呈面团期后方可充填。可先将少量树脂预先填压入支架底层，再固定上半型盒人工牙，以防加压移位和气泡产生。最后再用较多树脂充满阴模腔

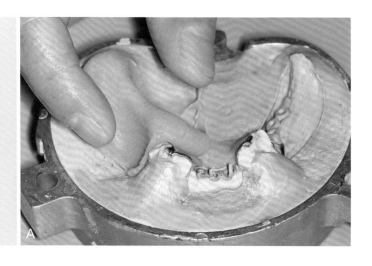

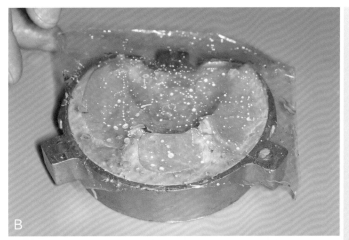

B. 上下型盒分别填塞完毕后,在型盒之间衬一层湿玻璃纸隔离,合拢后进行预加压操作,使树脂在压力下填满并将多余的材料挤出

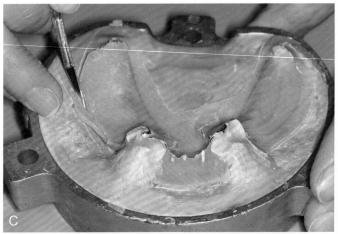

C. 打开型盒后,去除隔离玻璃纸,用蜡刀去除阴模腔内挤出的多余树脂,以减小飞边的量,并仔细检查,不要遗失卡环或人工牙等义齿部件,不要将石膏碎屑挤压入树脂中。若有不足,可再添加少许树脂

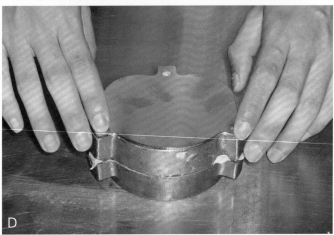

D. 最后将上下型盒再次对位合拢,使上下型盒内的树脂融合,绝不能再打开。盖上金属盖板后,置于液压机上逐渐进行机械加压,直至上下型盒石膏完全接触,接触越紧密,基托飞边越少,义齿被抬高的概率越小

图 18-1-5 充填基托树脂材料

（三）热聚合处理

基托树脂充填完成后，需要在一定压力和温度下完成聚合反应。通常将固定好的型盒放入专用水浴箱中，通过水热进行聚合，也可用电热聚合（图18-1-6）。只有按照材料聚合要求慢慢升温加热，才能到达聚合效果。待型盒自然冷却后才能打开，以免损坏变形。不同的基托树脂材料热聚合程序会有差别，必须参照树脂材料厂商所提供的方法来进行操作。

（四）开盒、取出义齿

待型盒完全冷却后，用工具刀撬开型盒，如遇阻挡，切勿暴力。可用小锤敲打型盒底部和周围，使石膏和型盒完全松解分离，再用石膏剪剪掉石膏，将义齿从石膏中分离出来。剪石膏时要先剪义齿外围包埋的石膏，再剪模型石膏。注意剪切应力线的方向，避免应力线通过义齿，防止基托折断或支架变形。最后用流水冲刷去除残余在义齿上的石膏即可。

二、气压热聚合法

气压热聚合法是在基托树脂材料热聚合的同时施以一定气压，用来补偿材料在聚合过程中收缩与气泡产生的技术。热聚合过程中必须由空气压缩机给聚合器中的树脂材料施加0.6MPa压力（图18-1-7~图18-1-13）。

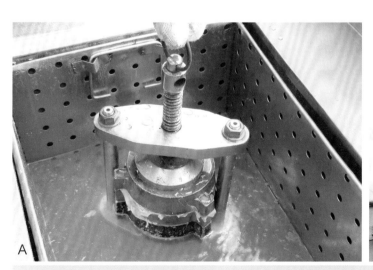
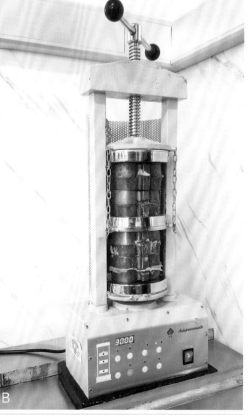

图18-1-6　热聚合处理方式
A. 水热聚合，将固定在加压器中的型盒置于水浴箱中　B. 电热聚合系统

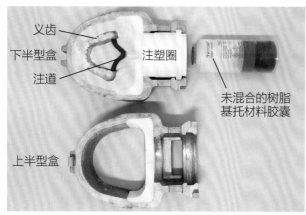

图 18-1-7 用石膏将义齿蜡型包埋在下半型盒中，并在注塑圈上安置注道，再灌注上半型盒石膏

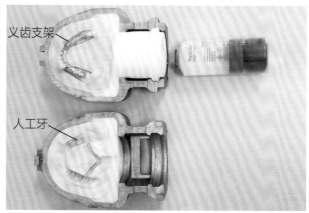

图 18-1-8 烫蜡后形成注模腔，打开上下型盒，清理残蜡并涂布分离剂

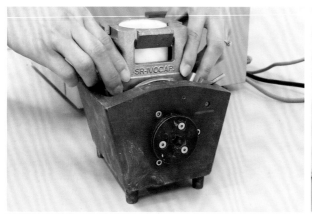

图 18-1-9 型盒对位合拢后放入型盒钳夹中，并保持稳定

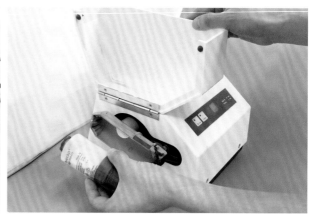

图 18-1-10 将含有聚合物和单体的义齿基托材料胶囊放入振荡机中进行混合

三、树脂充填常见问题及原因

1. **气泡的产生** 树脂材料调拌不匀，热处理速度太快易产生气泡；树脂材料充填不足或过早充填，也会产生散在性的气泡。

2. **卡环和连接杆等变形** 未将卡环、支架等牢固包埋在石膏中，或形成倒凹；开盒时石膏折断，致使支架变形；充填时树脂量过多或过硬。

3. **人工牙或基托移位折断** 人工牙未牢固包埋在石膏中，树脂加压充填后易导致人工牙移位；暴力开盒或用石膏剪去除石膏时，剪切线上的基托易折断。

4. **咬合增高** 当充填树脂过多、过硬或型盒未压紧，均会导致基托增厚、咬合增高。

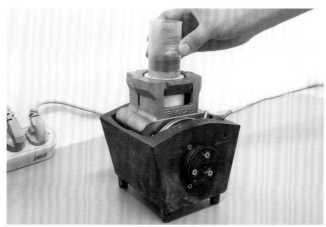

图 18-1-11　混合好的材料胶囊插入型盒注塑圈中，加压后，树脂基托材料通过注道进入型腔中

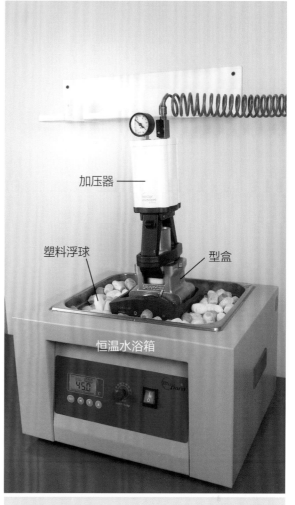

加压器

塑料浮球

型盒

恒温水浴箱

图 18-1-12　在 0.6MPa 大气压下，将具有流动性的树脂持续加压注入至型腔中，该系统能够不间断补偿聚合收缩。最后将型盒放入水浴箱中进行 35 分钟热聚合，并在水面放置塑料浮球，以防止热量丧失

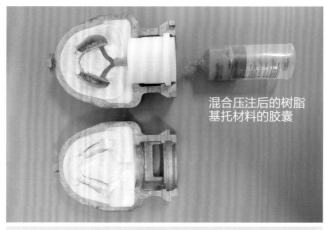

混合压注后的树脂基托材料的胶囊

图 18-1-13　聚合完成后需要冷却 30 分钟才能打开型盒，可见完成后的义齿基托及注道

5. **基托颜色不一致**　当树脂材料调拌不均匀，材料过硬，树脂单体挥发过快，反复多次添加材料均会导致基托颜色不均。

6. **人工牙与基托结合不牢固**　多数是因为未打磨人工牙组织面，组织面未形成与树脂结合的倒凹；充填前人工牙组织面未用单体溶胀，或与基托树脂结合相隔时间太长，单体挥发；分离剂涂在人工牙组织面也是导致结固不牢的主要原因。

第二节 | 义齿就位与抛光

完成后的义齿可再次戴入翻制的工作模型中检查。如果是压力印模制作的义齿,必须戴到压力印模所灌注的工作模型上。义齿可在翻制的工作模型与𬌗架上检查就位情况与咬合关系,如发现问题可及时解决,以提高义齿修复的成功率。

一、消除树脂基托倒凹

为了便于义齿就位,必须对进入倒凹区的树脂进行消除。消除方法分为两种,"填补法"和"磨除法"。

(一)填补法

填补法是在制作蜡基托前,在工作模型上用石膏根据就位道方向对倒凹区进行填补。填补方法同倒凹蜡填补方法一样,区别在于所用材料的不同。该方法优点在于填补位置精准、角度可调,树脂聚合完成后的倒凹区无需过多磨改;缺点在于操作烦琐,再次重复了用蜡填补倒凹的过程。

(二)磨除法

如果用蜡填补了工作模型倒凹,装盒前将会被去除,充填树脂时将有部分材料进入模型倒凹,因此,需要在义齿完成后对树脂基托倒凹区进行磨改。该方法操作简便,但精度低,只需磨除阻挡就位的树脂即可。

磨除树脂基托倒凹区可分为以下两步,先用视觉进行目测,以消除较为明显的倒凹,再用咬合纸进行精细调整。

第一步:目测时可将义齿倒置,从义齿组织面向𬌗面按照就位道的方向进行观察,当基托组织面近远中宽度(a)大于人工牙邻接点宽度(b)时,义齿无法就位(图18-2-1)。需要大致磨除阻挡就位的倒凹,直至能观测到所有人工牙近远中邻接点,即基托组织面近远中宽度应小于或等于人工牙邻接点宽度(a≤b)(图18-2-2)。

第二步:用薄的咬合纸精细检查义齿就位,将咬合纸衬于义齿与模型之间,戴入义齿便可出现蓝色印记(图18-2-3)。磨除义齿上的蓝色印记便可消除阻挡就位的高点,义齿便能顺利就位(图18-2-4),同时还可根据固位力的大小调节倒凹内聚角。此时不用考虑金属支架的倒凹问题,因为在试戴支架时已经解决。

基托软组织区的倒凹同样需要消除,以免摘戴时摩擦黏膜导致损伤。如果倒凹磨除方式不正确,致使基托边缘不密合,未封闭倒凹处,易造成食物滞留(图18-2-5)。

通过基托树脂的倒凹消除,义齿便能在工作模型上顺利取戴。但为了获得更精准的咬合关系,建议将义齿戴入患者口内,重新记录并转移颌位关系,只有在𬌗架上才能进行精准的咬合调整,义齿才能获得最为理想的咬合平衡。

二、树脂打磨与抛光

义齿磨光面必须保持高度光滑,以提高义齿的美观度与半透明性,同时还能避免食物滞留,减少菌斑附着。

打磨与抛光的器械与顺序都是由粗至细逐一进行的。义齿打磨时不能破坏原有形态,基托边缘要圆钝,无树脂小瘤。通常以硅胶抛光轮或者毛刷作为抛光工具;毛刷抛光可涂敷由微粉磨料和油脂等均匀混合而成的抛光剂进行镜面抛光。

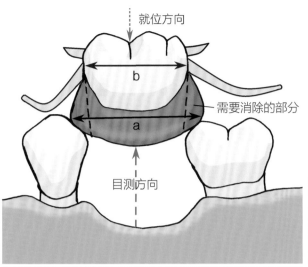

图 18-2-1 基托组织面近远中宽度(a)大于人工牙邻接点宽度(b),义齿无法就位(a>b)

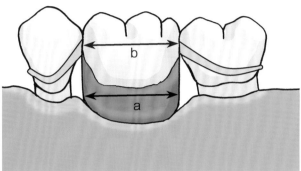

图 18-2-2 磨除基托倒凹后(a≤b),义齿便能就位

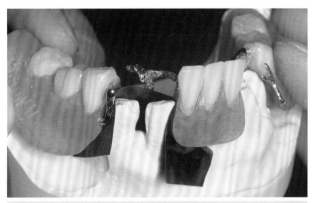

图 18-2-3 用咬合纸精细检查阻挡义齿就位的高点

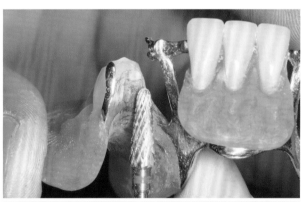

图 18-2-4 磨除蓝色印记,以消除阻挡,此时义齿便能顺利就位

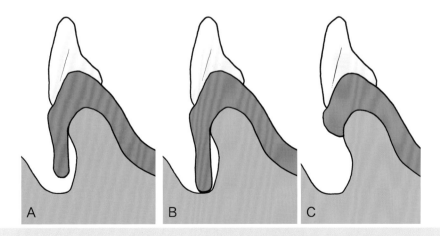

图 18-2-5 软组织倒凹消除方法
A. 错误的倒凹消除方式,容易造成食物滞留 B、C. 正确的倒凹消除方式,可防止食物滞留

（一）树脂打磨

如果树脂基托蜡型制作到充填成型步骤做得很精准，基托外形修整工序可以省去，只需消除倒凹，磨除飞边和树脂小瘤即可。不能用硬质合金磨头打磨树脂与金属支架结合处，以免伤及金属支架（图 18-2-6，图 18-2-7）。

（二）树脂抛光

由于树脂与金属材质不同，因此抛光工具也不同，不可混用。树脂抛光专用硅胶轮不易伤及金属支架，因此被临床广泛使用（图 18-2-8~ 图 18-2-15）。

图 18-2-16 所示为制作完成后的可摘局部义齿。要求义齿就位顺利，殆支托、固位体和连接体与石膏模型紧密贴合而无间隙，无翘动；义齿磨光面呈镜面效果，软组织倒凹区、缓冲区与系带区得以避让；人工牙咬合稳定、咬合触点广泛紧密，殆面解剖结构清晰。只有达到以上基本要求才算是一副合格的义齿，才能给患者进行配戴（图 18-2-17）。

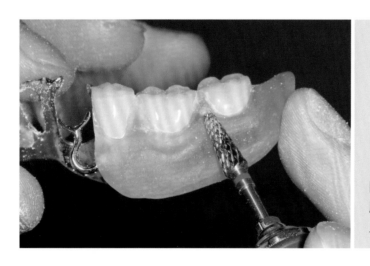

图 18-2-6　先用磨头去除义齿周缘多余的树脂、飞边和树脂小瘤，但不能伤及金属支架、人工牙与基托龈乳头部分

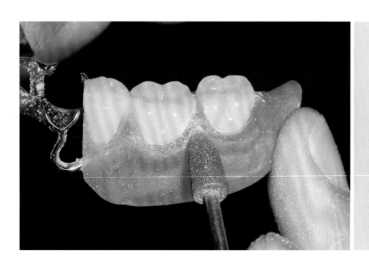

图 18-2-7　打磨时不能改变义齿原有的结构与形态，按照根面形态打磨基托磨光面。可用金刚石磨头去尽表面纹理与划痕，直至平整，为后期抛光提供基础

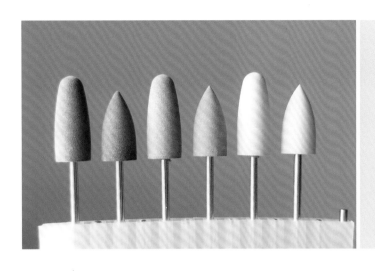

图 18-2-8　树脂抛光专用硅胶轮工具
可先用树脂抛光专用硅胶轮继续平整磨光面,因为抛光前树脂基托必须平整无划痕

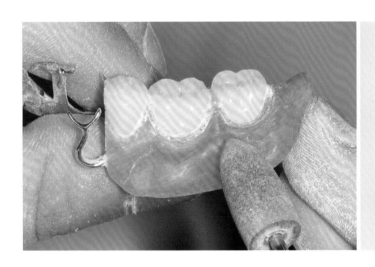

图 18-2-9　抛光轮的颜色由深至浅,颗粒由粗至细,逐一进行抛光,不可交替进行

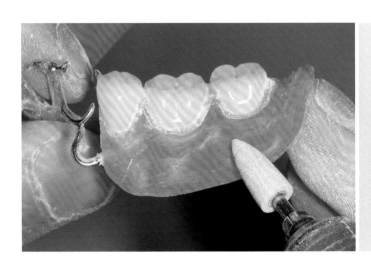

图 18-2-10　用细颗粒硅胶轮进行最终抛光,抛光时仍然按照基托牙龈形态进行,不可破坏原来的牙龈造型。同时也可对之前调磨过的人工牙进行精细抛光,抛光殆面时不要破坏沟、窝、尖、嵴等解剖形态

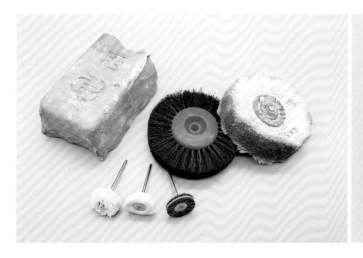

图 18-2-11　黑毛刷和布轮抛光工具
黑毛刷作用同硅胶抛光轮，大的黑毛刷抛光面积与效率较硅胶轮高，但不如硅胶轮精准，适合打磨大面积树脂基托。布抛光轮与抛光膏可对树脂进行镜面抛光

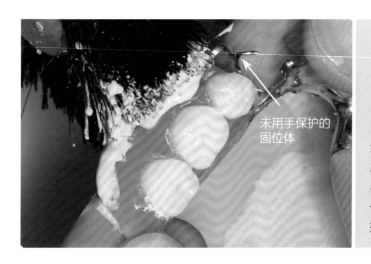

未用手保护的固位体

图 18-2-12　用黑毛刷蘸浮石粉对树脂基托进行细磨。打磨时，卡环臂的弯曲方向应与毛刷旋转方向与一致。注意用手保护卡环等细小的固位体，防止卡环被高速旋转的毛刷挂住，导致卡环变形，甚至将义齿甩出，致使基托折断

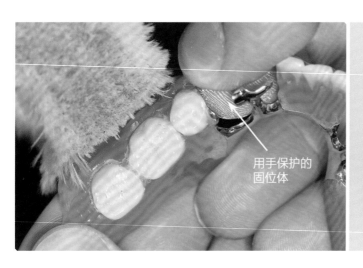

用手保护的固位体

图 18-2-13　布轮可对义齿树脂部分进行最后的镜面抛光。抛光时可涂敷由微粉磨料和油脂等均匀混合而成的抛光膏，以增加镜面效果。抛光过程中同样需要用手保护支架，还应交替转换义齿位置，并交叉方向进行抛光，可消除材料表面纹路，使之达到镜面效果

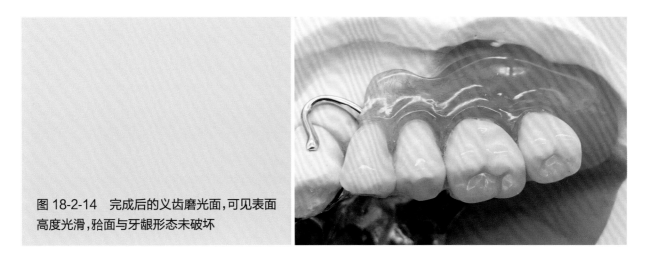

图 18-2-14　完成后的义齿磨光面,可见表面
高度光滑,殆面与牙龈形态未破坏

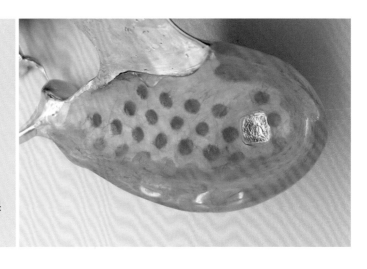

图 18-2-15　树脂基托组织面不能打磨抛光,
只需磨除飞边、锐角或树脂小瘤即可,以确保
与口腔组织的密合度

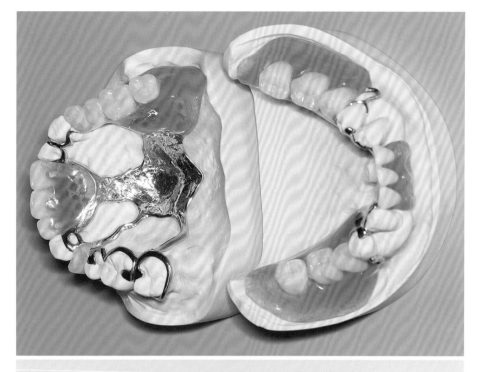

图 18-2-16 制作完成后的上下颌可摘局部义齿

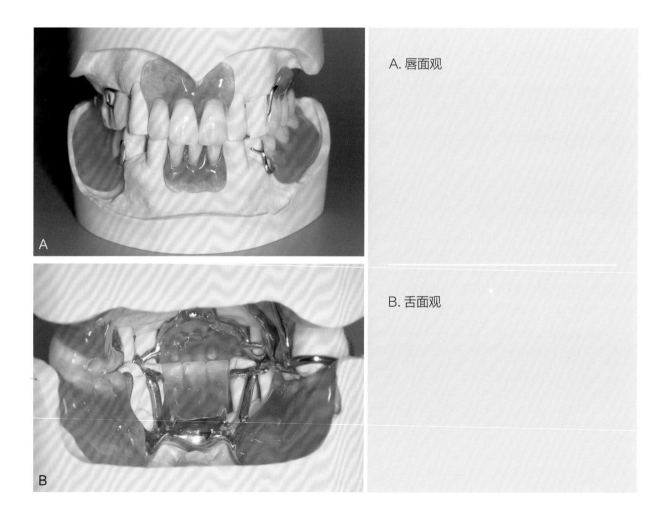

A. 唇面观

B. 舌面观

C. 右侧面观

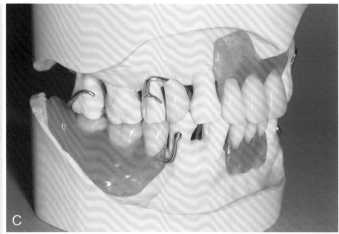

D. 左侧面观

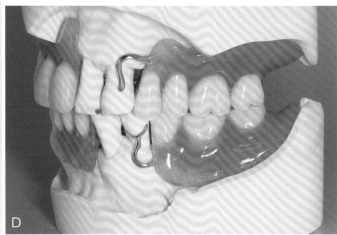

图 18-2-17 完成后的义齿咬合关系

第十九章 义齿配戴与常见问题处理

义齿制作完成后,需要告知患者前来配戴义齿,简称戴牙。一副设计合理,制作精良的义齿,戴牙会非常顺利,椅位占用时间会很短,只需教会患者如何使用即可。但并非全都一帆风顺,往往会出现各类问题。本章将重点讲解义齿配戴与常见问题的处理方法。

第一节 | 义齿初戴

一、初戴方法

初戴是指患者第一次配戴完成好的义齿。在初戴过程中如遇阻力,临床医师应分析其原因并予以及时修改,不应强行戴入患者口内,以免造成患者疼痛及摘戴困难。同时,在初戴过程中,应随时注意观察患者的面部表情与反应,如有疼痛应立即停止就位,以免损伤口腔组织。

初戴义齿时,还应严格按照义齿当初设计的就位道方向戴入,并轻轻施以压力,感受摩擦力的大小,通过摩擦力反馈来判断义齿固位力的大小。同时,可用薄的咬合纸垫在义齿的组织面下,以确定阻碍义齿戴入的位置,通过少量多次调磨倒凹,直至𬌗支托完全与基牙支托凹密合为止。

二、可摘局部义齿合格标准

一副设计合理、制作工艺精良的可摘局部义齿,不但要具有良好的固位力、稳定性和正确的咬合关系外,还要能在患者口内顺利取戴,使患者能较快适应义齿并恢复部分咀嚼功能。因此,一副合格的义齿需要达到以下 7 个基本要求:

1. 卡环就位顺利,与基牙紧密贴合,无𬌗干扰,且具有一定的固位力。

2. 𬌗支托应与基牙上的𬌗支托凹完全密合,无咬合高点,且具有一定的厚度。

3. 除缓冲区外,义齿组织面应与黏膜紧密接触而无间隙,磨光面无食物滞留。

4. 人工牙咬合接触稳定、紧密,𬌗面解剖结构清晰,不咬唇颊黏膜。

5. 义齿在口内稳定,无下沉、翘起、摆动、脱落等现象。

6. 义齿不影响系带、舌体等软组织运动,患者可自行取戴。

7. 义齿组织面光滑,人工牙美观,患者满意。

图 19-1-1~ 图 19-1-5 所示为患者修复前后唇侧、上下颌牙列与咬合关系的对比照片。

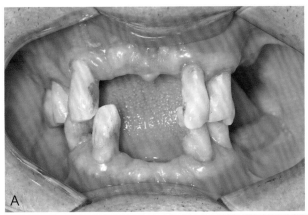
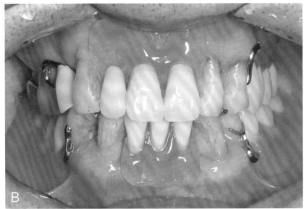

图 19-1-1 前牙义齿修复前后（唇面观）

A. 义齿修复前　B. 义齿修复后，义齿就位顺利，与基牙紧密贴合，义齿组织面光滑，人工牙美观

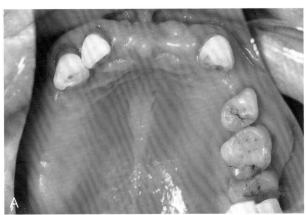
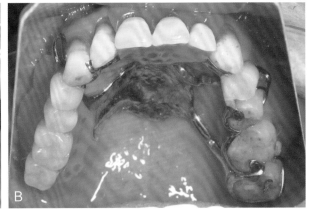

图 19-1-2 上颌义齿修复前后对比

A. 义齿修复前　B. 义齿修复后，除缓冲区外，义齿组织面与黏膜紧密接触而无间隙

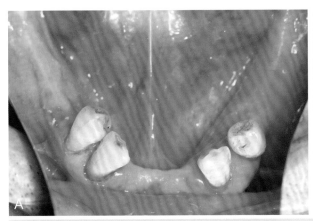
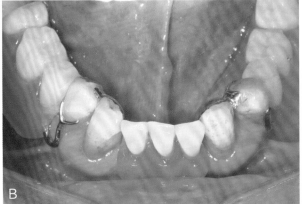

图 19-1-3 下颌义齿修复前后对比

A. 义齿修复前　B. 义齿修复后，可见人工牙𬌗面解剖结构清晰，修复体不影响系带与舌体运动

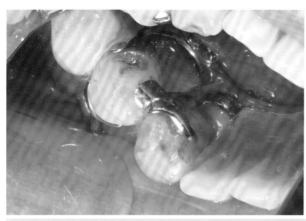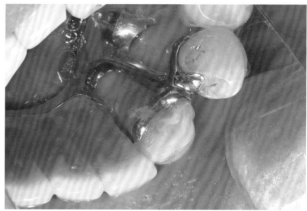

图 19-1-4　下颌义齿修复后（舌面观）
可见殆支托与殆支托凹完全密合，无咬合高点，且具有一定的厚度

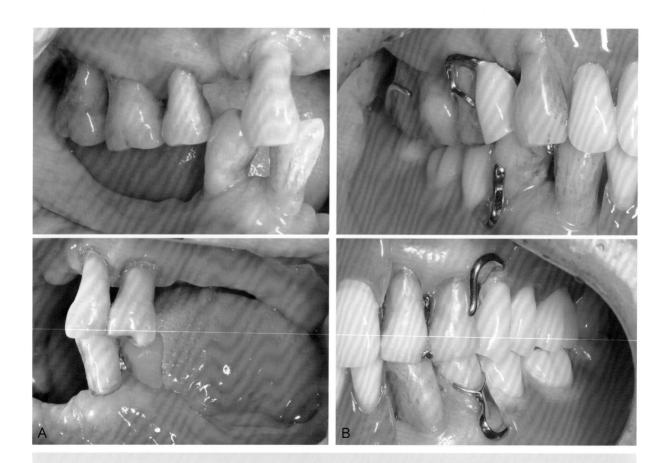

A

B

图 19-1-5　义齿修复前后的咬合关系对比
A. 义齿修复前的咬合关系：个别牙伸长伴磨耗不均等现象　B. 义齿修复后的咬合关系：可见人工牙咬合接触稳定、紧密，无殆干扰，无咬唇颊黏膜现象

三、义齿初戴常见问题及解决方法

任何来自金属支架的就位与咬合问题,均已在上𬌗架之前解决。义齿初戴时主要解决树脂基托与人工牙制作完成后到戴入口内之初的常见问题。

(一)就位困难

1. **基托热处理后导致支架变形** 虽然义齿在完成前已试戴过支架,但是树脂基托热处理后,开盒与磨光时易导致支架变形。如果怀疑义齿受较大外力影响而变形,必须戴在工作模型上检查,并用弯丝钳谨慎调整支架形态,待顺利就位后,方可戴入患者口中;如变形严重者需返工重做。

2. **树脂基托倒凹消除不足** 由于基托倒凹消除不足而导致摩擦力过大或磨除时产生误差,均会导致义齿就位困难。检查时可用 40μm 的薄咬合纸衬于基牙与义齿之间,用手指放在人工牙上,施以平衡力,轻轻压入,切勿用力过大,如遇阻挡便可停止(图 19-1-6)。取出义齿,观察义齿组织面,找出阻碍就位的具体部位,该部位往往是基牙导线部分。

根据指示印记,用磨头磨除阻碍义齿就位的着色点,即磨除进入倒凹区的树脂部分,通过反复戴入和调磨,直到义齿完全顺利就位即可(图 19-1-7)。磨改时应少量多次,以免磨除过多导致间隙过大。

(二)固位不良

1. **义齿不稳定** 大多数义齿固位不良由卡环变形或因义齿固位力设计不当所造成,从而导致义齿在使用时发生翘起、摆动、旋转等现象;树脂基托倒凹没有完全消除,在邻牙形成支点,导致义齿不能完全就位也是固位不良的原因之一。必须通过口内检查来发现和解决,同样也可用薄咬合纸来找出这些支点位置并磨除。如果卡环变形严重,需要重新设计制作。

2. **基牙固位形不良** 基牙固位形不良多见于年轻恒牙、畸形牙和重度磨耗牙。由于基牙倒凹过浅或呈锥形,导致卡环臂端进入倒凹浅而无固位力。此时可增加基牙数或改变卡环类型,还可通过磨改基牙来形成一定倒凹,但要注意抛光与防龋处理。

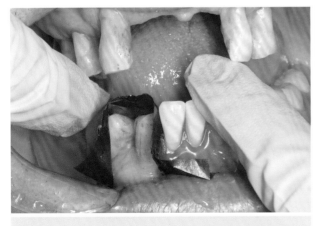

图 19-1-6 用薄的咬合纸检查阻挡义齿就位的高点

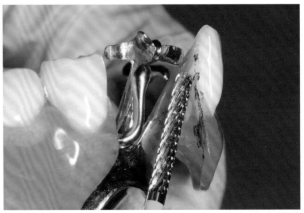

图 19-1-7 根据指示印记,磨除阻碍义齿就位的树脂部分

3. 义齿弹跳 卡环臂尖未完全就位或进入倒凹区后抵住了邻牙,咬合时基托与黏膜贴合,但开口时卡环因弹力使基托又离开黏膜,可通过修改卡环臂即可纠正。

4. 前伸或侧𬌗运动时义齿翘动 人工牙未按排牙原则进行排列,例如,黏膜支持式义齿,将人工牙排列成尖牙保护𬌗,而非组牙𬌗平衡,侧方运动时易导致义齿翘动;或者未形成一定的𬌗曲线,人工牙未排列在牙槽嵴顶,过于偏颊或者偏舌侧,均可导致义齿翘动。此时可按选磨调𬌗的原则进行适当磨改,如无改善者,则应重新在𬌗架上排列人工牙。

5. 基托边缘过长、过厚 过长、过厚的基托边缘以及未缓冲的系带区,均会影响唇、颊、舌肌的运动。当患者大张口或舌运动时也会导致义齿脱位,尤其是混合支持式或黏膜支持式义齿。此时可根据过长、过厚的基托边缘,将基托的系带与黏膜运动范围区域磨短、磨薄。

6. 基托与组织不贴合,边缘封闭不好 基托与组织不贴合,边缘封闭不好通常发生于仅剩1~2个孤立牙的黏膜支持式义齿,其固位原理与全口义齿类似,需要通过大气压力与吸附力来固位。如果基托组织面与黏膜贴合不紧密,边缘过短、过长导致封闭不好,没有充分发挥吸附力和大气压力的作用,均可导致义齿固位力不良,只有进行基托重衬才能解决。因此,精细印模技术尤为重要。

(三)异物感强

异物感强多发生于黏膜支持式义齿。因基托后缘过厚、过长,刺激软腭导致异物感明显,甚至出现恶心、呕吐和唾液增多等现象;或者基托后缘与黏膜不贴合,边缘移行处无自然过渡均可导致这些现象发生。因此在不影响义齿固位与稳定的前提下,可以适当磨薄、磨短基托后缘,使基托后缘过渡自然。如果金属基托后缘与黏膜不贴合而引起恶心,必须重新取模制作。

对于义齿基托位置设计合理、制作精良,而耐受性差的患者,必须鼓励患者树立信心,并督促其坚持配戴义齿,逐渐习惯后这些现象均可消失。

(四)发音不清晰

因义齿结构阻挡发音部位而导致患者语言不清,多发生在腭皱襞处与下颌舌侧,位于该处的义齿部件因过厚过大或形态设计不当,均会影响舌体定位,导致发音不清。因此,上颌前牙舌侧尽量不要设计基托或大连接体。腭杆位置应避开发音部位,位于第二前磨牙与第一磨牙之间。如果上颌前牙有缺失,患者腭侧必须设计基托,可在不影响强度的前提下尽量缩小基托面积与厚度,或在基托表面制作腭皱襞来辅助发音。

影响发音的其他因素还包括牙齿排列偏向舌侧占据了舌体运动空间,垂直距离过高、过低或上颌前牙切缘位置过长等。因此,每一步制作都要严格按照设计原则来进行。

任何一副可摘局部义齿初戴时,都会有不同程度的发音障碍,尤其是前牙缺失的患者。医师仍需要鼓励患者树立信心,多加练习,经过一段时间后,多数患者能逐渐恢复到正常发音水平。

(五)美观问题

有的患者配戴义齿后,会认为义齿造成了唇部过突或凹陷,还会提出人工牙颜色与形态不满意的问题,这些均源于修复前未对患者进行诊断性排牙与心理预期评估。

因此,在修复前必须对患者心理预期进行评估,还要进行诊断性排牙,并戴入患者口内进行评价。对患者提出的合理意见应认真听取并尽量修改,但要注意引导患者审美,切勿一味附和,并告知可摘局部义齿美学修复的局限性,如不能达成一致,必须暂停修复。

只有获得患者的认可,才能继续进行修复治疗。只有将问题防范于未然,才能有效提高修复成功率。

(六)义齿摘戴困难

义齿固位力设计过大,基托紧贴牙面或倒凹区缓冲不足,因强行戴入而使义齿进入邻牙倒凹,均可造成义齿摘戴困难。加之患者没有掌握义齿摘戴的方向和方法,此时则需要鼓励患者树立信心,并教会如何摘戴。如果因设计问题导致摘戴困难,则需重新设计与制作。

第二节 | 咬合与组织面检查

咬合检查是可摘局部义齿初戴最重要的一个步骤,通过检查与调𬌗可使义齿最终达到下颌运动协调。如果在口内出现咬合抬高或早接触、不接触等问题,大多来自于颌位关系确定与充填树脂基托的过程中。如果出现咬合不平衡的问题,则因人工牙排列或者咬合关系设计不当所致。调𬌗前首先要仔细检查义齿有无完全就位,𬌗支托是否与支托凹紧密贴合。再检查固位体和人工牙,如若发现问题则需及时调改。如果个别人工牙无咬合接触,应重新更换以恢复咬合关系。

一、调𬌗的基本方法

对于牙支持式义齿,可根据原天然牙平衡𬌗关系与余留牙咬合磨损面,在牙尖交错位上调𬌗即可,使其恢复原有的尖牙保护𬌗或组牙功能𬌗。

临床上可用咬合纸来进行咬合检查。咬合纸是检查咬合关系的一种常用工具,分单面和双面,其上附有着色剂。咬合纸有不同厚度、颜色和形状,分别用于不同的咬合检查。例如,蓝色厚咬合纸的印迹呈片状,红色薄咬合纸的印迹多呈点状和线状。咬合纸的使用可遵循从厚到薄的顺序,直至实现咬合均匀接触(图 19-2-1~ 图 19-2-5)。

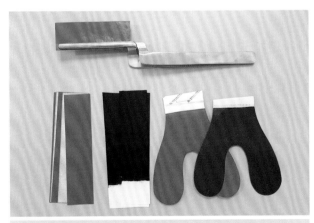

图 19-2-1 不同厚度不同形态的咬合纸与咬合纸检查用镊。牙尖交错𬌗调磨时,咬合纸厚度逐渐变薄,如从 200μm/100μm 的厚度,过渡到 40μm,最终到 8μm

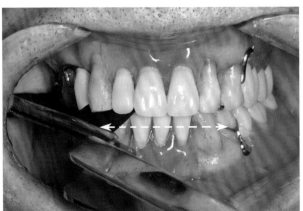

图 19-2-2 先用蓝色厚咬合纸,放在患者一侧牙列中,嘱患者做前后左右侧方咬合运动,可检查单侧义齿平衡𬌗关系的早接触点

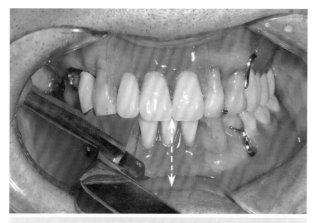

图 19-2-3　用红色薄咬合纸,嘱患者小开口范围内做上下快速叩齿,可检查牙尖交错位有无早接触(如40μm 的红色咬合纸)

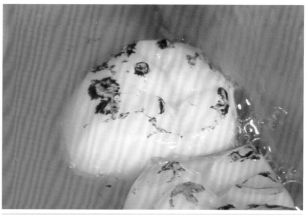

图 19-2-4　图中的人工牙支持尖上,蓝色厚咬合纸的印迹呈片状,红色薄咬合纸的印迹多呈点状和线状

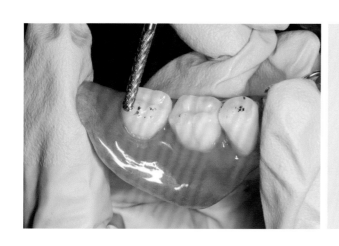

图 19-2-5　调磨人工牙早接触点时,以非功能尖及斜面为主,保留牙的尖嵴形态,𬌗面也要有窝沟和排溢道

二、牙尖交错位检查

人工牙咬合关系均建立正中关系位上。因此,义齿初戴时应首先检查咬合关系是否呈牙尖交错位,咬合是否接触紧密,中线是否对齐,义齿有无翘动,有无偏𬌗或早接触点,并应形成正确的牙尖交错𬌗接触区。

检查时,可用较薄的 U 形咬合纸检查牙尖交错𬌗时双侧咬合关系(图 19-2-6)。嘱患者不要左右咀嚼,在小开口范围内做上下快速叩齿运动即可,此时磨牙𬌗面应呈现广泛均匀的点状接触印记,下颌前牙切端呈线状接触(图 19-2-7)。若有早接触,牙列上会呈现出个别印记,其余部位无咬合印记。

去除牙尖交错位早接触点的方法以调整非功能尖斜面为主,不能调整功能尖斜面,斜面与斜面接触时,磨改两者或其中一方,功能尖的斜面相互接触时可磨改两者。尖与窝的早接触,原则上磨窝,不得降低人工牙功能尖高度。但对颌是天然牙或牙尖交错𬌗有早接触的牙尖,同时又在下颌运动中形成𬌗干扰时,才能磨改人工牙牙尖高度。

三、平衡𬌗检查

混合支持式和黏膜支持式义齿的平衡𬌗方式多需要到达前伸平衡𬌗(protrusive balanced occlusion)(图 19-2-8)与侧方平衡𬌗(lateral balanced occlusion)(图 19-2-9)。检查时也可使用 U 型咬合纸,让患者做功能运动,检查咬合为哪种平衡𬌗关系,有无翘动等不稳定因素;如果因咬合不平衡造成义齿翘动等不稳定现象,应及时分析与调整。

例如,下颌做侧方或前伸运动时,因个别余留牙的存在或者伸长,可能会造成𬌗干扰,导致义齿翘动。此时需要调磨人工牙,使人工牙列和余留天然牙𬌗关系协调平衡,才能获得义齿的最大稳定性。

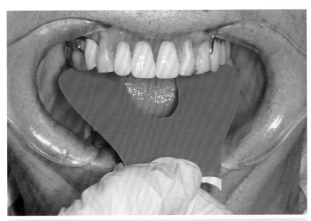

图 19-2-6 U 形咬合纸能检查牙尖交错𬌗时双侧早接触点

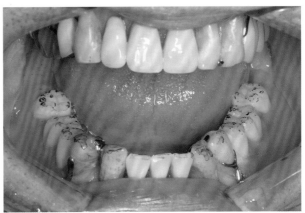

图 19-2-7 调𬌗时需要反复、少量、多次调磨,直至人工牙列与天然牙列呈广泛均匀的咬合印记

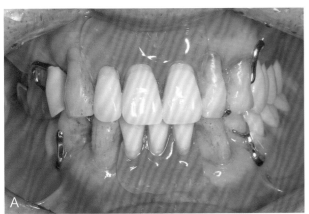

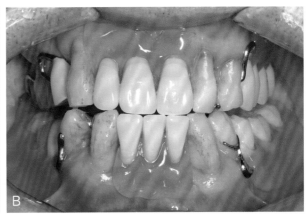

图 19-2-8 前伸平衡𬌗检查

A.正中平衡𬌗时上下颌牙尖窝交错呈广泛均匀接触 B.前伸平衡𬌗时下颌前伸滑动至切缘,前后牙都有接触

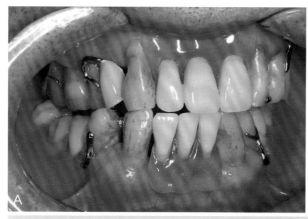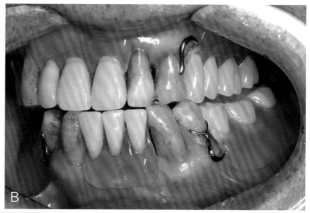

图 19-2-9　侧方平衡殆检查

A. 下颌向右侧滑动时,呈组牙功能殆,对基牙负荷最轻　B. 下颌向左侧滑动时,呈尖牙保护殆,但不影响义齿平衡与稳定,但要注意减轻基牙负荷

四、重新上殆架进行咬合调整

对于游离端缺失的混合支持式义齿,口内调殆具有一定局限性,远不如在殆架上调殆准确。因为在殆力的作用下,游离端义齿基托会发生移动,易导致咬合差异,干扰判断。而牙支持式义齿可采用任何一种方式进行准确调殆。

因此,建议游离端义齿初戴时,应重新记录颌位关系并在殆架上进行调殆。转移至可调式殆架前,首先要将义齿戴入口内,再利用解剖式面弓转移上下牙列相对铰链轴的位置关系。转移和记录牙尖交错位的咬合关系,转移和记录正中关系位,并测量和记录患者前伸、侧方髁导斜度,最后再制作个性化切导盘才能完成咬合关系的记录与转移。只有在此殆架基础上才能完成精准调殆。

五、义齿组织面压痛检查

义齿组织面应与口内黏膜紧密贴合而无压痛。初戴时的压痛多为患者不适应,但也应对其进行仔细检查。

由于牙槽骨起伏形态与其上的软组织形态存在差异,尤其是骨尖骨嵴等处。当游离端义齿在受力移位后易对该处产生压痛,多见于远中牙槽嵴顶、内外斜嵴和舌隆突。

但个别区域的骨尖在修复前无压痛,因此无法察觉,在模型上更无法精准定位和缓冲。因此戴牙后义齿组织面有压痛者,可以采用压力指示剂或者藻酸盐印模材料进行检查,其原理与选择性压力印模类似。将指示剂涂于义齿组织面(图 19-2-10),戴入口内,嘱患者做咬合运动。取出义齿后,组织面上指示剂缺失部位即为压力最大处,需进行缓冲(图 19-2-11)。但此方法仍存在诸多不确定性,受义齿设计、殆力大小、下牙槽神经位置分布等因素干扰,因此仅供参考。

六、最终抛光完成

义齿初戴完成后,经调磨过的磨光面都需要打磨抛光,以减少菌斑和色素沉着。方法同第十八章第二节中“二、树脂打磨与抛光”。抛光完成后再用高压蒸汽清洗消毒才能交予患者,并耐心教会患者摘戴与维护。

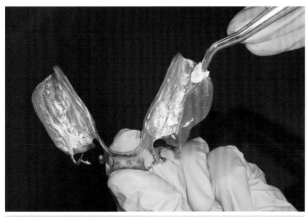

图 19-2-10 在基托组织面干燥后涂布压力指示剂

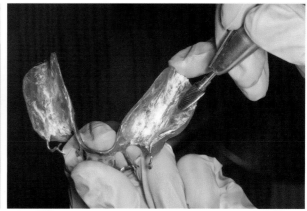

图 19-2-11 磨改缓冲指示剂缺失处的树脂基托

七、戴牙后医嘱

1. 义齿使用 1~2 周后需要复查,以便对所存在的问题进行必要的调整和修改。

2. 义齿初戴时,多数患者有异物感、恶心、呕吐等不良反应,甚至发音也会受到影响,同时也会感到咀嚼不习惯。这些状况经耐心戴用 1~2 周后,均会得到改善。

3. 患者初戴义齿,难免会摘戴不熟练,可以回家对着镜子耐心练习。摘下义齿时,不要使用蛮力,也不能用牙咬合就位,以防卡环变形折断甚至损伤基牙。如果确实无法摘戴,请及时就诊,找经治医师调整。

4. 初戴义齿时,食物一般从软过渡到硬,从小块食物逐渐增大,需慢慢适应。前牙可摘义齿配戴初期也不宜直接咬切食物,可以暂时先用后牙咀嚼食物。

5. 多数患者初戴义齿后,均会出现黏膜压痛,甚至溃破,此时可以暂停配戴义齿,并泡在冷水中,复诊前 2~3 小时再戴上义齿,就诊时便于医师准确找到压痛点,利于对义齿调改。

6. 每次进食后、睡觉前均应及时取下义齿,蘸牙膏并用清水将内外刷洗干净。为减轻口内黏膜等支持组织的负荷,夜间最好不要配戴义齿,使之有一定的休息时间。取下的义齿可以浸泡在冷水中或义齿清洁液中,但切忌放在开水或乙醇溶液中以防义齿变形或腐蚀。

7. 患者配戴义齿有感觉不适的地方,应立即复诊请医师调改,切忌自己动手修改,以免影响修复体质量而造成不必要的损失。

8. 若可摘义齿在正常使用过程中发生破损或折断时,应及时就医,同时带上折断的部分,以便修理。

9. 每年复诊一次,以确保余留牙及牙槽骨的健康持久。对于龋患率高、有慢性牙周病、糖尿病或免疫力低下等系统性疾病的患者,复诊频率应更高。

10. 可摘局部义齿绝非永久修复体,它随口腔组织器官变化而变化。任何一个基牙龋坏缺失都有可能导致义齿使用效果发生变化,必须理解龋病控制与定期复诊治疗的意义。更要理解医师对后期维护治疗所采取的合理性收费。

第三节 | 义齿使用后常见问题及处理

一、疼痛问题与处理方法

(一) 黏膜疼痛

1. **倒凹因素** 在牙槽嵴部位因骨突、骨嵴所形成的倒凹,修复体各部件组织面在该区缓冲不足,当义齿受力或摘戴时容易擦伤黏膜而引起疼痛。出现这种情况时,应查清疼痛部位,并在义齿相应处进行缓冲处理。

2. **义齿支持与稳定因素** 义齿支持形式设计不合理,基托面积小,基牙少且支持力差。当患者咀嚼压力大时易使义齿各部件过度压迫黏膜组织,引起较大面积黏膜压痛及黏膜红肿。这种情况下需要合理设计平衡力、增加间接固位体、扩大基托支持面积来减小基托压强;但还需注意下颌牙槽骨吸收程度,当牙槽骨吸收至下牙槽神经管之上,或者下牙槽神经及其分支位于牙槽嵴顶时,即使缓冲基托,也不能改善患者压痛感,必须配合外科手术治疗。

3. **基托形态因素** 基托边缘过长、过锐;未缓冲的骨尖、骨突、唇、颊、舌系带区;基托组织面上的树脂小瘤均会引起软组织压痛,造成黏膜充血红肿,甚至造成黏膜溃疡。

4. **解剖因素** 下颌骨重度吸收,可致下颌管位于牙槽黏膜下,也是义齿压痛的原因之一。因为长期缺牙后的骨吸收不仅局限于牙槽嵴,严重者基底骨也可能发生吸收,尤其在下颌后牙区。更严重者甚至可吸收至下颌管或颏孔顶部,最终导致管壁裂开。有的甚至可见下颌管直接位于下牙槽黏骨膜下,可摘局部义齿基托作用其上,可引起急性疼痛或局部感觉异常。重度牙槽骨吸收的患者,肌肉附着甚至可位于牙槽骨顶上,其中包括口底肌群、颏肌和颊肌。因此修复前需仔细检查,并告知患者修复后可能出现的问题。

5. **生理因素** 高血压、糖尿病、贫血、营养失调均会对支撑可摘义齿的黏膜组织血供和质量产生不利影响,会导致上皮基底细胞的氧张力降低。表层细胞丧失速率不变,但是基底层细胞形成速率降低,因此,表层组织的厚度逐渐减小,故配戴可摘义齿后往往产生组织压痛点和患者的不适感。

(二) 黏膜压痛的处理办法

当口腔黏膜因义齿使用出现压痛甚至溃疡时,必须找出基托组织面压痛点进行缓冲。尤其是位于下颌舌骨嵴或骨嵴下方倒凹区的游离端基托,该处基托易导致黏膜压痛或溃疡(图 19-3-1)。此时,可用义齿压力指示剂或印模料找出受压力较大的区域,也可用黏附力强的口腔溃疡类药物涂布在充血处或溃疡面,再将义齿戴回口内,此时溃疡处的部分药物会衬印在义齿组织面上形成印记,最后对印记进行缓冲磨改,疼痛即可缓解。注意,在衬印前黏膜和义齿组织面要保持干燥。嘱患者在溃疡面愈合前减少配戴次数,待完全愈合后方可正常使用。

(三) 基牙疼痛原因及处理办法

首先要排除基牙本身有无龋坏或牙周病,若基牙正常,则可能是牙本质过敏症或受力过大而引起疼痛,可能有以下几种情况:

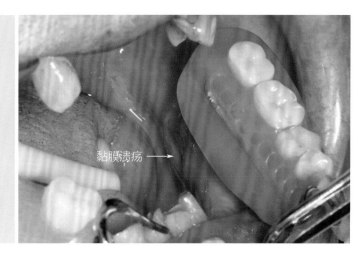

图 19-3-1　义齿基托未缓冲,导致黏膜压痛或溃疡

1. 卡环、支托与牙本质过敏区产生摩擦而引起　例如支托凹过深,牙颈部或楔状缺损有牙本质过敏症等,如果基牙殆面磨耗过大也可引起基牙酸痛。以上情况一般可采取脱敏治疗加以缓解,如改善不明显可重新设计固位体位置。

2. 因对颌牙重度磨耗,咬到义齿金属部件可能引起酸痛。只有重新设计固位体位置来避开咬合敏感区,因此,义齿修复前的检查与设计尤为重要。

3. 由于义齿固位力过大,摘戴时可能对基牙产生较大的摩擦力与扭力,易导致天然牙损伤引起疼痛。如果是基托内聚角问题,可通过调磨来减小基托对义齿的摩擦力;如果是卡环设计不良,进入倒凹过深所致,建议重新制作卡环,不可调磨,以免造成卡环与基牙之间产生间隙,导致基牙龋患。

二、咀嚼功能问题与处理方法

(一) 咬合关系恢复不正确

如果义齿咬合不平衡,有殆干扰、垂直距离过低,人工牙殆面无解剖形态等,均会导致咀嚼效能下降。处理方法包括重新记录和转移颌位关系,消除殆干扰,恢复咬合高度,重塑殆面解剖形态。

(二) 食物嵌塞

义齿与黏膜组织间出现食物嵌塞和滞留,主要是由于基托与口腔组织面之间,卡环与基牙之间,基托与天然牙之间间隙所造成。处理方法如下:当基牙和人工牙外展隙较大或邻接较松时,应在基牙上预备导平面,减小外展隙,并选择适当的义齿就位道;如果树脂基托组织面或边缘不密合,可以重衬并延长基托边缘;如果金属基托不密合,则必须要重新取模制作。如若遇到无法避免的间隙,则需要叮嘱患者加强口腔卫生和义齿的清洗,以防止天然牙发生龋病和牙周病。

(三) 咬唇、颊、舌黏膜

咬颊黏膜大多由于排牙时义齿上下颌覆盖过小呈对刀状;或天然牙缺失过久至颊舌侧软组织肥厚,并占据固有口腔所造成。处理方法是加大人工牙覆盖关系,调磨过锐的牙尖。

　　咬舌大多因下颌后牙排列偏向舌侧或𬌗平面恢复过低而造成的。处理方法是适当升高下颌𬌗平面,磨改下颌人工牙的舌面以形成覆盖关系,或重新排列后牙。

(四) 咀嚼肌和颞下颌关节不适

　　咀嚼肌和颞下颌关节不适通常是由于义齿垂直距离恢复不当,过低或过高,从而改变咀嚼肌张力和颞下颌关节的正常位置,使患者常感到肌疲劳、酸痛和张口受限等颞下颌关节症状。处理方法是必须重新确定垂直距离,重新上𬌗架排牙来解决。

三、口腔卫生的重要性

　　长期配戴可摘局部义齿而不注意口腔卫生,会造成余留牙和支持组织的潜在危害,导致龋齿与牙周疾病的发生,以及加速义齿支持区域的骨组织持续吸收。学者们通过临床研究与流行病学调查发现,龋齿和牙周疾病与可摘局部义齿的配戴习惯有相关性。配戴可摘局部义齿的龋患风险比戴固定义齿的患者高 4 倍,年长者较年轻患者高。可摘局部义齿本身不会导致龋病和牙周病,主要是其形态与结构易于菌斑附着,菌斑主要集中在被义齿覆盖的基牙表面,例如基牙邻面牙颈部与舌侧龈缘。义齿导致的龋齿和牙周疾病与口腔健康维护有着极大的关系(图 19-3-2)。因此,需要告知患者口腔卫生维护的重要性。

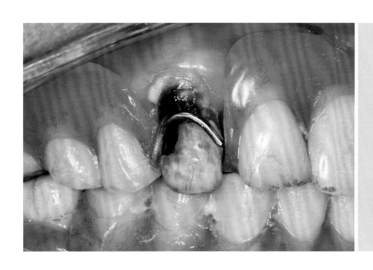

图 19-3-2　配戴义齿后,因不良的口腔卫生习惯所导致的口腔疾病,如继发龋或牙周炎

参考文献

1. 赵铱民,陈吉华.口腔修复学.7版.北京:人民卫生出版社,2013

2. 吴景轮,王忠义.口腔矫形技工教材.陕西:陕西科学技术出版社,1983

3. 王忠义,李东,雷德林.实用口腔科技术新编.北京:人民军医出版社,2004

4. 张富强.口腔修复与临床.上海:上海科学技术文献出版社,2004

5. 巢永烈.口腔修复学.北京:人民卫生出版社,2006

6. 姚江武.可摘义齿修复工艺技术.北京:人民卫生出版社,2006

7. 于海洋.现代牙科技师手册.北京:科学技术文献出版社,2007

8. 王忠义,赵铱民.疑难口腔科学.北京:科学技术文献出版社,2008

9. [日]全国齿科技工士教育协会.可摘局部义齿学.赵军,译.上海:上海教育出版社,2002

10. ALAN B C,GLEN P M,DAVID T B.可摘局部义齿修复学.张富强,译.北京:人民军医出版社,2007

11. 韩科.可摘局部义齿设计图解.北京:人民军医出版社,2011

12. 郑元俐.可摘局部义齿设计图谱.上海:上海世界图书出版公司,2012

13. 于海洋.口腔活动修复工艺学.北京:人民卫生出版社,2014

14. 孙皎.口腔生物材料学.北京:人民卫生出版社,2011

15. 于海洋.美观卡环修复技术.北京:人民卫生出版社,2014

16. 冯海兰.口腔修复学.2版.北京:北京大学医学出版社,2007

17. TONY J,DAVID G P,CHRISTOPHER W S.牙科工艺学基础.方明,译.北京:人民军医出版社,2013

18. ROBERT G G,JOHN M P.牙科修复材料学.赵信义,译.西安:世界图书出版西安公司,2005

19. HANS H C.牙科技术工艺学.林文元,译.北京:北京大学医学出版社,2005

20. [日]IWAO H.全口义齿原理与实践.张玉梅,译.北京:人民军医出版社,2005

21. 阿部二郎,小久保京子,佐藤幸司.下颌吸附性义齿和BPS临床指南.骆小平,译.北京:人民军医出版社,2014

22. 徐军.总义齿与可摘局部义齿的设计.北京:中国大百科全书出版社,2005

23. GREGORY J T.修复与殆重建临床病例解析.张富强,译.沈阳:辽宁科学技术出版社,2013

24. 谢秋菲.临床殆学——成功修复指导.北京:科学出版社,2012

25. 刘洋.咬合功能分析——临床实用技术图解.南京:江苏凤凰科学技术出版社,2016

26. ROBERT W,AMAR N,JIMMY S,et al.应用殆学.杨晓江,译.北京:人民军医出版社,2013

27. 王少海.上前牙间隙修复与美容.中国美容医学杂志,1995,3(4):125-126

28. 王少海,姚月玲.海藻酸印模料两次取模法.实用口腔医学杂志,2000,16(2):145

29. 巢齐宇,周敏.弹性卡环基托义齿制作可能出现的问题及对策.广东牙病防治,1999,7(4):304-305

30. 张倩,程祥荣,KOLLAB S M. Twin-Flex 美观卡环在可摘局部义齿中的临床应用.中华医学美学美容杂志,2005,11(2):142-145

31. 王少海,唐卫中,汪大林.Vita Classical 比色片颈、中、切部色度值的测定及分析.口腔医学,2007,27(8):409-410,415

32. 王少海,李晨,冯琴,等.中国五大城市汉族健康人群前牙牙龈颜色分析.中国美容医学杂志,2013,11(23):1208-1212

33. RODNEY D P,DAVID R C,CBARLES E D. Stewart's Clinical Removable Partial Prosthodontics.Berlin:Quintessence Pub Co.,2008

34. JAMES S. Removable Partial Dentures. Berlin:Quintessence,2004

35. ROBERT W. Removable Partial Denture Manual. Nova Scotia:Dalhousie University Inspiring Minds Faculty of Dentistry,2011

36. OWALL B E,TAYLOR R L. A survey of dentition and removable partial dentures constructed for patients in North America. J Prosthet Dent,1989,61(4):465-470

37. BRUDVIK J S,PALACIOS R. Lingual retention and the elimination of the visible clasp arm. J Esthet and Restor Dent,2007,19(5):247-254

38. BEN-UR Z,MATALAN S,AVIV I,et al. Rigidity of major connectors when subjected to bending and torsion forces.J Prosthet Dent,1989,62(5):557-562

39. BANGE A A,PHOENIX R D,Duncan R C. Gold alloy cast to base metal removable partial denture frameworks. J Prosthet Dent,1994,72(2):137-140

40. CHITTARANJAN B,KARr A K,TANLNA M. Management of A Case of Partial Edentulism with Esthetic Flexible Dentures.J IJDA,2009,1(1):60-62

41. GOIATO M G,SANTOS D M,HANDDAD M F,et al.Effect of accelerated aging on the microhardness and color stability of flexible regions for dentures. Braz Oral Res,2010,24(1):114-119

42. WAITER R D,BRUDVIK J S,RAIGRODSKI A J,et al.A comparison of the rigidity of five mandibular major connectors for partial removable dental prostheses via load deflection.J Prosthet Dent,2010,104(3):182-190

43. BEZZON O L,MATTOS M G,RIBEIRO R F. Surveying removable partial dentures:The importance of guiding planes and path of insertion for stability. J Prosthet Dent,1997,78(4):412-418

44. BRUDVIK J S,MORRIS H F. Stress-relaxation testing. Part Ⅲ:Influence of wire alloys,gauges,and lengths on clasp behavior. J Prosthet Dent,1981,46(4):374-379

45. BURNS D R,WARD J E. A review of attachments for removable partial dentures:Part 1. Classification and selection. Int J Prosthodont,1990,3(2):98-102

46. COSTA M M,DA SILVA M A,OLIVEIRA SA S A,et al. Carvalho PM,Lucas BL.Photoelastic study of the support structures of distal-extension removable partial dentures. J Prosthodont,2009,18(7):589-595

47. ZITZMANN N U,RROHNER U,WEIGER R,et al. When to choose which retention elernentto use for removable dental prostheses. Int J Prosthodont,2009,22(2):161-167

48. CALVERELY MJ,CAGNA DR,PHOENIX RD. Preferred design philosophies for distal extension RPDs in North American dental schools.J Dent Educ,1997,61(2):220

49. ZHENG L,YUE L,ZHOU M,et al. Dental laboratory technology education in China:current situation and challenges. J Denl Educ,2013,77(3):345-347

50. COLMAN A J,EVANS J H. RESTORATION of posterior edentulous areas when space precludes conventional treatment:A case report. Quintessence Int,1995,26(9):613-616

51. DONAHUE T J. Factors that augment the role of direct retainers in mandibular distal-extension removable partial dentures. J Prosthet Dent,1988,60(6):696-699

52. TANNOUS F,STEINER M,SHAHIN R. Retentive forces and fatigue resistance of thermoplastic resin clasps.J Dental Materials,2012,28(3):273-278

53. FRANK R P,BRUDVIK J S,NICHOLLS J I. A comparison of the flexibility of wrought wire and cast circumferential clasps. J Prosthet Dent,1983,49(4):471-476

54. 陈启林,张红旗,陈吉华,等. 不同固位形式可摘局部义齿对支持组织应力分布的研究. 临床口腔医学杂志,2005,21(8):473-475

55. GRASSO J E. A new removable partial denture clasp assembly.J Prosthet Dent,1980,43(6):618-621

56. JACKLEY G A,PLUMMER K D. Bonding soft reline materials to base metals. J Prosthodont,1994,3(1):16-18

57. CHAOYI M,LIWEI Z,LI Y,et al.Current status.crisis and trends in Chinese dental technicians. Int Dent J,2012,62(2):79-83

58. OH W S,BASHO S.Esthetic removable partial denture design in replacing maxillary anterior teeth. Gen Dent,2010,58(6):252-256

59. SANDU L,TOPALA F,POROJAN S. Stress distribution in retentive arms of combination clasps used on premolars. Appl Biomater Biomech,2010,8(2):76-81

60. LAVERE A M. Clasp retention:The effects of five variables. J Prosthodont,1993,2(2):126-131

61. MORRIS H F,ASGAR K,ROBERT E P,et al. Stress relaxation testing. Part Ⅱ:Comparison of bending profiles,microstructures,microhardnesses,and surface characteristics of several wrought wires. J Prosthet Dent,1981,46(3):256-262

62. PREISKEL H W. Precision Attachments in Prosthodontics:The Applications of Intracoronal and Extracoronal Attachments,vol 1.Chicago:Quintessence,1984

63. RENNER R P. Semiprecision attachment-retained removable partial dentures. Quintessence Dent Technol,1994,17(1):137-144

64. RUDD R W,BANGE A A,RUDD K D,et al. Preparing teeth to receive a removable partial denture. J Prosthet Dent,1999,82(5):536-549

65. SCHNEIDER R. Metals used to fabricate removable partial denture frameworks. J Dent Technol,1996;13(2):35-42

66. PRASAD S,MONACO E A. A modified treatment approach for fabricating a mandibular distal-extension partial denture:a clinical report. Quintessence Int,2010,41(3):185-1891

67. 吴琳,吕培军,王勇,等.可摘局部义齿支架铸型的计算机辅助设计与制作.中华口腔医学杂志,2006,41(7): 432-435

68. AODA K,SHIMAMURA I,TAHARA Y,et al.Retainer design for unilateral extension base partial removable dental prosthesis by three-dimensional finite element analysis. J Prosthodont Res,2010,54(2):84-91

69. SCHNEIDRE R L. Significance of abutment tooth angle of gingival convergence on removable partial denture retention. J Prosthet Dent,1987,58(2):194-196

70. STADE E H,STEWART G P,MORRIS H F,et al. Influence of fabrication technique on wrought wire clasp flexibility. J Prosthet Dent,1985,54(4):538-543

71. VANDENBRINK J P,WOLFAARDT J F,FAULKNER M G. A comparison of various removable partial denture clasp materials and fabrication procedures for placing clasps on canine and premolar teeth. J Prosthet Dent, 1993,70(2):180-188

72. WAKABAYASHI N,MIZUTANI H,MINORU A. All-cast-titanium removable partial denture for a patient with a severely reduced interarch distance：A case report. Quintessence Int,1997,28(3):173-176

73. MERICSKE-STERN R. Removable partial dentures. Int J Prosthodont,2009,22(5):508-511

74. WIEBELT F J,STRATTON R J. Bracing and reciprocation in removable partial denture design. Quintessence Dent Technol,1985,9(1):15-17

75. AVI I,BEN-UR Z,CARDASH H S. An analysis of rotational movement of asymmetrical distal-extension removable partial dentures. J Prosthet Dent,1989,61(2):211-214

76. EL CHAUKAWI H G,GOODKIND R J,DELONG R,er al. The effect of the resilient-layer distal-extension partial denture on movement of the abutment teeth-a new methodology. J Prosthet Dent,1988,60(5):622-629

77. WHITE J T. Visualization of stress and strain related to removable partial denture abutments. J Prosthet Dent, 1978,40(2):143-151

78. BERGMAN B,ERICSON G. Cross-sectional study of the periodontal status of removable partial denture patients. J Prosthet Dent,1989,61(2):208-210

79. CHANDLER J A,BRUDVIK J S. Clinical evaluation of patients eight to nine years after placement of removable partial dentures.J Prosthet Dent,1984,51(6):736-743

80. DAO N,CAPUTO A A,LUCATORTO F M,er al. Effects of disinfectants on dimensional accuracy of impression materials. J Prosthet Dent,1990,64(1):25-31

81. DRENNON D G,JOHNSON G H,POWELL G L. The accuracy and efficacy of disinfection by spray atomization on elastomeric impressions. J Prosthet Dent,1989,62(4):468-475

82. KUBO K,KAWATA T,SUENAGA H,et al.Development of in vivo measuring system of the pressure distribution under the denture base of removable partial denture. J Prosthodont Res,2009,53(1):15-21

83. SARITA P T,WITTER D J,KREULEN C M,et al. Shortened dental arches may cause chewing diffculties. Community Dent Oral Epidemiol,2003,31(5):583-589

84. FLEECE L,LINTON P,DIDLEY B. Rapid elimination of a hyperactive gag reflex. J Prosthet Dent,1988,60(4): 415-417

85. GORDON G E,JOHNSON G H,DRENNON D G. The effect of tray selection on the accuracy of elastomeric impression materials. J Prosthet Dent,1990,63(1):12-15

86. LOOK J O,CLAY D J,GONG G,er al. Preliminary results from disinfection of irreversible hydrocolloid impressions. J Prosthet Dent,1990,63(6):701-707

87. PIERCE L H,GOODKIND R J. A status report of possible risks of base metal alloys and their components. J Prosthet Dent,1989,62(2):234-238

88. SCHEIB E,CAVAZOS E,KAISER D A,er al. Compatibility of Type IV dental stones with polyether impression material. J Prosthet Dent,1988,60(5):540-544

89. 王勇,吕培军,吴琳,等. 可摘局部义齿支架三维 CAD 方法的初步研究. 实用口腔医学杂志,2007,23(3):321-324

90. 杨雷雷,程筱胜,戴宁,等.可摘局部义齿支架的计算机辅助设计与制作.生物医学工程学杂志,2010,27(1):170-173

91. SCHUUT R W. Bactericidal effect of a disinfectant dental stone on irreversible hydrocolloid impressions and stone casts. J Prosthet Dent,1989,62(5):605-606

92. ALEXANDER J M,VAN SICKELS J E. Posterior maxillary osteotomies:An aid for a difficult prosthodontic problem. J Prosthet Dent,1979,41(6):614-617

93. MASHLBERG A. Erythroplasia:The earliest sign of asymptomatic oral cancer. J Am Dent Assoc,1978,96(4):615-620

94. MATTHEWS T G. Medication side effects of dental interest.J Prosthet Dent,1990,64(2):219-226

95. MCNEILL C,DANZIG W M,FARRAR W B,et al. Position paper of the American Academy of Craniomandibular Disorders. Craniomandibular(TMJ)disorders-The state of the art. J Prosthet Dent,1980,44(4):434-437

96. BEAUMONT A J,BIANCO H J. Microcomputer-aided removable partial denture design.J Prosthet Dent,1989,62(5):417-421

97. BOLOUVE A. Removable partial denture design for a few remaining natural teeth. J Prosthet Dent,1978,39(3):346-348

98. BURNS D R,WARD J E,NANCE G L. Removable partial denture design and fabrication survey of the prosthodontic specialist. J Prosthet Dent,1989,62(3):303-307

99. DEBOER J. The effects on function of distal-extension removable partial dentures as determined by occlusal rest position. J Prosthet Dent,1988,60(6):693-696

100. MOKINSTRY R E,MINSLEY G E,WOOD M T. The effect of clinical experience on dental students' ability to design removable partial denture frameworks.J Prosthet Dent,1989,62(5):563-566

101. MAXFIELD J B,NICHOLLS J I,SMITH D E. The measurement of forces transmitted to abutment teeth of removable partial dentures.J Prosthet Dent,1979,41(2):134-142

102. BATES J F.Retention of partial dentures.Br Dent J,1980,149(6):171-174

103. BECKER C M,KAISER D A,GOLDFOGEL M H.Evolution of removable partial denture design.J Prosthodont,1994,3(3):158-166

104. BENSON D,SPOLSKY V W. A clinical evaluation of removable partial dentures with I-bar retainers,Part I.J Prosthet Dent,1979,41(3):246-254

105. B. BERG E. Periodontal problems associated with use of distal extension removable partial dentures-A matter of construction? J Oral Rehabil,1985,12(5):369-379

106. GOMEL B C,RENNER R P,BAUER P N. Periodontal considerations in removable partial dentures. J Am Dent Assoc,1980,101(3):496-498

107. IGARASHI Y,OGATA A,KUROIWA A,et al. Stress distribution and abutment tooth mobility of distal-extension removable partial dentures with different retainers:An in vivo study. J Oral Rehabil,1999,26(2):111-116

108. KAPUR K K,DEUPREE R,DENT R J,et al. A randomized clinical trial of two basic removable partial denture designs. Part I:Comparisons of five-year success rates and periodontal health. J Prosthet Dent,1994,72(3):268-282

109. PGATA K. Longitudinal study on torque around the sagittal axis in lower distal-extension removable partial dentures. J Oral Rehabil,1993,20(2):203-211

110. AODA K,SHIMAMURA I,Tahara Y,et al. Retainer design for unilateral extension basepartial removable dental prosthesis by three-dimensional finite element analysis. JProsthodont Res,2010,54(2):84-91

111. WILLIAMS R J,BIBB R,RAFIK T.A technique for fabricating patterns for removable partial denture frameworks using digitized casts and electronic surveying. J Prosthet Dent,2004,91:85-88

112. PEZZOLI M,ROSSETTO M. Evaluation of load transmission by removable partial dentures. Panminerva Med,1984,26(2):83-86

113. OHKUBO C,HANATANI S,HOSOI T. Present status of titanium removable dentures-a review of the literature. J Oral Rehabil,2008,35(9):706-714

114. ANUSAVICE K J . Phillips' Science of Dental Materials. 10th ed. Philadelphia:Saunders,1996

115. BREEDING L C,DIXON D,CAUGHMAN W F. An articulator and surveyor remount technique for surveyed abutment crowns. J Prosthet Dent,1987,58(6):708-710

116. CRAIG R G. Restorative Dental Materials. 10th ed . St Louis:Mosby,1997

117. IVANHOE J R. Alternative cingulum rest seat. J Prosthet Dent,1985,54(3):395-396

118. SAMSON B P,FLINTON R J,PARKS V J,et al. Rest seat designs for inclined posterior abutments:A photoelastic comparison. J Prosthet Dent,1987,58(1):57-62

119. STERN W J. Guiding planes in clasp reciprocation and retention.J Prosthet Dent,1975,34(4):408-414

120. BELLES D M. The Twin-Flex clasp:An esthetic alternative.J Prosthet Dent,1997,77(4):450-452

121. HENDERSON C W,SCHWARTZ R S,HERBOLD E T,et al. Evaluation of the barrier system,an infection control system for the dental laboratory. J Prosthet Dent,1987,58(4):517-521

122. SANSUETO M A,PHOENIX R D. The Twin-Flex removable partial denture:Design,fabrication,and clinical usage. J Prosthodont,1998,7(4):268-272

123. OLIN P S,CLAY D J,LOOK J O. Current prosthodontic practice:A dental laboratory survey. J Prosthet Dent,

1989,61(6):742-745

124. RUDD K D,MORROW R M,RHOADS J E. Dental Laboratory Procedures. Vol 3:Removable partial dentures.2nd ed.St Louis:Mosby,1986

125. ST ARNAULT F D,Allen D L. Dental laboratory work authorization forms:A survey.J Prosthet Dent,1990, 64(6):497-501

126. KAISER D A,WISE H B. Fining cast gold restorations with the aid of disclosing wax.J Prosthet Dent,1980,43 (1):227-228

127. VON KRAMER R. A two-stage impression technique for distal-extension removable partial dentures. J Prosthet Dent,1988,60(2):199-201

128. MULLER J,GDTZ G,HORZ W,et al. Study of the accuracy of different recording materials. J Prosthet Dent, 1990,63(1):41-46

129. 李炜,刘峰,孙风,等. 分裂基托义齿设计对远中游离端基牙骨吸收的影响. 口腔颌面修复学杂志,2011, 12(1):18-21

130. WOSTMANN B,BUDTZ-JARGENSEN E,JEPSON N,et al. Indications for removable partial dentures:a literature review. Int J Prosthodont,2005,18(2):139-145

131. OWALL B,BUDTZ-JORGENSEN E,Davenport J,et al. Removable partial denture design:a need to focus on hygienic principles? Int J Prosthodont,2002,15(4):371-378

132. PEREGRINA A,REISBICK M H.Occlusal accuracy of casts made and articulated differently. J Prosthet Dent, 1990,63(4):422-425

133. 罗云,王敏,楼北雁,等. 分割式可摘局部义齿的制作与临床应用. 华西口腔医学杂志,2006,24(2):125-127

134. STEM N,HATANO Y,KOLLING J N,et al. A graphic comparison of mandibular border movements generated by various articulators:Part I Methodology. J Prosthet Dent,1988,60(2):194-198

135. SCANDRETT F R,HANSON J G,UNSICKER R L. Layered silicone rubber technique for flasking removable partial dentures.J Prosthet Dent,1978,40(3):349-350

136. BACKENSTOSE W M,WELLS J G. Side effects of immersion-type cleansers on metal components of dentures. J Prosthet Dent,1977,37(6):615-621

137. BAUMAN R. Minimizing post insertion problems:A procedure for removable partial denture placement. J Prosthet Dent,1979,42(4):381-385

138. FIRTELL D N,ARNETT W S,Holmes J B. Pressure indicators for removable prosthodontics.J Prosthet Dent, 1985,54(2):226-229

139. Kirk G A. Convenient use of pressure indicating paste. J Prosthet Dent,1985,53(2):288

140. 孙风. Vita1lium 2000铸造支架及分裂基托设计的临床应用. 华西口腔医学杂志,2009,27(2):119-121, 125

141. 杨斌,张良,孙祥,等. Super-bond加金属舌面背板修复下前牙缺失的临床观察. 口腔颌面修复学杂志, 2009,10(3):237-240

142. KUEBKER W A. Denture problems: Causes, diagnostic procedures, and clinical treatment. II. Patient discomfort problems. Quintessence Int, 1984, 15 (11): 1131-1141

143. KUEBKER W A. Denture problems: Causes, diagnostic procedures, and clinical treatment. III/IV. Gagging problems and speech problems. Quintessence Int, 1984, 15 (12): 1231-1238

144. STEVENSON-MORRE P, DALY C H, SMITH D E. Indicator pastes: Their behavior and use. J Prosthet Dent, 1979, 41 (3): 258-265

145. BAUMAN R. Inflammatory papillary hyperplasia and home-care instructions to denture patients. J Prosthet Dent, 1977, 37 (6): 608-609

146. MILLER E L. Clinical management of denture-induced inflammations. J Prosthet Dent, 1977, 38 (4): 362-365

147. MCCARTNEY J W. Occlusal reconstruction and rebase procedure for distal extension removable partial dentures. J Prosthet Dene, 1980, 43 (6): 695-698

148. SCOTT J, BATES J F. The relining of partial dentures involving precision attachments. J Prosthet Dent, 1972, 28 (3): 325-333

149. STAMPS J T, TANQUIST R A. Restoration of removable partial denture rest seats using dental amalgam. J Prosthet Dent, 1979, 41 (2): 224-227

150. REITZ P V, WEINER M G. Fabrication of interim acrylic resin removable partial dentures with clasps. J Prosthet Dent, 1978, 40 (6): 686-688

151. ANTOS E W, RENNER R P, FOERTH D. The swinglock partial denture: An alternative approach to conventional removable partial denture service. J Prosthet Dent, 1978, 40 (2): 257-262

152. BEARD C C, CLAYTON J A. Effects of occlusal splint therapy on TMJ dysfunction. J Prosthet Dent, 1980, 44 (3): 324-335

153. BERGMAN B. Periodontal reactions related to removable partial dentures: A literature review. J Prosthet Dent, 1987, 58 (4): 454-458

154. SCHULTE J K, SMITH D E. Clinical evaluation of swinglock removable partial dentures. J Prosthet Dent, 1980, 44 (6): 595-603

155. BECERRA G, MACENTEE M. A classification of precision attachments. J Prosthet Dent, 1987, 58 (3): 322-327

156. BURNS D R, WARD J E. A review of attachments for removable partial denture design: Part 1. Classification and selection. Int J Prosthodont, 1990, 3 (1): 98-102

157. BUMS D R, WARD J E. A review of attachments for removable partial denture design: Part 2. Treatment planning and abutment selection. Int J Prosthodont, 1990, 3 (2): 169-174

158. CLAYTON J A. A stable base precision attachment removable partial denture (PARPD): Theories and principles. Dent Clin North Am, 1980, 24 (1): 3-29

159. COYE B R. Precision attachment removable partial dentures. J Calif Dent Assoc, 1992, 20 (11): 45-52

160. EL CHARKAWI H G, EL WAKAD M T. Effect of splinting on load distribution of extracoronal attachments with distal extension prosthesis in vitro. J Prosthet Dent, 1996, 76 (3): 315-320

161. VERHART R, CAVAZOS E. Evaluation of a fixed removable partial denture: Andrews bridge system. J Prosthet

Dent,1983,50(2):180-184

162. BREWER A A,MORROW R M. Overdentures.2nd ed.St Louis:Mosby,1980

163. GOODKIND R J. Precision attachment removable partial dentures for the periodontally compromised patient. Dent Clin North Am,1984,28(2):327-336

164. KOTOWICZ W E. Clinical procedures in precision attachment removable partial denture construction. Dent Clin North Am,1980,24(1):142-164

165. WILLIAMS R J,BIBB R,EGGBEER D,er al. Use of CAD/CAM technology to fabricate a removable partial denture framework. J Prosthet Dent,2006,96:96-99

166. KRATOVIL J F,THOMPSON W D,CAPUTO A A. Photoelastic analysis of stress patterns on teeth and bone with attachment retainers for removable partial dentures. J Prosthet Dent,1981,46(1):21-28

167. LANDA L S. Diagnosis and management of partially edentulous cases with a minimal number of remaining teeth. Dent Clin North Am,1985,29(1):3-16

168. LEE K.Double impression procedure for removable partial denture retained with semiprecision attachments:A clinical report.J Prosthet Dent,1996,75(6):583-587

169. LEE R E. Mucostatics.Dent Clin North Am,1980,24(2):81-96

170. LEUNG T,Preiskel H W. Retention profiles of stud-type precision attachments. Int J Prosthodont,1991,4(2): 175-179

171. LOREY R E. Abutment considerations. Dent Clin North Am,1980,24(1):63-79

172. LUCIA V O. The removable partial denture with precision attachment retainers. Quintessence Int,1982,13: 1193-1207

173. MENSOR M C. Attachment fixation of the overdenture-The fail-safe implant! CDS Rev,1976,69(10):30-32

174. RHODES J E,RUDD K D,MORROW R M. Dental Laboratory Procedures-Fixed Partial Dentures,vol 2. St Louis:Mosby,1986

175. MOULDING M B,Holland G A,Sulik W D. Photoelastic stress analysis of supporting alveolar bone as modified by non-rigid connectors. J Prosthet Dent,1988,59(1):263-274

176. MUENINGHOFF L,Johnson M. Fixed-removable partial denture.J Prosthet Dent,1982,48(1):547-550

177. OWALL B. Precision attachment-retained removable partial dentures:I. Technical long-term study. Int J Prosthodont,1991,4(3):249-257

178. PREISKEL H W. Precision Attachments in Prosthodontics:Overdenture and Telescopic Prostheses,vol 1.Chicago:Quintessence,1984

179. PREISKEL H W. Precision Attachments in Prosthodontics:Overdenture and Telescopic Prostheses,vol 2.Chicago:Quintessence,1984

180. RENNER R P. Semiprecision attachment-retained removable partial dentures. Quintessence Dent Technol, 1994,17:137-144

181. RHODES J E. The fixed-removable partial denture. J Prosthet Dent,1982,48(2):122-129

182. RIEDY S J. The precision attachment removable partial denture. J Tenn Dent Assoc,1997,77(2):36-39

183. VOLLER R. Removable prosthetics:clinical indications and treatment principles. Dent Today,2008,27(1): 94,96,98

184. STUDER S P,MADER C,STAHEL W,et al. A retrospective study of combined fixed-removable reconstructions with their analysis of failures.J Oral Rehabil,1998,25(7):513-526

185. WICHMANN M,Kuntze W. Wear behavior of precision attachments.Int J Prosthodont,1999,12(5):409-414

186. WILLIAMSON R T. Removable partial denture fabricated using extra-coronal resilient attachments:A clinical report.J Prosthet Dent,1993,70(2):285-287

187. KAPLAN P. Flexible removable partial dentures:design and clasp concepts. Dent Today,2008,27(12):120, 122-123

188. ZAHLER J M. Intracoronal precision attachments. Dent Clin North Am,1980,24(1):131-141

189. ZINNER I D. Modification of the Thompson dowel rest for distal-extension removable partial dentures. J Prosthet Dent,1989,61(3):374-378

190. ZINNER I D. Precision attachments. Dent Clin North Am,1987,31(3):395-416

191. ZINNER I D,MILLER R D,PARKER H M,et al. Prefabricated metal intracoronal attachments for removable partial dentures. Int J Prosthodont,1989,2(4):357-364

图书在版编目（CIP）数据

可摘局部义齿设计与应用技术图解 / 王少海主编
. —北京：人民卫生出版社，2022.2（2024.3 重印）
ISBN 978-7-117-32049-8

Ⅰ.①可… Ⅱ.①王… Ⅲ.①义齿学 – 图解 Ⅳ.
①R783.6-64

中国版本图书馆 CIP 数据核字（2021）第 189509 号

人卫智网	www.ipmph.com	医学教育、学术、考试、健康，购书智慧智能综合服务平台
人卫官网	www.pmph.com	人卫官方资讯发布平台

可摘局部义齿设计与应用技术图解
Kezhaijubuyichi Sheji yu Yingyongjishu Tujie

主　　编：王少海
出版发行：人民卫生出版社（中继线 010-59780011）
地　　址：北京市朝阳区潘家园南里 19 号
邮　　编：100021
E - mail：pmph @ pmph.com
购书热线：010-59787592　010-59787584　010-65264830
印　　刷：北京盛通印刷股份有限公司
经　　销：新华书店
开　　本：889×1194　1/16　印张：24
字　　数：636 千字
版　　次：2022 年 2 月第 1 版
印　　次：2024 年 3 月第 4 次印刷
标准书号：ISBN 978-7-117-32049-8
定　　价：328.00 元

打击盗版举报电话：010-59787491　E-mail: WQ @ pmph.com
质量问题联系电话：010-59787234　E-mail: zhiliang @ pmph.com